우리아이
날씬하게

우리아이 날씬하게

소아에서 청소년까지, 비만 탈출 8주 프로그램

남재현 지음

초판 1쇄 펴낸 날 _ 2003.12.05

발행처 _ 종합미디어그룹 (주)북키앙
C.E.O. _ 정상우

등록번호 _ 제22-2190호
등록일자 _ 2002.08.07

주소 _ (우)110-270 서울특별시 종로구 계동 78-1번지
대표전화 _ 02-747-8434
대표팩스 _ 02-747-8436
대표메일 _ book@bookian.co.kr

ⓒ 남재현, 2003

값은 뒤표지에 있습니다.
파본은 바꾸어드립니다.

ISBN 89-90509-21-1 13510

우리아이 날씬하게

소아에서 청소년까지, 비만 탈출 8주 프로그램

남재현 지음

북키앙
Bookian

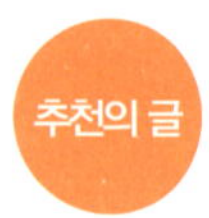

최근 비만이 큰 문제로 떠오르고 있다. 당뇨병, 동맥경화증에 걸릴 뿐만 아니라 성인의 주된 사망 원인인 만큼 비만에 대한 인식도 변해간다. 그런데 더 큰 문제는 소아비만이다. 소아비만 환자 중 80~85%가 성인비만으로 이어져, 평생 비만과 씨름하면서 살아야 한다. 거기다 당뇨병 등 여러 가지 합병증까지 생기면 문제는 더 심각해진다.

한창 성장하고 감수성도 예민한 아이들이 비만으로 친구들과 잘 어울리지 못하고, 의욕도 상실해 매사에 자신감이 없는 소극적인 어른으로 성장하지 않을까 걱정스럽다. 이젠 엄마, 아빠가 적극적으로 아이의 운동, 식생활 등 생활 습관을 교정할 수 있도록 도와주어야 한다. 아이들이 자신을, 자신의 몸을 사랑할 수 있도록 말이다. 입시 교육의 실패로 아이들의 사교육비가 천정부지로 치솟고 있는 이 땅에서, 아이들에게 자신의 몸을 사랑하는 방법을 가르치는 것이야말로 무엇보다 먼저 선행되어야 할 교육일 것이다. "아이들아, 이제 너희들의 몸을 사랑하렴."

이 책은 아이들이 스스로 8주 동안의 프로그램을 진행하면서 비만 치료의 중요성을 인식하고 실생활에서 비만하지 않고 건강하게 살아갈 수 있도록 방법을 제시해 주는 소아·청소년 비만 치료에 대한 가장 기본적인 지침서가 될 것이다. 자녀가 비만이라면, 비만일 소지가 있다면, 무엇보다 자녀를 건강하게 키우고 싶은 부모라면 일독을 권한다.

허갑범
(연세대학교 의과대학 명예교수, 전 대통령 주치의)

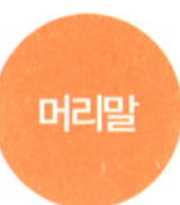

　　몇 년 전 딸아이가 유치원에 다닐 때 '아빠와 함께 하는 수련회'를 1박 2일로 다녀온 적이 있다. 같은 조에 속한 딸의 친구가 2명 있었는데 한 아이는 비만이 너무 심했고 다른 아이는 비쩍 마른 상태였다. 비만 아이는 운동도 잘 못하고, 친구들과 놀이도 잘 못하고, 성격도 상당히 내성적이었다. 마른 아이 역시 체력이 많이 떨어져 보였지만, 비만 아이에 비해 활달하게 어울리는 편이었다. 둘 다 정상이 아닌 체격인데도 유독 비만인 아이만을 놀리고, 마른 아이에게는 우호적인 분위기였다. 이는 어른 사회의 모습을 반영한 한 단면일 뿐이다. TV만 켜도 마른 몸매의 연예인이 등장하고, 미인은 말라야 한다는 강박관념이 사회를 지배하고 있는 것이 사실이다.

　그러나 중요한 것은 보기에 말랐느냐, 살이 쪘느냐가 아니라 신체를 건강하게 유지하고 있느냐이다. 살이 찌면 게으르고, 보기 싫다는 생각만으로는 요즘처럼 병적인 다이어트 열풍을 설명하기 어렵다. 마르건, 살이 찌건 둘 다 문제가 있지만 의학적으로는 사실 비만이 더 큰 문제다. 허리둘레가 한 치수씩 늘 때마다 수명이 1년씩 짧아진다는 말도 우스갯소리가 아니다. 어른보다 한창 성장을 해야 하는 아이들에게는 더욱 심각한 문제이기도 하다.

　소아비만은 이제 '장군감이긴 한데 크면서 빠지겠지'라는 안이한 생각으로 넘어갈 단순한 문제가 아니라 적극적으로 건강한 체형으로 바꾸도록 필사의 노력을 기울여야 하는 중대한 질병이 되었다. 왜냐하면 소아기의 비만은 필히 성인비만으로 이어지기 때문이다. 한데 체중 감량을 시도하고 있는 많은 부모나 사람들은 비만에 관한 잘못된 상식을 갖고 있으며, 또한 과학적으로 증명하지 못한 방법을 사용하고 있고, 심지어는 비만 자체를 대수롭지 않게 생각하고 있는데, 의사로서 일종의 의무감을 느낀다. 단지 전화로 햄버거를 먹지 말라고 말함으로써 비만이 치료되기를 바라는 부모나, 일시적인 절식과 운동만으로 비만을 치료할 수 있다는 자신감을 갖고 있는 사람에게, 비만 치료 성공률이 5%도 안 된다는 사실을 알려주고 싶다. 아니 오히려 섣부른 비만 치료로 인해 체중이 더욱 느는 요요현상이 쉽게 나타날 수도 있다는 것을 명심해야 한다. 심지어 살은 빠지지 않으면서 영양실조만 생겨 성장 장애를 일으키기도 한다.

　필자는 소아비만에 대한 원론적인 어려운 얘기나 교과서적인 내용은 가급적 쓰지 않기로 했다. 왜냐하면 이제 부모들은 비만에 대해 너무도 많이 알고 있고 나름대로 비만 치료의 원칙도 가지고 있기 때문이다. 따라서 필자가 직접 상담을 했던 구체적인 실례를 통해 소아비만을 설명해 보고자 하였다. 이는 여러 유형의 비만아들을 통해, 이 아이들이 구체적으로 무슨 원인으로 비만이 되었는지를 현실감 있게 이해할 수 있도록 하기 위해서이며, 비만을 치료하는 여러 의사나 유사 의료인과 한방 등의 치료 사례와 혼돈을 피하기 위함이다. 실제로 비만의 원인은 상당히 다양하고 또한 각각의 비만 아동에게는 그에 맞는 개별화된 비만 치료 방법이 필요하다. 따라서 필자는 각각의 유형에 대하여 실제로 시행한 8주간의 프로그램을 각 사례를 통하여 서술하고자 하였으며, 이를 바탕으로 2개월 동안 비만 치료를 할 수 있는 프로그램을 제시하였다. 물론 필자가 제시한 프로그램이 정말로 효과가 좋은지는 이 책을 읽고 예제로 시행해 본 독자들이 평가해 주겠지만, 필자가 상당한 효과를 보았기에 여러 소아비만 아동을 위해 이렇게 책으로 발간하게 되었다.

　이 책을 읽기 전에 비만 치료에 대한 결론부터 얘기를 한다면, 비만 치료에는 절대로 왕도가 없지만 체계적인 비만 프로그램을 통해 누구나 비만을 성공적으로 치료할 수 있다는 것이다. 그리고 무엇보다 강조하고 싶은 것은 '비만은 반드시 치료해야 한다' 는 것이다.

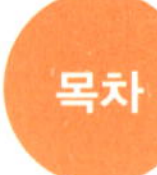

목차

추천의 글 _4

머리말 _5

프롤로그 : 비만 유형 살펴보기 _12

check list! 비만 성향 알아보기_24

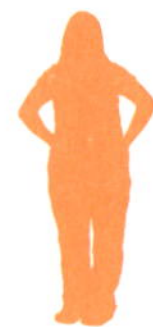

Chapter 1
소아비만, 무엇이 나쁜가 : 평생 고민으로 이어지는 소아비만

1. 소아비만, 왜 성인이 되어서도 이어지나? _26

2. 비만으로 인해 생기는 질병이 더욱 무섭다 _29

3. 성장에 좋지 않은 영향을 미치는 소아비만 _33

4. 정서적인 문제를 일으키는 소아비만 _35

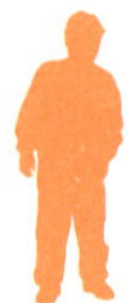

Chapter 2
우리 아이는 왜 살이 쪘을까?

1. 소아비만은 유전인가, 환경 때문인가? _40

2. 일상생활 습관에 문제가 있다 _42

3. 비만은 엄마 배 속에서부터 시작한다 _46

4. 우량아가 언제나 좋은 것은 아니다 _49

5. 엄마, 아빠가 비만이면 아이도 비만 _51

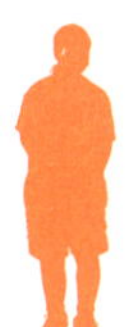

Chapter 3

비만을 정확히 진단해야 한다

1. 증가 추세인 소아비만 _56
2. 소아비만의 진단 기준 _57
3. 다양한 비만의 형태들 _62

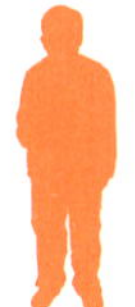

Chapter 4

비만 치료에도 원칙이 있다

1. 어른과 아이는 다르다 _68
2. 원인을 정확히 파악해야 비만을 치료할 수 있다 _69
3. 살찌지 않게 하는 것이 가장 좋은 예방법이다 _72
4. 식사와 운동을 동시에 조절해야 치료가 가능하다 _74
5. 비만도와 성장 곡선에 따른 비만아의 관리 _76
6. 체중계가 없어야 비만 치료가 성공한다 _78
7. 연령별 비만 치료 원칙 _81
8. 약물요법도 고려할 수 있다 _86

Chapter 5

비만 치료는 먹는 것에서부터

1. 어릴 때 식습관이 평생을 간다 _90
2. 학교 교육이 중요하다 _92
3. 소아비만인 아이들의 영양 관리 _93
4. 패스트푸드의 유혹을 넘어야 한다 _95

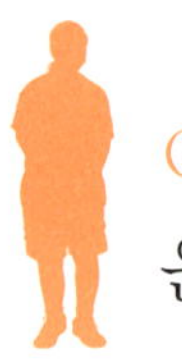

Chapter 6
운동이 부족하군요

1. 내 아이에게 맞는 운동을 찾아라 _98
2. 비만 치료에 효과 높은 유산소 운동 _100
3. 보행 운동 _102
4. 에어로빅댄스 _105
5. 저항 운동의 처방 _106
6. 운동요법의 실시 방법 _109
7. 소아비만아에게 효율적인 운동 강도 _113

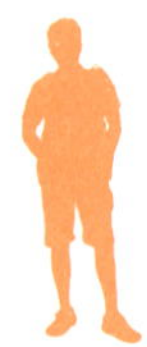

Chapter 7
행동 교정을 위한 프로그램

1. 부작용 없이 비만을 없애준다 _116
2. 행동요법과 운동 · 식이요법을 함께 해야 효과가 크다 _122

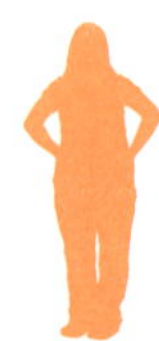

Chapter 8
폭식증과 우울증

1. 왜곡된 신체 이미지가 원인이다 _134
2. 습관성 폭식증 _135
3. 신경성 폭식증 _138
4. 신경성 식욕부진증 _140

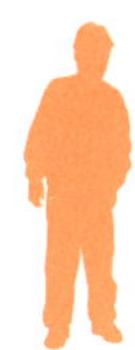

Chapter 9

몸도 마음도 건강한 아이로 만들어주는
8주 프로그램

1. 1주, 준비기 : 프로그램에 앞선 사전 평가와 준비기 _149

2. 2주, 시작기 :
   목표를 정하고 식사는 균형 있게, 알맞게, 규칙적으로 한다 _170

3. 3주, 발전기 : 운동량을 늘리자 _203

4. 4주, 성숙기 : 나쁜 버릇을 고치자 _224

5. 5주, 중간 점검기 : 스트레스를 이겨내자 _245

6. 6주, 성숙기 : 음식의 유혹을 이겨내자 _256

7. 7주, 정리기 : 온 가족이 함께 _267

8. 8주, 완성기 : 자신감을 갖고 일상생활로 돌아갈 준비를 한다 _277

9. 8주 이후, 유지기 :
   프로그램은 끝나도 다이어트는 계속되어야 한다 _290

프롤로그 비만 유형 살펴보기 나는 어느 비만 유형에 해당할까?

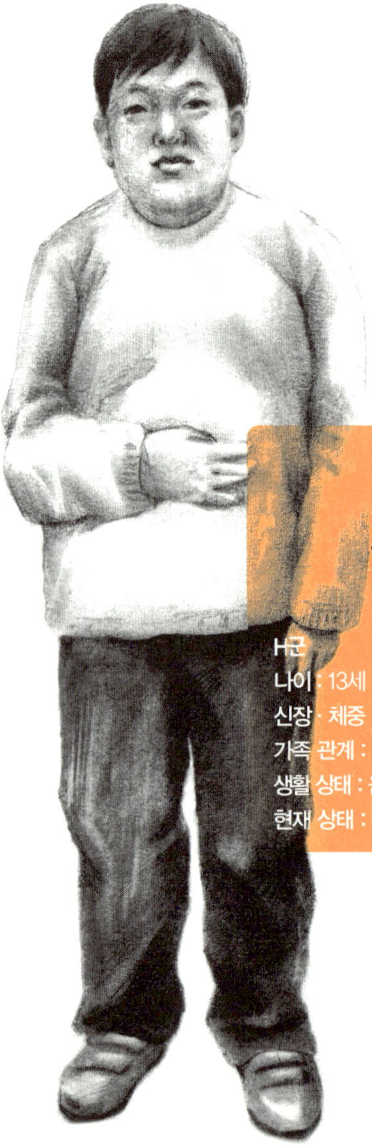

1 운동부족형 전신비만형

H군
나이 : 13세
신장 · 체중 : 152cm, 63kg
가족 관계 : 아빠, 엄마 비만 아님
생활 상태 : 움직이는 것을 극도로 싫어함, 만화책 보기와 컴퓨터 게임이 취미
현재 상태 : 운동 부족으로 인한 비만 유형

13세인 H군은 키 152cm에 몸무게 63kg이다. 평소 운동을 싫어하고 집 안에서 컴퓨터 게임과 만화책을 즐겨 본다. H군의 부모는 아이가 운동을 하지 않고, 살이 너무 쪄서 고민이다. 아빠가 아들의 부족한 운동량을 걱정해 일부러 등산을 가기도 하는데 조금만 오르다가도 힘들다며 지쳐서 전혀 오르려하지 않는다고……. 학교에서도 친구들과 어울려 운동을 하는 일이 거의 없어서, 선생님이 아이가 운동을 너무 못하고 기초 체력이 약하다는 걱정 어린 충고를 하기도 했다. H군이 하루에 걷는 시간은 20~30분도 채 되지 않았다. 부모의 걱정으로 병원을 방문한 H군의 기초 체력을 측정했을 때 부모와 주위 사람들이 우려한 대로였다. 정상 아이들에 비해 50% 정도 근력과 지구력이 떨어져 있었다.

운동을 잘 안 하는 아이들을 살펴보면 선천적으로 운동 신경이 없어 못하는 경우와 운동에 전혀 흥미를 갖지 않는 경우로 나뉜다. H군의 경우는 후자에 속했다. 어려서부터 다세대 아파트 3층에 살았고, 집 근처에 놀이터가 없어서 밖에서 놀 기회가 없었다. 또한 아빠와 엄마가 맞벌이를 해 외할머니 손에 크면서 과보호를 받는 경향도 있었다. 그러다 보니 운동을 잘 못하게 되고 어느 정도 자라면서 부모는 함께 지내지 못한다는 미안한 마음에 게임기나 컴퓨터, 만화책 등을 사주며 위안을 삼으면서 악순환이 계속되었다.

몸에 적정량의 근육이 균형 있게 있어야 운동을 잘하게 된다. 그러나 H군처럼 체지방량이 36%(체지방량은 25%가 정상)나 될 정도로 근육보다 훨씬 많은 지방이 있는 아이들은 행동이 민첩해지지 않아서 운동을 잘하기 힘들어진다. 마치 1000cc 자동차 엔진에 과량의 짐을 싣고 다니는 것과 마찬가지다. 근육이 부족하면 조금만 운동을 해도 체력 소모가 많아져 쉽게 피로해진다. 또 조금만 심한 운동을 해도 대퇴부 관절이나 무릎 관절이 아프게 되고, 전신 근육통을 호소하게 된다. 따라서 체육 시간이 두려워지고 밖에서 뛰어놀기를 꺼리게 되는 것이다. 운동을 못하면 자꾸 앉아서 하는 컴퓨터나 만화책에 빠져들게 되고, 에너지 소비는 더욱 줄어서 비만이 심해지는 악순환이 반복된다.

H군의 경우는 운동량을 늘리는 것이 무엇보다 중요했다. 서서히 강도를 높여가며 운동요법을 실시하고, 집에서도 컴퓨터와 TV 시청을 제한하며 활동 시간을 늘려갔다. 스포츠 센터에서 태권도를 1주일에 3회 배우고, 식사량을 조금씩 줄이면서 저녁이면 가족 모두가 산책하는 습관을 들였다. 그 결과 8주 프로그램이 끝날 무렵에는 정상에 가까운 체중으로 돌아왔다.

3주째의 운동요법 프로그램을 집중 실시하면 효과적이다.

먹자형
전신비만형

J군
나이 : 9세
신장 · 체중 : 125cm, 40kg
가족 관계 : 아빠, 엄마, 누나 모두 비만임
생활 상태 : 군것질을 즐김, 외식을 자주 함
현재 상태 : 과식으로 인한 비만 유형

키 125cm에 몸무게가 40kg인 J군은 초등학교 2학년인 남자아이다. 비만이 심할 뿐 아니라 비만 때문에 학교에 가기 싫어할 정도로 심리적인 스트레스가 심하다. 얼마 전 학교에서 남자와 여자가 짝을 이루는데 모든 여자아이들이 자신과 짝을 하기 싫다고 해서 심한 열등감과 우울증을 갖게 되었다. 돼지, 저팔계, 뚱이, 지방덩어리, 곰팅이, 나는 돈가스…… 비만과 관련한 별명이 10가지가 넘을 정도로 친구들에게 놀림을 받아 자신감과 의욕을 상실한 상태가 되자 걱정이 된 부모가 병원을 찾아왔다.

상담을 하다 보니 J군이 비만이 된 가장 큰 원인은 잘못된 식습관이었다. J군은 먹는 것만 보면 가리지 않고 먹는다고 한다. 햄버거, 피자와 같은 기름진 음식 위주의 외식이 너무 잦았고, 과자나 사탕을 하루 종일 먹었다. 이처럼 기름진 음식과 군것질을 좋아하는 것은 부모 역시 마찬가지였고 당연히 그들도 비만이었다. J군에게는 누나가 있었는데 그녀 역시 비만이었다. 이 가족은 모두 비만에 걸릴 수밖에 없는 식습관을 갖고 있었는데, 특히 아빠가 비만을 부르는 환경을 만들고 있었다. 아빠는 집 안에 과자나 사탕 등 군것질거리가 없으면 엄마를 야단치고, 아이와 함께 누워 과자를 먹고, 퇴근길에 피자나 케이크를 자주 사오고, 휴일이나 밤에 음식을 자주 시켜 먹는다고 했다. 1주일에 한 번 이상 외식을 하고, 쇼핑을 할 때마다 중국음식이나 스테이크를 사 먹는다. 집에 간식거리가 많다 보니 식사 시간이 일정하지 않으며, 먹을 때는 빨리 먹으라고 재촉한다고 했다.

이처럼 가족 모두가 갖고 있는 군것질 습관은 유전적으로 포만중추의 포만역치가 높게 설정(setting)되어 있어 유전적으로 많이 먹게 되는 경우라고 생각할 수 있겠다. 물론 절제를 하면 되는데 온 가족이 나쁜 식습관을 가지고 있어서 쉬운 일은 아니었다. 필자는 부모부터 비만 치료를 시작했으며, 잘못된 생활 습관을 바로잡는 것을 시도하였다. 6주째의 식이요법 프로그램을 집중 실시하면 효과적이다.

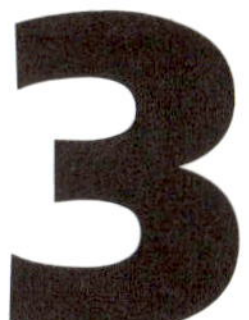

물만 먹어도 살이 찌는 전신비만형

K군
나이 : 12세
신장·체중 : 154cm, 65kg
가족 관계 : 아빠, 엄마, 누나, 남동생 모두 비만임
생활 상태 : 특별히 비만의 원인이 보이지 않는 상태, 쉽게 피로하고 지치는 성향을 보임
현재 상태 : 물만 먹어도 살이 찌는 비만 유형

K군은 12세로 키가 154cm에 몸무게가 65kg이다. 부모 역시 비만이어서 그 때문에 겪는 어려움을 잘 알고 있기에, 비만 치료에 대한 관심이 상당히 높은 편이었다. K군과 부모뿐 아니라 누나와 남동생 역시 비만이었다. 이처럼 가족 모두가 비만인 경우는 식습관의 문제일 때가 많은데 K군은 여기에 해당하지 않았다.

먹는 양이나 식사 습관에 큰 문제가 없는데도 살이 찐 것은 이른바 물만 먹어도 살이 찌는 유형에 속하기 때문이다. 먹는 양이 많지 않은데도 살이 찌는 사람은 대체로 기초대사율이 낮다. 생명 유지에 필요한 최소한의 에너지 양을 기초대사량이라고 한다. 여기에 음식을 섭취한 후 소화, 흡수 및 분배에 요구되는 에너지 양을 포함시키면 안정시 대사율, 즉 기초대사율이 되는데 일반적으로 사람들은 기초대사율을 많이 사용하게 된다. 예를 들어 체중이 70kg인 청년의 경우, 1일 기초대사량이 약 1500kcal이며 이는 하루 에너지 권장량 2500kcal의 약 60%에 해당하는 것이다. 간편하게 남자는 1.0kcal/hr/kg, 여자는 0.9kcal/hr/kg를 기초대사율로 소비한다고 계산하고 있다. 이러한 기초대사율이 유전적으로 낮은 타입은 조금만 먹어도 살이 찌는 이른바 '살이 쉽게 찌는 체질'에 속한다. 반대로 아무리 많이 먹어도 살이 찌지 않는 사람은 기초대사율이 높은 사람이다.

필자는 K군에게 근력 강화 운동을 집중적으로 시켰다. 그 이유는 기초대사율이 근육량과 밀접히 관련되어 있기 때문이다. 근육이 많을수록 기초대사율이 높아진다. 물론 전신 운동과 함께 유산소 운동도 병행하였다.

3주째의 운동요법 프로그램을 집중 실시하면 효과적이다.

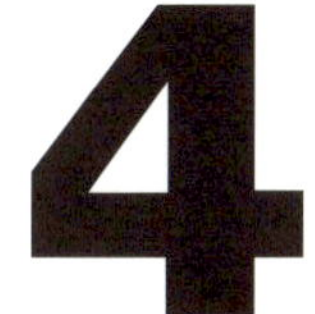

하지비만형

K양은 감수성이 예민한 중학교 3학년생으로 키 163cm에 몸무게 57kg이다. 그다지 살이 찐 편은 아니지만 허벅지와 종아리가 한국형 무다리를 연상시킨다고 해서 불만이 많았다. 날씬한 각선미를 갖추기 위해 다이어트와 운동을 하기로 결심하고는, 매일 아침 1시간씩 조깅을 하고 이를 악물고 식사량도 줄였다고 한다. 그러나 결과는 뱃살만 줄었을 뿐 오히려 허벅지와 종아리는 약간 더 두꺼워져 버렸다. 또한 종아리가 특이하게 불룩 튀어나와 있었는데 K양은 이 때문에 치마 입기를 꺼릴 뿐만 아니라 콤

플렉스 또한 심해 다리가 가늘어진다는 약도 바르고 있었다. 가장 먼저 약 바르는 것을 중지시켰다.

종아리가 두꺼운 사람을 보면, 허벅지처럼 지방이 많이 축적되어 있거나 근육이 많아서 두꺼운 경우가 있는데 K양은 다리에 힘을 주었을 때 피하지방이 많이 잡혔다. 이때 주의할 것은 살이 말랑거린다고 해서 다 지방이라고 생각해서는 안 된다는 것이다. 만일 지방 축적형이라면 가벼운 운동을 통해 지방만을 빼도록 해야 한다. 절대 무겁게 운동을 하면 안 되고, 가볍게 힘을 많이 들이지 않고 율동적이고 반복적으로 운동시켜 주는 것이 좋으며, 의자에 앉아 다리를 좌우로 흔들거나, 발목을 젖혔다 뻗쳤다를 빠르게 반복하거나, 종아리 근육 스트레칭을 하면 도움이 된다. 단순한 달리기 운동이나 근력 강화 운동은 오히려 근육만 늘어나게 할 뿐이다.

근육은 근력 강화 운동이나 고강도 운동을 하면 오히려 늘어나는 경향이 있다. 그래서 달리기나 육체미 운동을 할 경우 근육을 오히려 강화시켜 허벅지를 더욱 두껍게 만들어버린다. 근육을 줄이기 위해서는 간단한 유산소 운동이 적당하다. 허벅지 앞뒤 쪽 군살을 빼는 데에는 앉았다 일어났다 하는 동작을 반복하는 운동이나 의자에 앉아서 무릎을 접었다 폈다 하는 운동이 도움된다.

4주째의 특화된 운동요법 프로그램을 집중 실시하면 효과적이다.

5

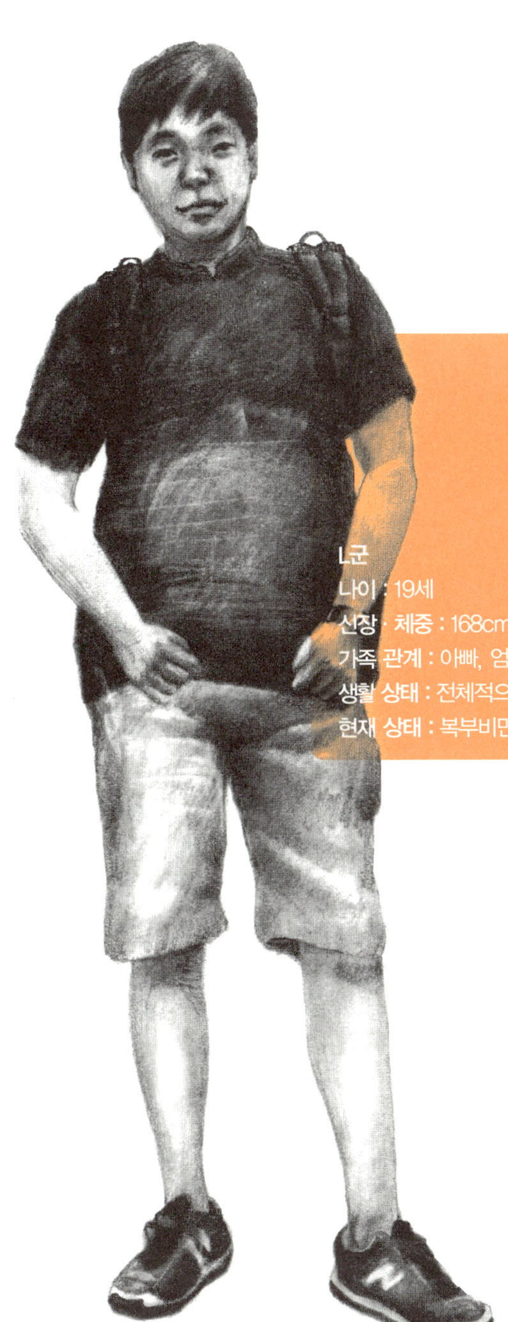

L군은 고등학교 3학년생인데 키 168cm, 몸무게 59kg으로 겉으로 보기에 뚱뚱하지는 않았지만 허리가 34인치나 되는 복부비만이었다. 수험생인 L군은 공부를 열심히 하려면 잘 먹어야 한다는 지론을 가진 엄마 덕에 아침을 든든히 먹고, 점심, 저녁, 밤참까지 포함해 하루 4끼를 먹었다고 한다. 거기에 머리 회전이 잘 되도록 하기 위해 사탕이나 초콜릿을 틈틈이 먹었다. 그리고 고기를 원래 싫어하

는데다가 살이 찐다고 엄마도 해주지 않아 주로 밥과 야채를 많이 먹는 편이었다.

이처럼 밥과 야채를 먹는 사람은 살이 안 찔 것이라 생각하기 쉽지만, 오히려 단백질이 부족해서 근육이 안 생기고 운동량도 부족해서 팔다리가 가는 체형을 갖게 된다. 탄수화물은 소비되고 남으면 지방으로 변해서 내장지방으로 축적되어 배가 나오게 된다. L군처럼 탄수화물 위주의 식사를 하면 단백질이나 미네랄, 비타민 등의 섭취가 부족해지기 때문에 근육도 없어지지만, 인슐린을 분비하는 췌장 내 베타세포도 없어져서 당뇨병이 잘 생기고, 일단 생기면 평생 인슐린을 맞아야 하는 경우가 많다.

필자는 일단 단백질을 충분히 섭취할 수 있는 균형 있는 식단으로 식사를 하도록 하였으며, 운동량을 늘리도록 처방을 내렸다.

B양은 고등학교 2학년생인데 키 157cm, 몸무게 68kg에 허리둘레가 34인치다. 물론 중학생일 때에도 통통하기는 했지만 지금처럼 배가 나오지는 않았다고 한다. 그동안 살을 빼기 위해 다이어트를 수시로 시도했지만 번번이 실패하고 오히려 배만 더 나오는 역효과를 보았다.

B양의 식습관을 살펴보면, 아침식사로 밥 1공기와 김치, 나물 종류를 먹고, 점심식사는 2~3시경에 간단하게 국수 1그릇과 반찬을 먹으며, 간식으로 인절미나 감자 부침개 또는 과일 등을 먹고, 저녁에는 살이 찐다고 밥을 먹지 않았다. 대신 과일을 워낙 좋아해서 겨울에는 귤을 5~6개, 여름에는 참외, 사과, 배 등을 한 번에 2~3개 정도 깎아 먹었다.

B양의 경우는 과도한 탄수화물, 특히 과일을 많이 먹는 것이 주요한 뱃살의 원인으로 파악되었다. 과일은 일반적으로 수분 함량이 많으며(80~90%) 단백질과 지방 함량은 대단히 적지만 다른 미네랄이나 비타민은 많이 함유하고 있어 적당히 먹으면 좋다. 그러나 당질의 함량이 10% 정도 되어 지나치게 먹다 보면 역시 복부비만을 초래하게 된다. 과일은 아무리 먹어도 살이 찌지 않는다는 잘못된 상식을 갖고 있는 사람이 많다. 그러나 중간 크기의 귤 1개는 50kcal, 배 1개는 200kcal, 사과 1개는 100kcal, 참외 1개는 100kcal, 수박 1쪽은 50kcal 정도가 된다. 따라서 과일로만 하루에 300~400kcal를 섭취하고 있다.

올바른 식사 섭취 패턴으로 당질 : 단백질 : 지질의 섭취 비율을 60~65 : 15 : 20~25%로 균형 있는 식사를 하도록 교육하였으며, 이와 함께 전체적인 칼로리를 줄이도록 하였다.

비만 성향 알아보기

몇 개나 해당하는지 체크해 보자.
20개의 항목 중 5개 이상이면 비만으로 갈 위험이 커진다.

① 간식을 먹어도 식사량은 줄지 않는다.

② 고기 요리를 좋아하고 채소를 잘 먹지 않는다.

③ 청량음료와 달거나 기름진 음식을 좋아한다.

④ 배가 고프지 않아도 항상 먹고 싶은 충동을 느낀다.

⑤ 먹고 나서 후회하는 경우가 종종 있다.

⑥ 다른 사람과 함께 먹기보다는 혼자 먹는 것을 더 좋아한다.

⑦ 식사를 규칙적으로 하지 않는다.

⑧ 밤에 간식을 자주 먹는다.

⑨ 과식을 하는 경우가 종종 있다.(어른만큼 먹는다.)

⑩ 아침은 안 먹고 오후에는 많이 먹는다.

⑪ 먹을 때는 빨리 먹고 마구 먹는 경우가 있다.

⑫ 주위 사람이 먹으면 따라서 먹는다.

⑬ 차려진 음식은 다 먹어야 한다고 생각한다.

⑭ 책이나 TV를 보면서 먹거나 마신다.

⑮ 집 안에서 놀 때가 더 많다.

⑯ 시간 가는 줄 모르고 몇 시간씩 컴퓨터 게임을 한다.

⑰ 틈만 나면 누우려 든다.

⑱ 전철이나 버스를 타면 앉을 자리를 찾는다.

⑲ 숨차서 달리기는 질색이다.

⑳ 운동보다 책읽기를 좋아한다.

Chapter

소아비만, 무엇이 나쁜가

평생 고민으로 이어지는 소아비만

소아비만, 무엇이 나쁜가 : 평생 고민으로 이어지는 소아비만

어릴 때 비만을 치료하지 않으면 성인이 되어서도 치료하기 힘들다. 성인이 되어 비만에 걸리면 단순히 세포의 크기만 커지는 반면, 어릴 때 비만에 걸리면 크기뿐 아니라 숫자도 증가한다. 또한 세포의 증가가 3배 이상에 달해 더욱 위험하다. 지방 세포가 많은 경우 살을 빼려고 해도 크기가 줄어드는 데 한계가 있으므로 지방 세포의 수가 정해지는 어릴 때 살이 찌지 않도록 더욱 조심해야 한다.

1. 소아비만, 왜 성인이 되어서도 이어지나?

어릴 때 비만인 아이들의 약 80%는 커서도 비만하다. 연령별로 보면 생후 6개월인 아이들의 비만은 약 14%, 7세 아이는 60%, 10세에서 13세의 학령기 아이들의 비만은 약 70% 정도가 성인비만으로 이어진다. 소아비만이 성인비만증으로 이어질 가능성은 80%이며, 성인비만 중에서 정상 체중보다 60% 이상 체중이 더 나가는 심한 비만증인 경우 과반수 이상이 소아비만의 과거력이 있다.

이 같은 소아비만과 성인비만의 상관관계에 대한 연구가 세계적으로

행해지고 있다. 일본의 한 연구소에서 조사한 바에 따르면 소아비만의 75%가 이미 초등학교 입학 전에 발생한 것이라고 한다. 그것도 그중 대부분이 3세부터 비만이 진행되어, 6세 때는 이미 비만아가 되어 있었다. 영국에서 시행한 건강과 발달에 대한 국민적 조사에서도 비슷한 결과를 보여주고 있다. 미국에서 조사한 결과 역시 11~13세 때 과체중이었던 소년 중 74%가 성인이 되어서도 계속 과체중이었다고 한다. 이런 연구 결과를 통해 알 수 있는 것은 성인에서 과체중이 될 위험은 소아기 과체중 정도와 관계가 있으며 7세 된 과체중 소아 10명 중 4명이 과체중 성인으로 성장하게 된다는 것이다. 반대로 25세에 과체중인 남자의 7%, 여자의 13%가 7세 때 과체중이었다. 이러한 결과는 성인에서 과체중이 될지 여부를 예견할 수 있는 구체적인 소아 연령을 예측하기는 힘들지만 과도한 체중의 증가는 어느 연령에서도 일어날 수 있다는 것을 보여주고 있다.

▶ 소아비만은 지방 세포의 수와 크기를 늘린다

어른이 될 때까지 계속되는 지속형 비만은 어릴 때부터 비만한 것으로 지방 세포의 수와 크기가 불어난 비만을 말한다. 이 비만의 특징은 주로 몸통과 팔다리에 지방이 많이 축적된다는 것이다.

일단 지방 세포 수가 불어나면 체중 감소가 매우 어려워진다. 비만증이란 체구성 성분 중 지방질이 과다하게 많은 것을 말하는데 지방의 양이 많은 이유는 지방 세포의 수가 많아서 그럴 수 있고, 지방 세포의 크기가 커서 그럴 수도 있다. 지방 세포의 수가 많아진 것을 '증식형 비만’ 이라 하고, 지방 세포의 크기가 커진 것을 ‘비대형 비만’ 이라 한다. 이 중에서 증식형 비만이 더 골치 아프다. 이미 늘어난 지방 세포의 수는 정상 체중인 사람보다 많기 때문에 다이어트나 운동을 해서 지방 세포의 부피를 줄여놓기도 힘들고, 기껏 줄여놓는다 해도 지방이 조금만 붙어도 다시 뚱뚱해지기 쉽다.

비만세포는 스스로 원하는 무게와 부피가 정해져 있다. 그래서 지방이 많이 저장되어 세포가 너무 커지면 분열을 통해 세포의 무게와 부피를 가볍게 한다. 늘어난 지방 세포는 가벼운 무게를 제 무게로 만들기 위해 또 커지게 된다. 이런 과정을 통해 어린아이들의 지방이 늘어나다 보면 결국 증식형 비만이 되기 쉽다. 일단 수가 늘어난 지방 세포는 아무리 살을 빼도 수 자체는 줄어들지 않는다. 그러므로 아이가 살이 찌더라도 ‘비대형 비만’ 이 ‘증식형 비만’ 으로 변하지 않도록 제대로 관리해 주어야만 살을 빼기가 쉬워진다.

▶ 어릴 때 습관이 성인까지 이어진다

음식을 어느 정도 먹으면 식욕중추에서 ‘이제 음식이 충분히 들어왔으니 그만 먹자’ 라는 신호를 보낸다. 그런데 비만이 되는 사람 중에는 이 신호가 늦게 나오는 경우가 많다. 어릴 때 이 신호를 늦게 받기 시작하면 계속 신호를 받는 시간이 늦어져 체질화되어 버려 많이 먹게 된다. 당연히 성인이 되어 식사를 줄이려해도 식사량을 줄이는 데 한계를 느껴서 살빼기가 힘들어진다. 독한 마음을 먹고 처음 한두 달은 어느 정도 참는다고 하더라도 몸무게가 5~6kg 빠지고 나면 포만 신호가 더 늦게 나와서 허기를 더욱 느끼게 되고, 결국은 살 빼는 데 실패하게 되는 것이다. 식욕 억제제를 먹는다 해도 근본적인 치료는 되지 않는다. 식욕 억제제를 먹는 순간만 식욕이 억제될 뿐이지 어릴 때부터 고정되어 버린 포만중추의 신호를 근본적으로 바꾸지 못하기 때문이다. 어릴 때 포만중추 시스템이 고정되므로 소아비만에 걸린 아이들이 성인이 되어서도 계속 비만에 걸릴 확률이 높아지는 것이다. "세 살적 버릇이 여든까지 간다."는 속담이 바로 소아비만과 성인비만의 관계를 잘 보여주는 말이다.

2. 비만으로 인해 생기는 질병이 더욱 무섭다
– 비만은 단순히 비만에 그치지 않는다

1984년에는 초·중·고교생들 중 9% 정도가 비만증이었고, 1990년 초에는 17%, 최근에는 20%를 훨씬 넘는 등 소아비만 환자들이 늘어나고 있는 추세다. 인스턴트 음식이나 기름진 음식을 주로 먹는 서구식 식습관이 많아지고, 운동이 부족하며, 어린아이들도 스트레스에 시달리는 일이 많아지면서 비만이 늘고 있다. 비만인 어린이는 성인과 마찬가지로 고혈압, 당뇨병, 동맥경화, 심근경색, 지방간 등 각종 성인병에 걸릴 위험이 높아진다. 그뿐만 아니라 뚱뚱한 외모로 인해 정서적으로 문제가 되고, 성장에도 장애를 일으키는 등 소아비만이 어린아이들에게 미치는 문제는 지대하다. 그중에서도 비만으로 인한 질병은 심각하다.

필자가 운영 중인 비만 클리닉을 방문하는 어린 비만 환자들을 살펴보면, 합병증을 동반하는 경우가 많은 편이다. 그러나 병원을 방문하기 전까지는 합병증에 대해 알지 못하는 경우가 대부분이다. 한 예로 13세의 K군을 들 수 있다. K군은 최근 몸무게가 빠지고 물을 많이 먹는 것이 이상하다고 병원을 방문했다. K군의 키는 143cm, 몸무게는 61kg으로 상당히 비만한 편에 속했다. 검사 결과 혈당이 230mg/dl(정상 110mg/dl 미만)로 당뇨병으로 진단되었다. 한데 당뇨병뿐만 아니라 콜레스테롤도 245mg/dl(정상 200mg/dl 미만)로 높게 측정되었다.

▶ 소아비만으로 인한 대표적인 질병, 당뇨병

과거에는 소아 당뇨병 대부분이 인슐린 의존형인 제1형 당뇨병이었는데 최근에는 인슐린 비의존형인 제2형 당뇨병이 많이 발생하고 있다. 우리나라 사람들은 다른 민족에 비해 인슐린이 적게 분비되는 특성이 있다. 그런데 이렇게 적은 양의 인슐린으로 감당하기 힘든 비만이 되면 당뇨병이 생기게 된다. 최근 보고에 의하면 전체 소아 당뇨병의 30~40% 정도가 비만과 관련한 제2형 당뇨병이다. 이처럼 비만으로 인한 제2형 당뇨병에 걸린 아이들은 비만을 치료하면 당뇨도 치료된다.

소아비만이 문제가 되는 것은 이 시기 비만의 80~85%가 성인비만으로 이행되는 것도 있겠지만 고지혈증, 지방간, 고혈압, 동맥경화, 당뇨병, 심근경색, 뇌출혈 등의 성인병이 어린아이에게서도 나타날 수 있다는 것이다. 특히, 고도 비만, 어린 시절에 시작된 비만, 그리고 가족 중에 비만이 있는 경우에 고지혈증, 지방간, 심장 질환 등 성인병이 조기에 발생할 가능성이 높다. 비만으로 인한 동맥경화는 아주 어린 시절부터 시작되는데, 계속 진행되어 30~40대에 과로사 내지는 돌연사 등의 원인이 되는 중풍이나 심근경색 등이 일어나게 되는 것이다.

▶ 면역력을 떨어뜨리는 소아비만

비만한 아이들은 무거운 몸무게를 지탱하느라 무릎 관절이나 척추 등에 통증을 느끼는 등 요통이나 관절통이 생긴다. 또 피부가 겹치는 부위에 트러블이 잘 생겨 겨드랑이나 사타구니에 자주 화농이 생기고 피부 색깔도 변하며, 감기, 인플루엔자, 폐렴 등 모든 종류의 호흡기계 질병에 걸리기 쉽다. 지나치게 살이 찌면 심장에 부담을 주고, 편도가 지나치게 커져 호흡 장애를 일으키는 원인이 되기도 하며 신체 발육에도 영향을 미친다. 목 주위에 지방이 많이 쌓여 숨쉬기가 어렵고, 코를 심하게 골며, 수면 중 무호흡증을 일으키기도 한다. 비만으로 인해 폐활량이 감소되어 산소 부족증으로 두통에 시달리고, 밤에는 잠을 제대로 못 자며, 낮에는 항상 졸린 듯한 증상이 나타난다. 이는 폐에서 산소와 이산화탄소 교환을 원활하게 하지 못하기 때문에 낮에도 계속 졸음이 오는 이른바 피크위크 증후군이 나타나는 것이다.

또 비만에 걸리면 내분비계에도 이상을 일으켜 여자아이들은 사춘기가 빨라지며, 초경이 없거나 월경이 불규칙해지고, 키가 작고 항상 변비에 시달리는가 하면 멍이 잘 들기도 한다.

소아비만으로 인한 질병

영향을 받는 기관	나타나는 증상
순환기	고혈압, 동맥경화
호흡기	피크위크 증후군, 수면 무호흡 증후군, 기관지 천식, 축농증, 비염
간 기능	지방간
당(糖) 대사	당뇨병
지질 대사	고지혈증, 고콜레스테롤혈증
내분비계통	고인슐린혈증, 성장호르몬의 분비 이상
뼈·관절	뼈·관절 장애
피부	습진
생식 기능	난소의 기능 장애, 남아의 성기 발달 저하
심리적인 영향	열등감

비만에 의해서 증가하는 질병(WHO, 1998)

매우 증가(3배 이상)	중등도 증가(2~3배)	약간 증가(1~2배)
2형 당뇨병	관상동맥질환	암(유방암, 자궁내막암, 대장암)
담낭질환	고혈압	생식호르몬 이상
이상지질혈증	골관절염(무릎과 고관절)	다낭성 난소 증후군
대사증후군	고뇨산혈증과 통풍	임신 이상 및 태아 이상
호흡곤란		요통
수면 무호흡 증후군		마취 위험 증가

3. 성장에 좋지 않은 영향을 미치는 소아비만
– 어릴 때 뚱뚱한 아이는 키가 잘 자라지 않는다

중학교 3학년인 K양은 키 156cm에 몸무게가 64kg이다. 어릴 때부터 뚱뚱한 편이었던 K양은 초등학교 때까지만 해도 조숙하다는 말을 많이 듣고, 키도 큰 편이었다. 그런데 초등학교 5학년 때 초경을 하고는 더 이상 키가 자라지 않게 되었다고 한다.

이처럼 소아비만 아이들을 보면 한창 자랄 때의 신장은 표준 이상으로 크게 나타난다. 그러나 사춘기가 빨리 시작되면서 성장이 멈춰버리고 막상 성인이 되었을 때는 또래 친구들보다 작게 된다. 성호르몬은 성장판을 닫게 하므로 사춘기가 곧 성장을 멈추게 하는 결과로 이어지는 것이다. 간혹 살이 찐 남자아이들의 경우, 복부의 과다한 지방 조직에 묻혀서 음경이 작게 보여, 사춘기 발육이 늦는 것으로 오해하기도 한다. 그러나 실제로는 정상 이상인 경우가 대부분이다. 또 비만세포에서 나오는 지방산이나 여러 사이토카인 등의 물질들이 성장호르몬의 분비를 억제해 성장호르몬의 분비량이 보통 체형의 아이들보다 적은 편이다. 이 같은 이유로 소아비만에 걸린 아이들은 키가 작은 경우가 많다.

▶ 비만을 부르는 식습관과 심한 스트레스가 성장을 방해한다

성장을 위해서는 각종 미네랄과 식물성, 동물성 단백질을 고루 섭취해야 한다. 그런데 비만아의 특징 중 하나는 편식을 많이 하는 것이다.

인스턴트 식품이나 햄버거, 피자, 초콜릿 등 자신이 좋아하는 것은 잘 먹지만 건강에 좋은 야채류, 해산물, 살코기 등은 잘 안 먹는 경우가 많다. 그러나 성장을 위해서는 각종 미네랄과 식물성, 동물성 단백질을 고루 섭취해야만 한다. 성장에 도움이 되는 양질의 단백질이 맛이 없는 편인 것은 사실이다. 그렇다고 비만한 아이들이 맛없는 살코기 등을 안 먹다 보면 근골격계 성장을 위한 단백질 섭취량이 줄어들어 결국 키가 안 크게 된다.

또한 적당한 운동이 신체의 활발한 신진대사를 돕고 성장 발달에 좋은데 비만 아동은 신체 활동량이 적고 우울증 등의 정서적 불안감이 있어 성장호르몬의 분비가 감소된다. 성장호르몬은 스트레스에 대단히 민감해서 스트레스가 많으면 성장호르몬의 분비가 현저히 감소한다. 필자의 친구가 아들이 13세가 되도록 반에서 키가 작은 편에 속한다고 걱정을 많이 했는데, 아이가 캐나다로 유학을 간 후에 운동도 많이 하고 스트레스도 적어져서 그런지 2년 사이에 키가 많이 컸다고 자랑하는 것을 들은 적이 있다. 이렇게 뒤늦게 키가 많이 크는 후발 성장을 기대해 볼 수도 있겠지만, 그보다는 적당히 운동하고 스트레스를 줄이는 것이 더 큰 도움이 될 것이다.

4. 정서적인 문제를 일으키는 소아비만
– 자신감과 사회성을 떨어뜨리는 소아비만

초등학교 2학년인 J군은 키 125cm에 몸무게가 40kg이다. 평소 비만인 것에 큰 걱정을 하지 않았지만 최근 들어 학교에 가기를 싫어하기 시작했다. 학급에서 남자와 여자 짝꿍을 선택하게 했는데, 모든 여자아이들이 자신과 짝꿍을 안 하겠다고 해서 심한 열등감과 우울증을 갖게 된 것이다. J군의 별명은 10가지도 넘는다. 돼지, 저팔계, 뚱이, 지방덩어리, 곰팅이, 나는 돈까스……. 자신의 별명 때문에 더욱 위축된 학교생활을 하고 있다고 한다.

소아비만은 육체적인 비만 합병증 이외에도 J군처럼 상당한 정신적인 스트레스와 심리적인 악영향을 미친다. 특히 자의식을 갖게 되는 5~6세 이상에서는 심리적 좌절뿐 아니라 성격 형성에도 악영향을 받는다. 주위에서 놀림과 따돌림을 당하면 심리적 압박감을 받아 일종의 콤플렉스를 갖게 된다. 특히 우리나라 사람은 비만을 미용적인 관점에서 특히 중요하게 생각하며, 비만을 게으른 것으로 보기 때문에 정서적으로 예민한 사춘기에는 더욱 심각한 정신적 장애를 보일 수 있다. 그래서 친구들과 어울리지 못하고 혼자서 노는 것에 익숙해지며 TV나 만화, 인터넷에 빠지면서 운동량이 더욱 부족해지는 악순환을 겪게 된다. 결국 비만으로 인해 남 앞에 나서기를 꺼려하고 정신적으로 소극적이 되는 등 자신감을 잃게 된다. 어린 시절에 자신감을 잃은 아이들은 장차 성격 형성과 대인 관계에도 나쁜 영향을 받게 되는 것이다.

　비만아의 심리에 관한 여러 연구에 따르면 2세 이전에 비만이 된 경우보다 그 이후에 비만이 되거나, 연령이 높아지면서 비만이 될수록 정서적으로 더욱 불안정해진다고 한다. 어릴 때는 비만이더라도 주위에서 귀엽다는 식으로 칭찬을 들어서 긍정적인 정서를 갖지만 친구들과 있는 시간이 많아지는 연령이 되면 또래 친구들로부터 비만으로 인한 상처를 받게 되기 때문이다.

　이런 현상은 사춘기가 되면 더욱 심각해진다. 사춘기가 되면서 신체에 대한 관심이 높아지고 이에 따라 내성적이 되거나 심한 반항적인 성격을 갖게 된다. 또 날씬해지고 싶다는 욕망이 강해지기 때문에 극단적인 다이어트를 하거나 광고 매체에서 과대 선전하는 상품을 이용하면서 부작용을 겪기도 한다. 특히 사춘기에는 부모가 아이의 살빼기에 도움을 주기가 어렵다. 식습관이나 운동 부족, 친구 관계 등을 알기가 어려워서 아이의 상태를 파악하기 어렵기 때문이다.

　유아기(2세 이전)에서부터 나타난 비만의 경우는 초등학교에 들어가 집단 생활을 하면서부터 심리적으로나 정서적으로 불안정하게 된다. 큰 문제를 보이지 않는 것 같아도 자세히 살펴보면 비만으로 문제를 겪고 있는 것을 발견할 수 있다. 특히 비만한 아이들은 가정에서도 과보호하는 경향이 강하기 때문에 자발성이나 적극성이 부족하고, 성격도 내성적인 경우가 많다. 또한 신체적 열등감, 정서적 불안정으로 학업에 열중하지 못해 성적이 부진해지기도 한다.

　불과 한 세대 이전만 해도 통통한 여성이 이상적이었지만 젊은 세대

로 갈수록 홀쭉한 얼굴과 깡마른 몸매가 상류 사회 특권층 여성의 상징
이 되었다. 이 같은 미인상은 나이가 어릴수록 더욱 심각하고 중요한
요소로 받아들여지고 있는 편이다.

▶ 체육 시간이 두려워진다

152cm에 63kg인 H군(13세)은 운동은 거의 안 하고 집에서 컴퓨터 게
임과 만화책 등에 빠져 지낸다. 학교에서도 운동을 너무 못하고 기초
체력이 약하다는 평가를 받는다고 했다. 필자가 H군의 기초 체력을 측
정해 보니 정상 아이에 비해 50% 정도 근력 및 지구력이 떨어져 있는
것으로 나타났다.

소아비만인 아이들은 운동을 싫어하고 가만히 앉아서 할 수 있는 일
을 즐긴다. 운동을 잘 안 하는 이유는 선천적으로 운동 신경이 없어 못
하는 경우와 운동에 전혀 흥미를 갖지 않는 경우로 나뉘어진다. 그러
나 닭이 먼저냐 달걀이 먼저냐가 논란이 되듯이 비만이 되어 운동을
잘 못하게 되니까 컴퓨터나 책읽기를 좋아할 수도 있고 컴퓨터나 책읽
기를 좋아하다 보니까 운동을 적게 해 비만이 됐을 수도 있다. 어떤 것
이 먼저든 비만이 되면 운동을 많이 할 수 없다는 것은 확실하다. 운동
을 잘하기 위해서는 몸에 적정량의 근육이 균형 있게 있어야 하는데
근육보다 훨씬 많은 지방이 있다 보니 행동이 민첩해지지 않는 것이
다. 마치 1000cc 자동차 엔진에 과량의 짐을 싣고 다니는 것과 마찬가
지다. 또한 근육이 적어서 조금만 운동을 해도 체력 소모가 많아져 쉽
게 피로해진다.

조금 심한 운동을 하면 대퇴부 관절이나 무릎 관절이 아프고 전신 근육통을 호소한다. 따라서 체육 시간은 두려워지고 밖에서 뛰어놀기를 꺼리게 된다. 그러다 보면 비만의 악순환을 갖는다. 운동을 못하니까 자꾸 앉아서 하는 컴퓨터나 만화책을 많이 보고, 그러다 보니 에너지 소비가 줄어 더욱 비만이 심해지는 사이클을 갖게 되는 것이다.

소아비만아의 특징 중 복부에 지방이 축적되는 경우가 많은데 이 경우 중심이 앞으로 이동하게 되어 요추 등의 뼈와 주위 근육에 무리가 가서 쉽게 허리도 아프게 된다. 뛰는 것도 어색하고 민첩한 운동 신경을 갖지 못하다 보니 친구들이 놀이에 끼워주지를 않으니까 더욱 운동을 멀리하게 되는 것이다.

피하지방은 유아기에는 전신에 축적되나 연령이 높아지면서 하반신에 현저하게 축적되며, 사춘기에 여아는 둔부에, 남아는 체간에 많이 축적되어 몸매가 엉망이 된다. 그러다 보니 자신의 몸매에 심한 불만을 갖게 되고 체형의 노출을 꺼리게 된다. 또한 극단적인 비만아는 대퇴부나 팔뚝 안쪽, 허리 등의 피부에 임신선처럼 균열된 선이 나타나기도 한다. 이는 비만에 의해 부신피질호르몬이 많이 분비되기 때문이다. 따라서 자신의 몸매가 노출되는 것을 극도로 꺼리게 되어 수영이나 반바지 등을 입고 하는 체육 시간을 의도적으로 피하게 된다.

Chapter 2

우리 아이는 왜 살이 쪘을까?

우리 아이는 왜 살이 쪘을까?

비만의 원인으로 잘못된 식습관, 운동 부족, 유전, 환경적 요인 등을 꼽는다. 비만인 부모 밑에서 자란 아이들이 비만이 될 확률이 높은 것은 이 모두가 결합되어 나타난 결과인 셈이다. 살이 찐 원인을 알아내서 원인을 없애준다면 비만에서 벗어날 수 있는 길은 훨씬 빨라질 것이다.

1. 소아비만은 유전인가, 환경 때문인가?

부모가 모두 정상일 때 소아비만이 나타날 확률은 10%에 불과한 반면, 부모 중 한쪽이 비만할 때는 50%의 확률이, 부모 모두 비만할 때는 80%의 확률이 있다. 물론 내분비호르몬의 장애도 소아비만의 원인이 될 수 있다. 예를 들어 갑상선 기능 저하증, 쿠싱증후군, 부갑상선 기능 저하증 등이 그것이다. 부모가 비만하다고 해서 아이들도 반드시 비만해지는 것이 아니라, 비만하기 쉬운 소질을 더 많이 갖게 되는 것이다.

소아비만은 가정의 사회 경제적 수준, 부모의 교육 수준, 가족 구성원의 수, 가족의 활동성 등 가족 요인에 영향을 받는다. 부모가 많이 움직이고 활동적인 아이들은 마른 편이다. 또한 어린이가 한 명인 가족에게서 비만이 나타날 확률이 가장 높고 가족이 많을수록 비만 발생률은 감소한다.

부모의 과보호와 무관심도 요인이 되는데 과보호하는 어린이는 과식하기 쉽고 관심을 못 받은 어린이는 라면이나 냉동 식품 등을 많이 먹는다. 계절적으로 여름이나 봄에는 발생률이 적은 반면, 겨울이나 가을에 발생률이 가장 높고, 인구밀도가 낮은 지역보다는 높은 지역에서 많이 발생한다. 또 도시에서 더 많이 나타나고 고소득층보다 저소득층에서 많이 보인다. TV 시청 시간도 비만 발생에 영향을 미치는데 시청 시간이 1시간 증가할 때마다 비만 발생률이 2%씩 증가한다. 이는 좌식 생활 뿐 아니라 음식 광고, TV 시청 중 섭취하는 간식 증가 등이 그 원인으로, 결국 에너지 소비의 감소와 섭취하는 음식 증가로 비만을 유발한다.

심리적 요인으로 불안, 고민, 슬픔, 각종 스트레스는 정상적인 경우

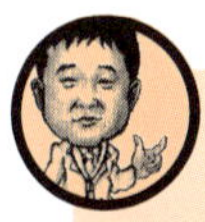

소아비만의 원인

▶ **과식 및 식습관**

: 과식, 편식과 잦은 간식, 빠른 식사 습관, 야식, 식사의 불규칙성

: 튀긴 음식이나 인스턴트 가공 식품 등, 영양분은 없고 열량이 많은 식품의 과다 섭취

▶ **운동 부족**

▶ **유전적 요인**

▶ **약물에 의한 비만**

: 피임약, 신경안정제, 스테로이드제 등

▶ **스트레스 등 심리적인 요인**

▶ **체질** : 태음인 체질 같은 체질적 요인과 부모가 비만인 경우와 같은 유전적 요인

에는 식욕을 억제하지만 비만아에게는 오히려 과식의 원인이 된다. 가정 불화가 있거나 결손 가정의 경우 아이들은 불안을 느끼게 되고 불안하기 때문에 습관적으로 군것질 등을 하여 비만이 되는 경우도 많이 있다.

병에 의한 비만이란 신체의 이상에서 오는 비만을 말하는데 ‘증후성 비만’이라고 한다. 어린이가 증후성 비만이 되면 지능 장애나 성장 장애를 일으키는 경우가 많고, 안색이나 몸의 컨디션에 이상이 오는 경우도 많다.

비만의 집안에 비만아가 많은 것은 확실하지만 유전이 반드시 비만의 원인이 되는 것은 아니다. 다만 부모 중 어느 한쪽이라도 비만한 경우 아이들은, 양친 모두 비만하지 않은 아이와 비교해 볼 때 6~7배 높은 비율로 비만의 가능성이 높아진다. 비만의 소질을 더 많이 갖기 때문이다. 그러므로 부모가 비만인 가정에서는 아이들이 비만해지지 않도록 사전에 예방해 주어야 한다.

2. 일상생활 습관에 문제가 있다

요즘 아이들 중에는 지나치게 비만한 경우가 많다. 걸을 때마다 양허벅지가 붙고 허리에 살이 붙어서 늘어진다. 남자아이의 가슴이 여성형 유방으로 되고 종종 함몰유두도 있다. 이러한 경우 상담을 해보면 첫째, 아이 성격상 움직이는 것을 싫어하고 게임, 만화 등을 보는 것을 좋아하며 끊이지 않고 과자, 아이스크림, 초콜릿 등을 먹는다. 에너지 소비보다 공급이 많아 살이 찌는 경우다. 둘째, 위에서 말한 바와 같이 생활상의 문제도 있지만 보통 다른 어린이들만큼 먹는데도 몸무게가 늘어나는 경우가 있다. 에너지 대사가 잘 안 되는 경우다. 셋째, 유전적으로 가계 내에 비만이 많은 경우가 있는데 태어날 때부터 다른 사람보다 비만할 수밖에 없는 몸을 갖고 태어난 경우다.

소아비만은 유전적인 요인이 약 30% 정도라고 하더라도 잘못된 식생활과 운동 부족에 의한 경우가 70%이기 때문에 생활 습관 교정이 중요하다. 식량이 풍부해져 영양 섭취가 과다해진 반면, 도시형 문화 생활이 확대되어 감에 따라 신체를 움직일 수 있는 시간과 범위가 축소되고 있다. 열량을 과잉 섭취하고, 컴퓨터와 TV 앞에 앉아 있거나 만화책을 보는 시간이 많아지고, 교통이 발달하고 놀이 공간이 좁아지는 등 활동 시간이 축소되는 생활 형태가 늘어나고 있는 추세다. 이 같은 비활동성 생활 형태가 겹쳐 섭취 에너지가 소비 에너지보다 많아지면서 지방 조직에 무한정 축적되어 결국에는 비만을 불러일으키는 것이다.

어린아이들에게 비만이 문제가 되는 것은 이 시기 비만의 80~85%가 성인비만으로 이행되고 동맥경화, 당뇨병, 심근경색, 뇌출혈 등의 성인병이 조기에 나타날 뿐 아니라, 심하면 어릴 때부터 이러한 성인병의 합병을 유발시키기도 한다는 것에 있다. 따라서 소아비만은 조기 발견, 조기 치료, 그리고 예방 대책의 수립이 무엇보다 중요하다.

▶ 많이 먹는 것이 병인 단순성 비만

비만 유전인자가 있으면서 과식하고 운동량이 적으면, 차이는 있지만 각 개인에게 비만이 나타난다. 유전인자가 없어도 과식하고 운동량이 부족하면 비만이 될 수 있다. 특별한 병이 없이 단지 과식으로 비만해지는 것을 '단순성 비만'이라고 한다. 비만해지지 않으려면 1일 식사의 횟수, 양, 질, 식사 시간을 잘 조절해야 하며, 특별한 이유가 없는 밤참이나 당질이 많이 함유된 음식을 섭취하는 것을 삼가고 과식하지 말아야 한다. 또 시험에 대한 강박감, 가족 전체의 식습관, 기타 각종 스트레스가 과식의 원인이 될 수 있다는 것도 잊지 말아야 한다. 비만이 생기는 원인은 섭취하는 에너지가 소비하는 에너지보다 많기 때문에 생기는 것인데, 현대 사회는 아이들에게 이런 현상이 나타날 수밖에 없게 변해왔다.

TV 광고에는 아이들을 유혹하는 식품 광고가 홍수처럼 범람하고, 거리에도 패스트푸드점, 아이스크림 전문점 같은 상점이 점점 더 증가하면서 아이들이 먹고 싶은 욕구를 가질 수밖에 없는 환경이 조성되어 있다. 아이들의 식습관과 식사 내용이 변한 것 역시 비만이 늘고 있는 원인이다. 요즘 아이들은 치킨, 햄버거, 피자, 튀김, 탄산음료 등의 패스트푸드, 그리고 인스턴트 식품 같은 것을 좋아한다. 이런 음식은 비타민과 무기질은 적고 당질과 지방질이 많은 식품이 많아 칼로리도 높고 살이 찌기도 쉽다. 과자 1봉지가 1끼 식사와 맞먹는 열량을 갖는다.

또한 최근에는 조기 교육, 과보호, 비교 의식 등의 문제로 아이들도 스트레스를 많이 받게 되었는데, 아이들이 그것에 대한 해소책으로 먹을 것을 더 찾게 되는 양상도 많이 나타나고 있다.

아이들의 활동, 운동이 부족하게 된 것도 빼놓을 수 없는 사실이다. 예전이라고 해서 아이들이 특별한 운동을 했던 것은 아니지만 아이들의 노는 방식이 달랐다. 과거에는 아이들이 친구들과 함께 골목이나 공터에서 뛰어놀았는데, 이제는 혼자서 컴퓨터 게임을 하면서 놀게 되었다는 것이다.

▶ 비만이는 풍요의 시대에 살아남은 기아 생존자

인류가 지구상에 존재하고 나서부터 현재까지 전 시대를 통틀어서 오늘날과 같이 풍요로운 시대는 없었다. 극소수 왕족이나 귀족, 지배 계층을 제외하고는 99% 대다수 민중들은 겨우 입에 풀칠을 하거나, 때로는 그것도 여의치 않아 기아에 허덕이고 아사하는 경우가 많았다. 이들 중 기아와 질병의 시기에 살아남은 사람은 먹을 것이 있을 때 먹은 음식을

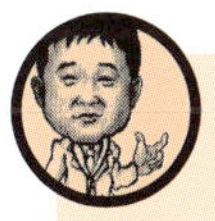

비만은 흑인이 더 많다?

미국의 경우, 흑인이 백인보다 더 비만한 경향이 있다. 아메리카 대륙의 흑인들은 대부분 아프리카에서 잡혀온 노예의 후예들이다. 노예선에서 수십 일 간의 기아를 견뎌내고, 신대륙에서의 고된 노동과 적은 식량으로도 살아남은 흑인들만이 후손을 남길 수 있었을 것이다. 한편 살이 찌기 쉬운 체질이란 남들보다 적게 먹고 많이 움직이는데도 살이 잘 빠지지 않거나 쉽게 살이 찌는, 즉 기초대사율이 낮은 체질을 뜻한다. 이러한 형질이야말로 적은 식량과 많은 노동이라는 취약한 환경에서 적응하여 살아남는 데 유리한 체질이 아닐 수 없다.

인종적으로 흑인이 백인보다 비만할 가능성이 높다거나 그러한 유전형질을 타고났다기보다는 시대적 압력의 유산인 셈이다. 현재 미대륙의 흑인들은 대대로 기아 생존, 즉 비만형질 유전자를 가진 사람만이 살아남았는데 이들이 풍요로운 시대를 맞아 백인과 같은 양의 식사를 하여 흑인은 백인보다 지방으로 에너지를 더욱 많이 저장하여 비만하게 된다.

지방으로 잘 저장할 수 있는 사람이었다. 저장한 영양분이 있는 사람만이 먹을 것이 없는 시기에 굶주림과 질병에서 살아남을 수 있기 때문이다. 지방은 가장 효율적으로 에너지를 저장할 수 있는 저장고다.

실제로 비만은 50년 전만 해도 질병이 아니었다. 왜냐하면 인류는 그 전까지만 해도 풍요로운 시대를 살지 않았기 때문이다. 그러나 이후 먹을 것이 풍부해지면서 영양분을 지방으로 잘 저장할 수 있는 기아의 생존자들인 인류는 급속히 비만자를 양산하게 되었다. 인류는 과거 그 어느 때보다도 풍요로움으로 인한 비만 때문에 개인적, 사회적인 어려움을 겪고 있다. 그러나 이 비만하기 쉬운 체질은 수천 수만 년 전부터 바로 한 세대 전까지 인류가 기아에 살아남기 위해 개발하고 강화시켜 온 유전형질이다. 과거의 적합자가 오늘날에는 부적합자가 된 것일 뿐이다.

3. 비만은 엄마 배 속에서부터 시작한다

옆집에 사는 P씨 부부는 9세 된 아들 때문에 필자를 방문하였다. 몸무게가 50kg이 넘어 학교 친구들이 뚱뚱하다고 놀려서 고민이 많다고 한다. 어떻게 하면 살을 뺄 수 있는지, 상담을 원했다. 그러면서 P씨가 하는 말이 아들은 그렇게 많이 먹는 편은 아닌데 왜 살이 찌는지 모르겠다고 한다. 태어날 때의 체중은 오히려 조기 분만을 하여 2.7kg밖에 안 되었다고 한다. 한데 필자는 P씨 부부의 몸을 보고 일단 비만의 원인을 어느 정도는 유전성으로 판단하였다. 남편이 172cm, 85kg의 거구였고 아내도 158cm, 65kg의 비만한 몸을 가지고 있었다.

가족적 비만은 생후 2~3세 때부터 나타나 6세 때에는 이미 성인비만도의 80% 이상을 반영하는 것으로 알려져 있다. P씨 부부 아들의 경우에도 2~3세 때부터 통통하더니 6세 때에는 확연히 눈에 띄는 비만 아동이 되었다고 한다. 이러한 비만의 유전적 성향에 대해서는 아직까지 사람의 비만 결정 유전자들이 명확히 발견되지는 않고 있어 여러 가지 가설들이 제시되고는 있는데, 주로 낮은 기초대사율의 유전이 대표적 주요 원인들 가운데 하나로 제시되고 있다.

기초대사량은 생명 유지에 필요한 최소한의 에너지 양으로 여기에 음식을 섭취한 후 소화, 흡수 및 분배에 요구되는 에너지 양을 포함시키면 안정시 대사율, 즉 기초대사율이 되는데 일반적으로 사람들은 기초대사율을 많이 사용한다. 예를 들어 체중이 70kg인 청년의 경우, 1일 기초대사량이 약 1500kcal이며 이는 하루 에너지 권장량 2500kcal의 약 60%에 해당하는 것이다. 간편하게 남자는 1.0kcal/hr/kg, 여자는 0.9kcal/hr/kg를 기초대사율로 소비한다고 계산하고 있다.

이러한 기초(혹은 안정시) 대사율은 물론 어느 정도는 유전적으로도 타고나지만, 평소의 운동량에 의해서도 많이 변하는 것으로 알려져 있다. 조금만 먹어도 살이 찌는 이른바 '살이 쉽게 찌는 체질'의 경우는 기초대사율이 낮은 경우라 할 수 있겠다.

그 외에 유전적으로 관여되는 것이 포만중추의 포만역치가 높게 설정(setting)되어 있어 유전적으로 많이 먹게 되는 경우도 생각할 수 있겠다. 그러나 살이 찐다는 것은 어쨌든 간에 먹는 양이 소비하는 양보다 많아서 그 여분이 지방으로 축적된다는 것을 의미한다. 그러므로 유전적으로 '살이 쉽게 찌는 체질'이라 하더라도 적게 먹고 활동을 많이 하면 비만을 피해 갈 수도 있다는 점을 생각하면 너무 낙담할 필요가 없다.

▶ 저체중아가 비만이 될 확률이 높다

최근에는 위와 같은 유전적 요인보다는 태아기나 영유아기의 영양 상태가 비만 체질과 관련이 있다는 주장이 제기되고 있다. 1992년 헤일즈와 바커(Hales & Baker)라는 영국 의사가 출생시 체중과 성인병, 비만과의 관계를 조사하여, 성인병이나 비만 발생률이 출생시 저체중아에서 출생시 정상 체중아에서보다 높다는 결과를 발표하였다.

이에 대한 실례로 2차 세계대전 당시 나치는 1944년 9월부터 다음 해 5월까지 서부 네덜란드를 봉쇄하였는데, 이 기간에 걸쳐 태아기를 보냈던 그 지역의 남성들은 이후 생애에서 다음과 같이 특징적인 패턴을 보였다. 엄마가 임신 첫 3개월(1945년 3~5월) 동안 굶주렸다가 그 뒤에 충분한 음식을 섭취한 경우, 태어난 남아들은 정상적인 상황에서 태어난 아기에 비해 신장, 체중, 두위(머리둘레)가 더 컸고, 이후 이들이 성인이 되었을 때에도 비만이 될 가능성이 높았다. 또한 엄마가 임신 마지막 3개월 동안만 굶주린 경우(예컨대 1944년 11월 태어난 경우), 태어난 아기들은 성장하면서 비만이 되는 성향은 관찰되지 않았으나, 성인기에 복부비만이 될 가능성은 높았다.

이러한 일련의 과정들로 추정하건대, 음식물 섭취가 적은 경우 태아
는 이른바 '검약성 표현형' 을 발달시켜 신진대사 패턴이 모든 칼로리
를 비축하도록 설정된다는 것을 알 수 있다. 즉, 태아기에 영양 부족으
로 식욕 조절 장치가 '언제 기아가 닥칠지 모르니 무엇이든 섭취하고
비축하라' 고 설정된다는 것이다. 물론 태아 초기의 영양 과다는 '과하
게 섭취할 필요가 없다' 는 쪽으로 설정하게 만들 것이고, 임신 후반에
영양 부족으로 태아의 지방 세포 수가 적을 수 있으므로 출생 후 비만
이 될 가능성은 적어지지만, 성인이 되어서 영양 과잉이 될 경우에는
보다 쉽게 복부비만이 될 수 있다. 따라서 양친이 비만인 경우뿐 아니
라, 저체중으로 태어났거나 어릴 때 약골이었던 사람 그리고 성인이 되
어 살이 찐 사람들도 비만, 특히 복부비만을 조심해야 한다.

4. 우량아가 언제나 좋은 것은 아니다

요즘 초등학교 교실을 가보면 어른 못지않은 커다란 덩치의 어린이
들을 쉽게 볼 수 있다. 최근 식생활이 개선되고 식단이 서구화되면서
소아비만이 급격하게 증가하는 추세에 있다. 소아비만은 세포의 크기
가 커지는 성인의 비만과는 달리 지방 세포의 수와 크기가 모두 증가하
게 되는데 그 세포의 수가 3배에 달하게 된다.

좀더 전문적으로 설명하면 지방 세포 수는 임신 30주 후부터 생후 1
세까지 급속하게 증가하고 그 후에는 조금씩 증가한다. 반면에 지방

세포의 크기는 생후 6세까지 급속하게 커지고 그 이후는 서서히 커지게 된다. 그런데 비만으로 인해 증가한 지방 세포 수는 치료로 감소되지는 않고 세포의 크기만이 작아진다. 즉, 살이 빠졌다고 하는 것은 지방 세포의 크기가 작아졌다는 것이지 지방 세포의 수가 줄었다는 것은 아니다. 성인이 된 후에 살이 찌는 것은 지방 세포의 수는 그대로면서 지방 세포만 팽창한 것이므로 비만을 치료하게 되면 비만세포는 정상으로 돌아간다. 그러나 소아기에 비만이 된 경우는 지방 세포의 수가 늘어난 것이기 때문에 어른이 되어도 숫자가 줄어들지 않는다. 그러므로 어릴 때 뚱뚱했다면 그중 70%는 어른이 되어서도 살찌기가 쉬운 것이다. 이는 성인에서나 볼 수 있는 고혈압, 당뇨병은 물론 콜레스테롤이나 지방질이 많이 끼어 생기는 동맥경화의 주요 원인인 고지혈증과 지방간 등 다른 합병증을 유발하고 성인이 되어 각종 성인병의 원인이 된다는 의미다.

잘 못 먹고 치료약도 별로 없던 과거에는 40~50%의 영아 사망률을 보였다. 이러한 시기에는 뚱뚱한 우량아가 우대를 받았다. 그러나 영유아 시기의 비만은 비만세포 수를 증가시키기 때문에 성인비만으로 이어진다. 특히 2세 이후까지 비만이 이어지는 우량아는 각별한 체중 관리가 필요하다.

5. 엄마, 아빠가 비만이면 아이도 비만

소아비만이란 보통 유아기에서 사춘기까지의 비만으로 키에 비해 몸무게가 20% 이상 많이 나가는 경우를 말한다. 소아비만 원인은 성인의 비만과 마찬가지로 영양학적, 정신적, 가족적 요인 등 복합적인데, 그 중에서도 부모가 비만할 경우 아이들이 비만할 확률이 가장 크다. 양부모가 정상 체중일 경우 10%, 한쪽 부모가 비만인 경우 50%, 부모 모두가 비만인 경우는 80%가 비만이 된다. 물론 유전적인 요소도 있겠지만 그보다 더 중요한 것은 부모가 가지고 있는 식생활의 문제가 그대로 자녀에게 적용되어 비만이 되는 경우도 많다. 엄마, 아빠의 바람직하지

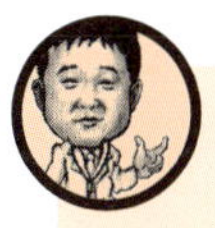

아이를 비만으로 만드는 생활 습관

- 아빠가 퇴근길에 자주 피자나 케이크 등을 사들고 들어간다.
- 사흘에 한 번꼴로 음식을 시킨다.
- 1주일에 한 번 이상 외식을 한다.
- 쇼핑을 할 때마다 외식을 한다.
- 식사 시간이 일정하지 않다.
- 빨리 먹으라고 재촉한다.
- 아이와 함께 누워 과자를 먹기도 한다.
- 장바구니에 항상 과자가 들어 있다.
- 밤참을 자주 먹는 편이다.
- 휴일에 함께 운동을 하기보다는 누워서 TV를 본다.

못한 식습관, 생활 습관이 아이에게도 자연스레 몸에 배게 되는 것이다. 최근에는 생활환경의 변화로 뛰어노는 시간보다 전자 오락이나 TV를 보는 시간이 더 많아 아이들의 운동량이 줄어들고, 패스트푸드나 육류 등 열량이 높은 음식 섭취가 늘어나는 것도 소아비만이 증가하는 요인 중 하나인데 이 또한 부모의 영향이 크다. 이는 부모가 이러한 생활 패턴과 식습관을 가지고 있는 경우도 많다.

소아비만은 1세 이전의 영아기, 5세 전후 및 청소년기에 발병하기 쉬우므로 이 시기에는 각별한 주의가 요구되는데 부모들은 자녀들이 많이 먹어야 마음을 놓으며, 자녀들에게 먹을 것을 주면서 사랑을 주는 것과 같은 착각에 빠지고, 그것을 먹고 또 달라는 자녀들을 흡족한 마음으로 바라보며 내가 자식들에게 많은 것을 베풀고 있구나 하는 느낌을 가지게 되는 것이다. 이런 경향은 직장에 다니는 엄마인 경우 더 농후한데, 즉 모자라는 부분을 먹이는 것으로 메우려하는데, 부모가 만족을 느끼는 동안 아이의 위장은 점점 늘어나게 된다. 할머니나 할아버지가 계시는 경우는 더 복잡해지기도 하는데 먹고살기 힘든 시절을 보내신 분들은 마른 것을 병으로 여기고 뚱뚱한 것을 건강한 것으로 여기는 경우가 많다. 치료를 하다 보면 처음에는 협조적이던 부모가 많이 먹던 아이들의 이미지에 고정되어 있어 적당히 먹는 것을 방해하는 걸림돌이 되는 경우도 많다. 물론 소아비만 다이어트에서도 운동이 가장 중요한 것이지만 먹는 음식량이 조절되지 않고는 운동만으로 체중을 감량하기는 실제로 어렵다. 먹는 것이 흔한 요즘 같은 시대에 아이스크림 하나 먹기는 너무 쉬워도 그것을 분해하기 위해 30분 걷는 일은 쉽지가 않기 때문이다. 적당히 먹는 습관은 아이만의 몫이 아니라 엄마, 아빠가 함께 바꿔 나가야 하는 것이다. 당연히 비만 탈출은 부모와 같이 해야 한다.

▶ 우리 엄마가 나를 살찌게 한다?

자신의 소중한 아이가 비만인 것을 좋아하는 엄마는 없다. 그러나 상담을 하다 보면 정말 비만아는 엄마가 만든다는 생각을 하지 않을 수 없다. 비만이 된 데는 여러 가지 원인이 있겠지만 가장 주된 원인 중 하나가 먹는 것이다. 즉, 살찌는 음식을 먹거나 살찌기 쉬운 식사 습관을 가지고 있다는 뜻이다. 비만아의 특징은 편식하고 좋아하는 음식을 과식하며 그리고 정해진 시간 없이 음식이 있으면 시시때때로 먹는 것이다.

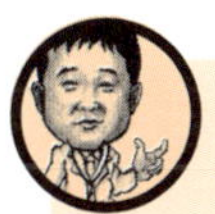

자녀를 비만아로 만드는 엄마의 요리법

- 조림보다 볶음 또는 튀김 요리를 자주 한다.
- 식단을 짤 때는 아이들이 좋아하는 음식이 우선이다.
- 생선보다는 육류가 주종이다.
- 저녁때는 반찬이 많지만 아침이나 점심은 간단하다.
- 프라이팬 하나로 거의 모든 요리를 다 만든다.
- 음식이 짠 편이다.
- 패스트푸드나 간단한 일품요리로 식사를 해결한다.

Chapter 3

비만을
정확히
진단해야 한다

3

비만을 정확히 진단해야 한다

비만이 아닌 아이가 비만이라고 생각해서 다이어트라도 하게 되면 성장에 지장을 준다. 자신이 비만인지 아닌지부터 정확히 판단하는 것은 잘못된 체중 감량을 시도하지 않기 위해서다. 또 비만의 정도에 따라 대처가 달라지므로 비만을 확실하게 알아내는 것이 중요하다.

1. 증가 추세인 소아비만

비만은 섭취 칼로리가 소비 칼로리보다 많아서 지방으로 체내에 축적되는 현상을 말한다. 같은 연령, 성별, 같은 신장을 가진 다른 아이들에 비해서 표준 체중이 20% 이상 더 나가면 비만증이라고 한다. 이처럼 단순하게 체중과 신장을 가지고 비만을 측정하기도 하지만 피지하 지방의 두께를 측정하는 방법도 있다. 이 중 어떤 방법을 사용하든 간에 비만을 정의하기 위해서는 그 방법으로 측정된 정상적인 자료가 있어야 한다. 그러나 아직 우리나라에는 이 같은 정상 자료가 없는 실정이다.

키와 체중을 나눈 백분위 중 20~30%는 경도 비만, 30~50%는 중등도 비만, 50% 이상은 고도 비만으로 분류한다. 중등도 이상의 심한 비만아들은 고지혈증, 고혈압, 지방간, 당뇨병 같은 합병증을 동반하는 경우가 많으며 대부분 성인비만으로 이행한다. 최근 식생활의 서구화와 가정생활, 사회생활의 급격한 변화, 걷기보단 차 타는 것을 선호하는 현상 등 생활양식이 편리해짐에 따라 에너지 소비량이 감소하여 소아비만(childhood obesity)이 급격하게 증가하고 있으며 이에 따라 사회에서 갖는 관심이 증가하고 있다.

많은 조사에서 소아비만 인구는 10~15% 정도라고 보고되고 있으나, 서울 일부 지역에서 15세 미만의 소아 인구 중 25%가 비만이라는 보고가 있을 정도로 소아비만이 증가하고 있는 실정이다.(대한임상영양의학회, 2002)

2. 소아비만의 진단 기준

▶ 체질량지수(Body Mass Index, BMI : kg/m²)

최근에는 비만을 판단할 때 비만도보다 체질량지수가 더욱 신빙성 있는 것으로 간주되고 있다. 몸은 말랐어도 체질량지수가 높으면 비만인 것으로 간주해서 체질의 변화를 꾀하도록 권하기도 한다. 흔히 체중 감량의 최종 목표를 체질량지수 85백분위수 이하를 유지하는 것으로 잡는다. 체질량지수 95백분위수를 기준으로 이상과 이하에 대해 다르게 대처한다.

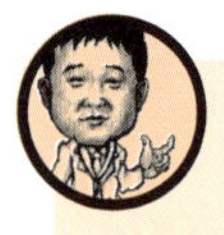

▶ 표준 체중에 의한 비만도

성, 연령, 신장별 체중 50백분위수를 표준 체중으로 비만도를 계산하여 20% 이상을 비만으로 정의하였고, 이 중에서 20~30%는 경도 비만, 30~50%는 중등도 비만, 50% 이상은 고도 비만으로 분류한다. (신장별 표준 체중은 153~154쪽 참고)

비만도(%) = (실측 체중 − 신장별 표준 체중) / 신장별 표준 체중×100

▶ 체질량지수

체질량지수(Body Mass Index, BMI : kg/㎡)는 체중(kg)을 신장(m)의 제곱으로 나눈 수치다. 성별, 연령별로 비교해서 85~94백분위수이면 비만 위험군으로 분류하고, 95백분위수 이상이면 비만으로 분류한다. 체지방량과 밀접한 관계가 있고, 비만의 이차적인 합병증을 나타내는 혈압, 지질, 혈청 지질단백치, 사망률과 밀접한 상관관계가 있으므로 체질량지수를 비만의 정도를 판단하는 데 주로 이용한다.

▶ 피부 두께

삼두박근과 견갑골 하부의 피부 두께가 성별, 연령별로 비교하여 95백분위수 이상일 때 비만이다. 피부 두께는 근육과 뼈가 증가하는 과체중과 비만을 감별하는 데 도움을 준다.

피하지방 측정기로 피부 두께를 측정하여 남자는 18.6mm 이상, 여자는 25.1mm 이상일 때로 정의한다.

▶ 신장별 체중

성, 신장별로 비교한 체중이 95백분위수 이상이면 비만이다.

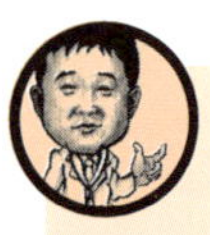

소아비만을 판정하는 평가 검사

① 체중, 신장, 체지방량과 분포도
② 혈중 중성지방량과 콜레스테롤
③ 간 기능 검사, 혈당 검사, 지방호르몬 검사
④ '뚱뚱이/날씬이 습관 판정표'(7장 참고)를 통한 평소 생활 습관의 문제점 분석
⑤ 평상시 식단과 식습관의 문제점 분석

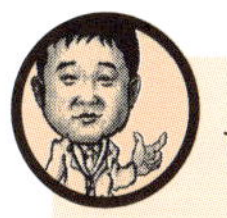

비만의 측정 진단 처방

① 기초 병력 체크
② 허약평가지 작성(소아)
③ 키, 몸무게 측정
④ 체성분 검사(인바디)
⑤ 비만 부위 측정(복부, 허벅지, 팔 둘레 등)
⑥ 체질 판단 및 원인 파악

① 체질량지수(BMI)가 성별과 연령에 비교하여 95백분위수 이상인 경우

합병증이 있는지 정확한 진찰과 선별 검사를 실시하여야 한다. 합병증인 지방간 유무(혈청 간 기능 수치), 이상지질혈증(혈청 콜레스테롤, 중성지방, HDL 콜레스테롤, LDL 콜레스테롤), 고혈압(혈압, 심전도), 당뇨병(공복 혈당, HbA1c), 소변 검사를 하고 심한 고도 비만아는 폐기능 검사를 실시한다. 7세 이상과 고혈압, 고지혈증, 당뇨병 등 합병증을 동반한 7세 미만의 아이는 체중 감량이 필수다. 그러나 합병증이 없는 7세 미만의 비만아는 현재의 체중을 유지한다.

② 체질량지수(BMI)가 85~94백분위수에 해당하는 경우

다음과 같은 합병증이 있으면 치료 및 관리가 필요하다. 모든 항목이 음성이면 치료가 필요 없고, 1년에 한 번 정기 검진을 받는 것으로 충분하다.

그림 1. 한국 남아의 BMI 곡선

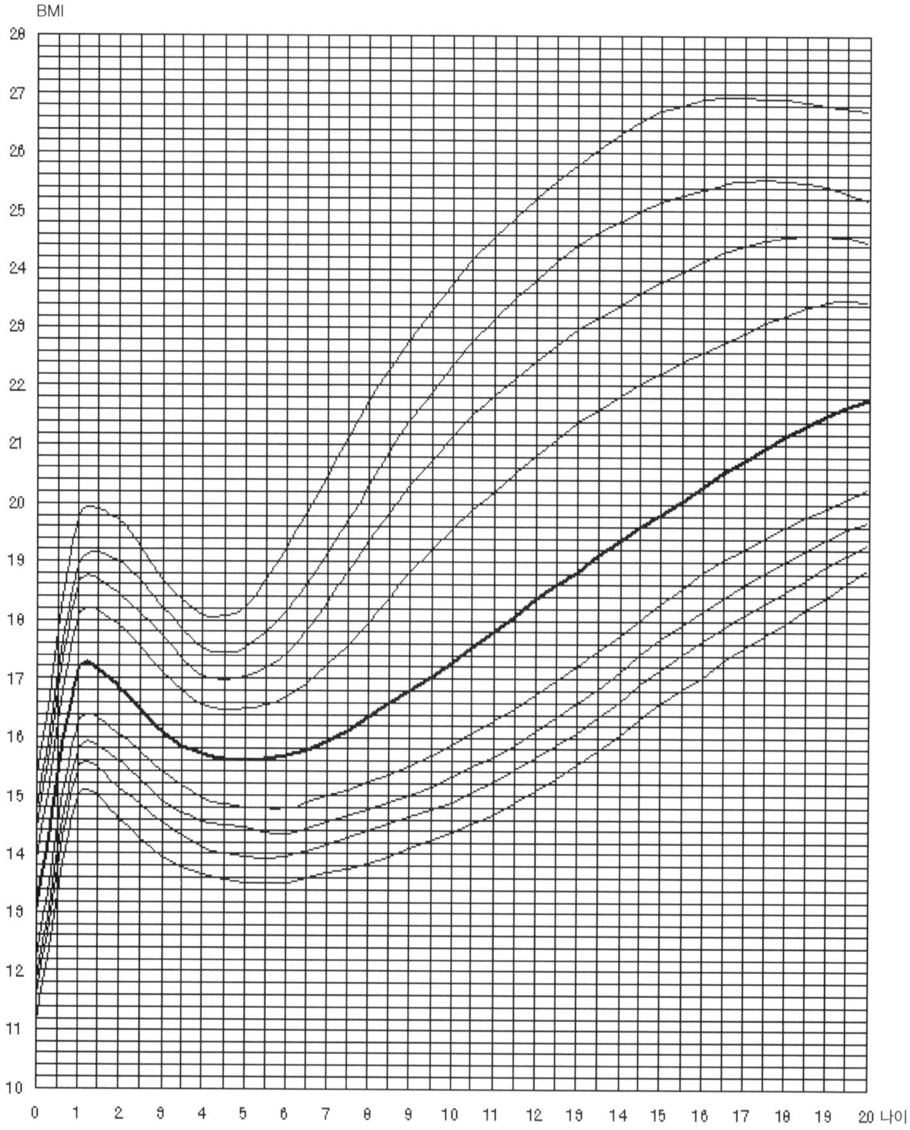

BMI
나이

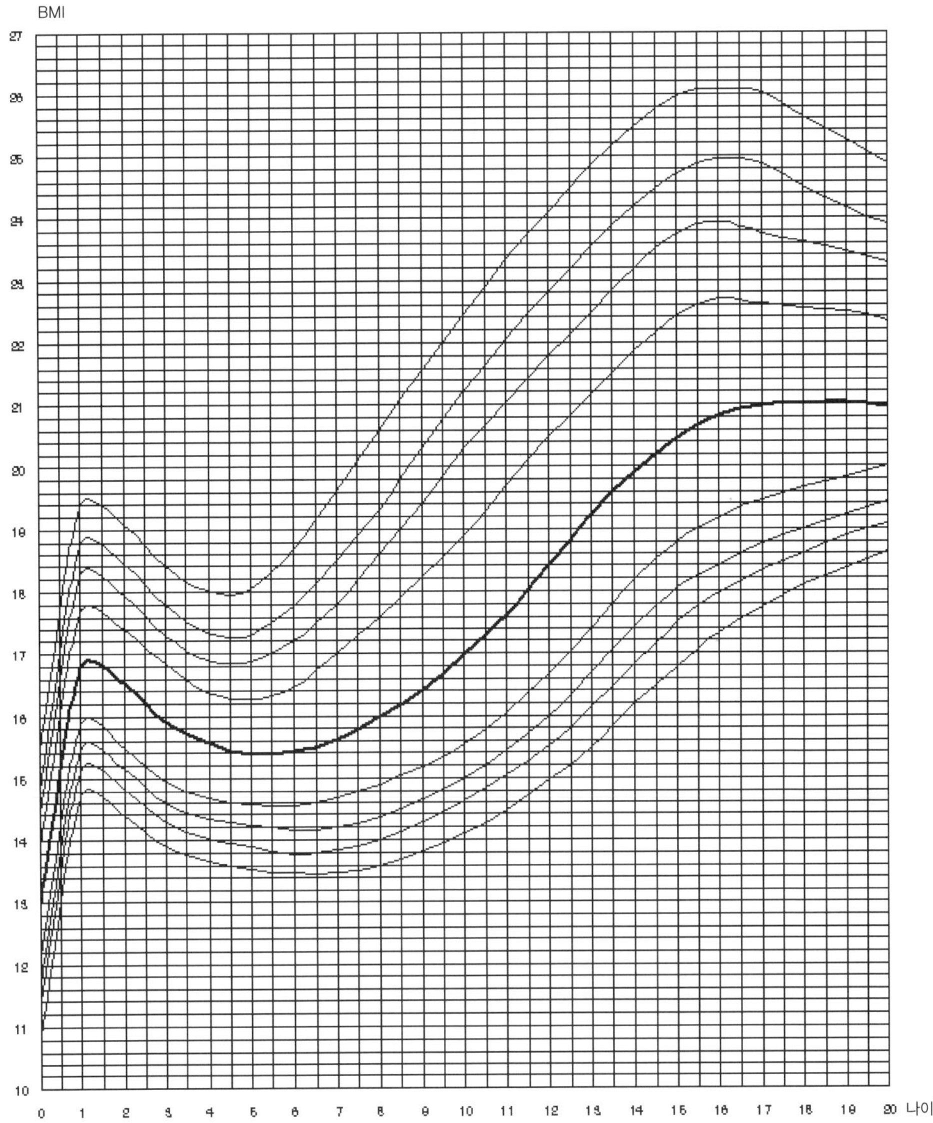

BMI
27
26
25
24
23
22
21
20
19
18
17
16
15
14
13
12
11
10
0 1 2 3 4 5 6 7 8 9 10 11 12 13 14 15 16 17 18 19 20 나이

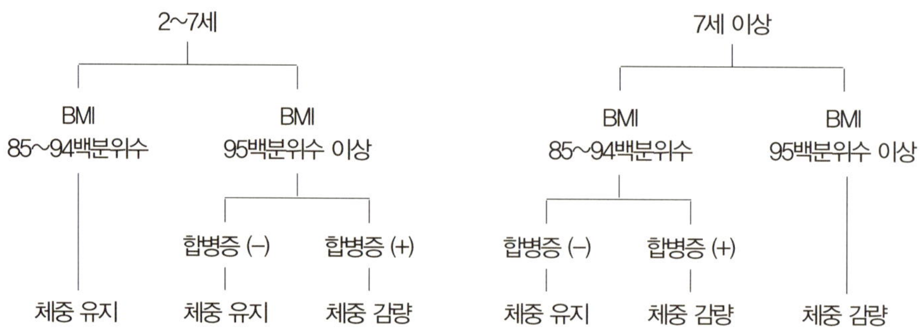

단, 2세 이하 비만아에서 치료가 필요한 경우와 고혈압, 고지혈증, 인슐린 내성, 가성 뇌종양, 수면 무호흡 증후군, 폐포저환기증후군, 정형 외과적 문제 등의 비만 합병증을 동반한 경우에는 소아비만 전문의의 치료를 받아야 한다.

㉠ 심혈관 질환, 총 콜레스테롤치 상승, 당뇨병, 비만의 가족력

㉡ 고혈압

㉢ 총 콜레스테롤치 200mg/dl 이상 상승

㉣ 체질량지수의 1년 증가폭이 클 때 : 1년에 3~4 이상 증가

㉤ 과체중과 비만에 대한 염려가 있을 때(정서적, 심리적인 불안감)

3. 다양한 비만의 형태들

▶ 뚱뚱해도 정상인 아이

필자의 선배 아들인 P군은 키가 147cm에 몸무게가 50kg이다. 언뜻

보기에 비만처럼 보이고, 실제로 친구들은 P군을 뚱뚱이라고 놀린다. P군은 아이스하키를 하고 있었는데 민첩성이나 순발력이 매우 좋아 보였고 실제로 운동도 잘한다. 그런데 체지방을 분석해 보니 체지방률은 75%(체지방률은 표준 체중의 90~110%가 정상) 밖에 안 되었고, 근육량이 정상인보다 높게 측정되었다. 필자는 선배에게 절대로 비만이 아니니 걱정하지 말고 운동이나 더 열심히 시키라고 말해 주었다.

비만의 진단 방법에는 약 40여 가지가 있다. 정확한 진단을 위해 전체 지방을 직접 측정해야 하지만 특수한 기계 장치가 필요하므로, 간편한 방법으로 남녀별 신장에 따른 표준 체중표와 체격지수를 많이 사용한다. 그러나 표중 체중법은 지방량을 정확히 측정, 평가할 수 없으므로 단지 선별 검사에만 이용한다.

성장을 이루는 아동기에는 비만을 정의하는 명확한 기준을 찾기가 어렵다. 체중을 기준으로 하는 경우에는 같은 연령, 같은 성, 같은 신장의 아이들과 비교해 표준 체중보다 20% 이상 더 나갈 때 비만증이라고 한다. 때로는 골격이 크고 근육 조직이 풍부해서 체중이 많이 나갈 수도 있는데 이런 경우를 비만으로 오진해서는 안 된다. 제지방 체중(lean body weight)만 높고 지방의 축적 없이 체격만 큰 아이와 지방이 축적된 비만아를 구별하기는 힘들다. 따라서 소아비만은 골격이 크고 근육 조직이 풍부해서 체중이 많이 나갈 수도 있으므로 단순히 체중만으로 판단할 것이 아니라 치료 이전에 전문의와의 상담이 필요하다. P군의 경우에도 체중은 나가지만 근육량이 많기 때문에 절대 비만이 아닌 것이다.

▶ 말라 보여도 체지방이 많다

먼 친척 조카인 N양은 9세인데 키가 123cm에 몸무게가 24kg이다. N 양은 운동을 싫어하고 집에서 책읽기와 컴퓨터 게임을 즐거한다고 한다. 얼굴이 작아 날씬해 보였지만 팔과 다리를 보니 여간 통통한 게 아니었다. 특히 배도 상당히 나와 있었다. 필자는 N양이 비만일 가능성이 높으니 운동을 좀 많이 시키라고 충고를 해주었다. N양의 엄마는 펄쩍 뛰면서 무슨 비만이냐고 오히려 필자를 원망스런 눈초리로 쳐다보았다. 이후 필자 병원을 방문해 체지방을 측정해 보니 역시나 체지방률이 102%나 되었다.

얼굴이 작아 체격이 조그마해 보이는 아이나, 어릴 때 많이 먹지 못했거나 운동을 안 해서 근육이 발달하지 못한 경우에는 체지방이 많을 수가 있다. 소아기 때부터 성인으로 성장해 나가는 동안 근골격이 커져야 하는데 체지방이 많아지면 성장하는 데 좋지 않으며, 운동 능력도 적어진다. N양은 체지방이 많은 전형적 타입으로, 운동을 지속해서 근육량을 늘리는 것이 절대적으로 필요한 아이다.

▶ 체형보다는 체력이 우선이다

12세 된 B군은 키가 143cm에 몸무게가 48kg이다. B군의 엄마는 비만한 아들이 자꾸 놀림을 받는다고 걱정하며 필자에게 상담을 요청하였다. B군은 체력이 많이 떨어진 상태였다. 달리기나 윗몸 일으키기, 철봉 등 학교에서 하는 체육을 제대로 하지 못했다.

성장기에는 몸무게나 체지방량에 관계없이 체력이 제일 중요하다.

또한 체력 보강을 하다 보면 자연히 몸무게도 정상적으로 돌아오는 경우가 많다. 그러나 부모들은 외형적으로 보이는 체형에 관심이 많은 것 같다. 우리나라는 실제로 지난 10년간 아이들의 키와 몸무게는 많이 늘어났지만, 체력은 오히려 많이 나빠졌다는 보고가 많다. 외모지상주의가 판을 치면서 체력을 무시하는 데서 나온 현상으로 아주 잘못된 생각이다. 실제로 TV나 영화에서도 툭 치면 쓰러질 것 같은 연약한 남녀 연예인이 인기를 끄는 데 대해 우려를 하지 않을 수 없다.

필자는 B군의 경우에도 체중 감량을 위한 절제된 식사보다 오히려 고단백 식사와 더불어 체력 강화가 급선무라고 생각하고 운동 처방을 집중적으로 해주었다.

▶ 비만 때문에 영양실조가 생긴다

14세인 C양은 키가 156cm에 몸무게가 63kg인데 비만 치료를 위해 필자를 찾아왔다. 그녀는 살이 쪘다는 것 외에도 전신 무력감과 어지러움증을 호소하였다. 기본적인 검사를 한 결과 놀랍게도 뚱뚱하지만 오히려 영양실조로 판명되었다. 빈혈도 심했고 단백질이나 알부민 수치도 많이 떨어져 있었다.

우리 몸의 세포는 물을 제외하면 대부분 단백질로 되어 있는데, 이것은 우리 몸에서 팔 다리의 근육, 위장, 심장, 간장과 혈액, 각종 효소, 호르몬, 항체, 체액과 산·염기 균형 유지 등 중요한 기능을 담당하는 없어서는 안 될 필수 영양소다.

이렇게 중요한 단백질을 보충할 수 있는 방법은 음식물 섭취다. 음식으로 공급된 단백질은 이용되고 남는 부분이 소변으로 배설되어 버리기 때문에 매일 1끼는 고기, 생선, 콩 등 양질의 단백질을 섭취해 줘야 한다.

　C양의 경우 살을 빼기 위해 고기 등을 거의 섭취하지 않았다. 고기에 들어 있는 철분이 빈혈을 예방하는 데 매우 중요한데 육류를 거의 먹지 않았기 때문에 빈혈이 심하게 생겼다. 단백질 부족으로 알부민 수치도 심하게 저하되어 있었다. 그러나 더욱 문제가 된 것은 고기를 안 먹었지만 살은 거의 빠지지 않았다는 것이다. 이것은 우리나라 사람들이 주로 살찌는 이유는 밥과 과일 등의 과다한 탄수화물 섭취 때문이기에, 고기를 안 먹어봤자 실제 비만 치료에는 별다른 영향을 미치지 못한다는 것을 뜻한다.

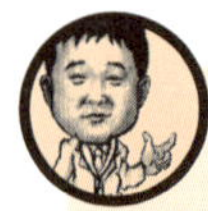

우리 몸에 중요한 단백질

단백질을 구성하고 있는 아미노산은 약 20가지다. 이 중 인체에서 합성하지 못하는 8가지의 아미노산을 필수 아미노산이라고 하며 반드시 식사로 섭취해야 한다. 단백질이 영양학적으로 질이 좋다는 것은 우리 몸에 필요한 필수 아미노산이 모두 고르게 충분히 들어 있기 때문이다. 필수 아미노산이 한 가지만 없더라도 체내의 단백질 합성이 안 되어 우리의 건강에 미치는 영향은 대단히 크다.

비만을 치료한다고 그렇지 않아도 부족한 단백질을 줄이면 건강은 오히려 더 나빠진다. 과도한 탄수화물 섭취와 운동 부족이 비만의 원인이지, 고기를 많이 먹는다고 비만이 생기는 것은 아니다.

단백질을 손쉽게 보강하며 곡류만으로 부족할 수 있는 아미노산을 섭취하기 위해서 곡류와 두류의 혼식 또는 곡류와 동물성 식품을 섭취하면 된다. 그러나 동물성 단백질이 우리 몸에 좋다고 해서 너무 많이 먹으면 경제적으로도 손해(고기 1kg 생산에 7kg의 곡물 사료 소요)일 뿐만 아니라 통풍이나, 골다공증이 오기 쉽다. 또한 당뇨병 환자에서는 신장 합병증을 일으키고, 육류, 계란 등에는 포화지방산과 콜레스테롤이 많이 들어 있기 때문에 동맥경화증(심장병, 중풍)의 원인이 된다.

이처럼 단백질과 지방은 적게 먹어도 안 되지만 많이 먹어도 문제다. 그러나 우리나라의 전통적인 식생활 구조로 볼 때 오히려 단백질은 부족한 상태임을 명심해야 한다.

Chapter 4

비만치료에도 원칙이 있다

4

비만 치료에도 원칙이 있다

성장기 아이들은 잘못된 다이어트로 성장에 지장을 받을 수 있다. 성인과 달리 소아비만인 경우, 가급적 운동과 행동을 수정함으로써 비만을 치료해야 한다. 여기에 식이요법이 적절히 배합되어야 한다. 아이와 어른은 다르므로 잘못된 다이어트 상식으로 체중 감량에 도전하는 일이 없어야 한다.

1. 어른과 아이는 다르다

소아비만은 성인이 되어서도 비만이 될 예상 확률이 80~85% 이상이 되므로 적극적인 치료 대상이 된다. 치료를 시작하기 전에는 기본적인 검사와 합병증에 대한 검사를 해야 한다.

아이들에게 쉽게 올 수 있는 요요현상 때문에 장기간에 걸친 체중감량요법을 시행해야 하는데, 가장 기본이 되는 것이 식이요법이다.

소아는 성장 비율에 따라 열량 및 영양소 필요량이 달라진다. 그러므로 무리한 다이어트보다는 잘못된 식사량의 조절과 잘못된 식사 습관을 교정하는 것이 중요하다. 특히, 3대 영양소를 골고루 섭취해야 하며, 비타민 D를 비롯한 여러 미네랄과 필수 영양소가 결핍되지 않도록 해야 한다.

식이요법 못지않게 중요한 것이 운동요법이다. 성인과 마찬가지로 최대 활동량의 50~60%를 사용하는 저강도 운동을 하여 운동시 체지방을 사용하도록 해야 한다. 아이들이 좋아하는 운동을 찾아서 하거나 생활 속에서 자꾸 활동량을 늘리도록 한다. 이때 가장 중요한 것은 운동 전후에 음료수와 음식 섭취를 제한해야 한다는 것이다.

소아비만증에 대한 약물요법이나 지방흡입술을 비롯한 수술요법은 원칙적으로 사용하지 않는다. 사용한다면 청소년 말기의 고도 비만일 때 제한적으로 사용한다. 그러나 어린아이들은 과도한 비만세포 때문에 성장호르몬이 억제되는 경우가 많다. 그래서 지방 분해와 근육량을 키워주면서 성장을 도와주는 성장호르몬 보충요법은 제한적으로 사용해 볼 수 있을 것으로 생각한다.

2. 원인을 정확히 파악해야 비만을 치료할 수 있다

초등학교 5학년인 K양은 키가 146cm에 몸무게가 54kg이다. 평소에 많이 먹지도 않는데 살이 계속 찌고 운동을 해도 체중이 줄지 않아서 엄마와 같이 필자를 방문하였다. 이와 같은 경우 무엇이 살찌게 했는지를 파악하는 것이 무엇보다도 중요하다.

잘못된 식습관이 원인인지, 운동 부족이 원인인지, 체내 대사의 이상이 원인인지를 잘 파악하여 계획을 세워야 한다. 즉, 잘못된 식습관, 생활 습관의 문제 여부를 조사해야 한다. 비만인 아이들을 보면 잘못된 식습관 등 나쁜 생활 습관에 젖어 있는 경우가 많다. 폭식, 과식, 인스턴트 음식 선호, 잦은 외식, 음료수 선호, 걷기 싫어함, 움직이기 싫어함, 비뚤어진 자세, 늦은 취침, 늦은 기상 등의 나쁜 습관이 있는지를 알아보아야 한다.

K양은 체중 감량을 하려는 의지가 있어 먹는 양을 스스로 줄이고 있었으나 의지가 약해서 자주 폭식을 하는 것이 가장 큰 문제로 나타났다. 안 먹을 때는 먹는 양이 많이 줄다가도, 어느 순간 살을 빼려는 의지가 무너질 때면 폭식을 하는 것이었다. 폭식은 엄마가 알지 못하는 방과 후에 일어났으므로 가족들은 살이 안 빠지는 이유를 알 수가 없었다.

이때는 먼저 살을 급격히 빼려는 욕심을 버리도록 설득하고, 완만한 체중 감소를 할 수 있도록 도와줘야 한다. 즉, 급격한 체중의 감량만을 목표로 살을 빼서는 안 된다는 것을 이해시켜야 한다. 급격한 체중 감소는 성장에 해가 될 수 있으므로 영양 상태, 발육 상태를 관찰하여 완만한 체중의 감소, 키 키우기에 목표를 두고, 건강한 살빼기, 자기의 표준 체중에 맞는 살빼기를 해야 한다. 성장기 아이들의 과도한 살빼기는 후유증을 동반한다는 것을 명심하자.

둘째로 생각의 변화를 가져오도록 한다. 스트레스, 부정적 사고방식, 질투, 욕심 등의 생각을 변화시켜야 한다.

셋째로 소아비만의 대책으로 중요한 것은 교육과 계몽이다. 아이들을 교육하는 것도 중요하지만, 그 아이를 양육하고 있는 부모를 교육하는 것도 그에 못지않게 중요하다. 사실 부모들이 아이를 살찌우고 있는 경우를 많이 보게 된다. 부모가 아이를 위한 식단을 준비할 때 식단에 대한 상식이 있어야 한다. 열량, 탄수화물, 지방은 낮추고, 단백질, 식이 섬유, 비타민, 무기질이 풍부한 것으로 구성하면서도 아이들이 좋

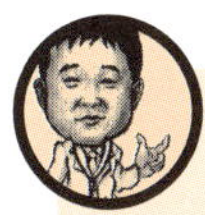

소아비만 치료의 포인트!

▶ 급격한 살빼기는 금지!

한창 자라는 아이들의 소아비만 치료는 이미 성장이 끝난 성인의 치료와 같을 수 없다. 무리한 칼로리 제한은 성장에 해가 될 수 있기 때문이다. 따라서 소아비만의 치료는 충분한 시간과 노력이 필요한 과정이며, 비례해서 그만큼 보람과 효과도 크다.

▶ 체중 변화보다 더 중요한 것!!

소아비만에서는 저울의 눈금은 중요하지 않다. 아이들은 계속 자라나기 때문이다. 따라서 살만 빠져서 눈금이 내려가는 것보다는 키는 쑥쑥 자라고 일정 수준이 될 때까지 체중이 유지된다면 아이의 몸에서는 좋은 변화가 일어나고 있는 것이다. 살도 빼고 키도 큰다면 이보다 더 좋을 순 없다.

▶ 다시는 살찌지 않도록!!

"세 살적 버릇이 여든까지 간다."는 말이 있다. 지속적인 교육과 상담으로 좋은 식습관과 운동을 생활화하면 평생을 건강하고 날씬하게 보낼 수 있다. 주위의 시선 때문에 주눅들어 있는 아이에게 살 뺀다는 강박관념보다는 바른 생활 습관을 학습한다는 자부심을 불어넣어 주어야 한다. 적극적이고 활발한 성격으로 바꿀 수 있는 좋은 기회다.

▶ 가족이 모두 바꿔, 바꿔!!!

부모가 양쪽 모두 비만인 경우 80%, 엄마가 비만인 경우 60%, 아빠가 비만인 경우 40%에서 비만아가 나타난다. 비만아의 가족을 살펴보면 부모도 그다지 건강하지 못한 경우가 많다. 소아비만의 치료는 아이의 가족, 특히 엄마의 역할이 중요하다. 함께 교육받고 함께 연습해야 하며, 이럴 때 아이도 훨씬 좋은 효과를 기대할 수 있고 덤으로 가족의 건강과 화목을 함께 얻을 수 있다.

아할 수 있는 풍미를 갖출 수 있도록 노력하는 것이 필요하다.

마지막으로는 놀이를 개발해야 한다. 아이들에게 운동을 강요하면 그것은 또 하나의 스트레스가 된다. 놀면서 동시에 운동이 될 수 있는 것을 시켜야 한다. 롤러블레이드, 킥보드, 자전거 타기, 수영 등은 아이들이 운동을 한다기보다는 논다는 생각으로 할 수 있기 때문에 좋다. 예전에는 아이들이 모여서 축구, 야구, 술래잡기, 치기 장난, 자치기 등의 놀이를 했는데 요즘은 그런 풍경을 보기가 어렵다. 그렇다면 부모들이라도 발벗고 나서서 아이들과 함께 놀아주어야 한다. 어린아이들이 비만에 걸리지 않으려면 무엇보다도 아이들이 적절히 먹고, 신나게 놀 수 있는 사회 문화적인 여건을 만드는 것이 가장 중요하다.

3. 살찌지 않게 하는 것이 가장 좋은 예방법이다

비만 예방의 첫째 조건은 비만이 될 수 있는 계기를 만들지 않아야 한다는 것이다. 먼저 가족 전체의 식생활 습관이 비만을 초래할 여지가 있는지 살펴야 한다. 일정한 양, 일정한 시간, 일정한 횟수를 고려하여 과식이나 영양의 초과 섭취를 막아주어야 한다.

어린아이의 식습관을 충분히 이해하여 식단을 작성하는 것도 한 가지 방법일 수 있다. 어린아이들은 언제나 충분한 운동을 할 수 있게 해야 한다. 실컷 움직이고 나서 잘 먹고 잘 소비하도록 해야 한다. 또 어떤 병에 걸렸다고 해서 무조건 운동을 제한하면 경우에 따라서는 비만이 되기도 한다. 어린아이들의 병은 올바르게 진단하여 적당한 처치를 해주어야 함도 잊지 말아야 한다. 정신적 스트레스에 따른 식습관의 혼란도 막아주어야 한다. 또 어릴 때부터 정기적으로 건강 진단을 실시하여 병을 조기에 발견, 치료하고자 하는 자세를 갖는 것도 예방을 위해 중요한 일이다. 소아비만의 예방을 위해 유의할 사항을 연령별로 보면 다음과 같다.

▶ 영아기

이 시기에는 모유의 영양을 섭취하도록 해주어야 한다. 인공 영양은 잘못하면 유아에 필요한 영양의 균형을 깨뜨릴 수 있기 때문이다. 또 부모가 비만할 경우는 아기에게도 위험인자가 있다고 생각하고 정기적으로 진단을 해줄 필요가 있다.

▶ 유아기

이 시기에 비만해지는 경우는 적지만, 식습관의 기초가 세워지는 시기이므로 비만 예방을 위해서는 가장 중요한 때다. 건강한 아이로 키우기 위해서라도 식습관이 올바르게 잡힐 수 있도록 해주어야 한다.

▶ 학령기

비만증의 조기 발견에 역점을 두어야 할 시기다. 체중과 신장의 비율에 의한 비만도에 관심을 가져야 한다. 특히 학교에서는 식습관에 대한 올바른 가치관을 가질 수 있도록 계몽 교육을 하는 것도 좋다.

심리적으로 불안정한 시기이므로 스트레스가 많이 쌓이지 않도록 유의해야 한다. 소년기부터 지속되고 있는 비만에 대응하는 것이 가장 주된 문제다.

4. 식사와 운동을 동시에 조절해야 치료가 가능하다

비만 치료가 성공하기 위해서는 칼로리 섭취를 줄이고 에너지 소비량을 증가시켜야 한다. 치료를 시작하기 전에 우선 아이와 가족들이 체중 조절 치료를 받을 준비가 되어 있는지 파악해야 한다. 그리고 병력 청취와 식사일지, 운동일지, 질문지를 통해 비만을 초래할 수 있는 식사와 생활 습관을 조사해야 한다.

소아비만 치료의 최종 목표는 비만도를 줄여서 표준 체중 전후로 유지하는 것이다. 경도 비만아는 체중을 유지만 해도 신장이 크면서 비만도가 정상이 되므로 너무 엄격한 식사 제한을 할 필요가 없다. 그러나 성장기가 끝난 아이들이나, 청소년, 비만도가 심할수록 성인비만으로 이행할 가능성이 크기 때문에 특히 중등도, 고도 비만아는 집중적으로 지속적인 치료를 받아야 한다.

소아비만의 치료 프로그램에는 식이요법, 운동요법, 행동요법, 교육 등이 있다. 식이요법이나 운동요법을 단독으로 시행하는 것보다 여러

가지를 적절히 섞은 병합요법이 더 효과가 좋다. 소아비만 치료의 성
공을 위해서는 경험 있는 다양한 전문가들, 즉 의사, 간호사, 영양사, 심
리학자, 사회 사업가 등의 상호 협력이 필수적이다.

5세 정도가 되면 아이들은 자발적으로 체중 감량 프로그램에 참여할
수 있다. 식사 조절, 운동, 행동요법 등 여러 가지 방법 중 무엇보다 중
요한 것은 아이를 둘러싸고 있는 환경, 특히 식습관, 생활 습관의 개선
이다. 단순한 식사 제한이나 운동만으로는 일시적인 효과밖에는 얻을
수 없기 때문이다.

▶ 식이요법

식사는 생활의 즐거움 중 하나이기 때문에 제한을 가한다는 것은 상
당히 어려운 일이다. 무조건 식사를 제한하기보다는 아이로 하여금 먹
은 만큼 쓰게 해야 한다. 부모는 새로운 요리법을 연구하여 아이들이
당질 섭취량을 줄이고, 지방과 단백질의 필요량을 충분히 섭취할 수 있
는 계획적이고 균형 잡힌 식사를 할 수 있도록 해야 한다. 그러나 식사
제한은 언제나 전문가의 지도를 받아 실시해야 하는데, 그렇지 않으면
특히 사춘기에는 오히려 다른 질병을 유발시키는 결과를 낳을 수 있다.

▶ 운동요법

운동요법도 식이요법과 마찬가지로 대단히 중요하지만 규칙적으로
실행하기가 상당히 어렵다. 수영, 등산, 어린이 에어로빅 등 아이에게
맞는, 아이가 좋아할 만한 유산소 운동을 찾아 저강도로 꾸준히 해주는

것이 무엇보다 중요하다. 그리고 운동을 하고 난 후 목이 마르거나 허기가 져서 주스나 과자 등을 먹게 될 가능성이 많아지는데 모처럼 소비한 에너지를 보충해 버려 운동의 효과가 떨어질 가능성이 높다는 것을 유의해야 한다.

▶ 행동요법

일정량의 규칙적인 운동도 좋지만, 비만을 초래하는 잘못된 식이 습관과 생활 습관을 교정하여 음식 섭취량을 줄이고 활동량과 운동량을 늘리는 행동요법도 중요하다. 어린아이들은 치료 후에 비만이 재발하는 경우가 많은데, 너무 갑자기 살을 빼서 그 후유증으로 더 비만해지는 요요현상이 나타나지 않도록 부모의 지대한 관심과 협력 속에서 아이가 인내심을 갖고 지속적으로 프로그램을 실행할 수 있도록 도와주어야 한다. 그리고 치료 프로그램은 아이의 연령과 발달 수준에 맞게 구성하도록 한다.

5. 비만도와 성장 곡선에 따른 비만아의 관리

비만한 아이들은 그 정도에 따라 다른 관리가 필요하다. 살이 많이 찐 아이와 그다지 찌지 않은 아이를 같은 식으로 치료할 수는 없다. 비만의 조짐이 보이는 아이라면 3개월 간격으로 체중과 신장을 측정하여 성장 곡선을 그려 조기 진단하여야 한다.

▶ 경도 비만 또는 최근 2년간 비만도의 증가가 10% 미만인 경우

현재의 체중을 유지하며 감량은 필요 없다. 키가 크면서 대부분 날씬해지므로, 비만도가 더 증가하지 않도록 주의하기만 하면 된다. 그러나 7세 이상은 합병증 검사를 해야 한다.

합병증이 없거나 7세 미만이라면 2~3개월에 1회씩 정기 검진을 실시하면 된다. 비만이 심해지는지, 식생활 습관의 개선과 운동을 실시하는지 확인해야 한다. 그러나 합병증이 있으면 1~2개월에 1회 정기 검진을 받아야 한다. 엄격한 관리는 필요 없으나, 바른 식생활과 운동을 하도록 지도한다.

▶ 중등도~고도 비만 또는 최근 2년간 비만도의 증가가 10% 미만인 경우

① 비만도 40% 미만으로 합병증이 없는 경우

1~2개월에 1회씩 정기 검진을 받는다. 합병증과 비만도를 조사하고, 비만도를 20%대로 낮추는 것을 목표로 하며, 감량은 대부분 필요 없다. 그러나 청소년 후기 비만에는 매월 1~2kg을 감량해야 한다.

② 비만도 50% 미만으로 합병증을 동반한 경우

월 1회 정기 검진을 실시하며, 매월 1~2kg 정도 감량을 해야 한다. 초기에는 경도 비만으로 호전되는 것을 목표로 잡지만 최종 목표는 비만도 20% 이내가 되는 것이다. 검사 소견이 개선되고 체중 조절에 자신감이 생기면 건강 진단을 2~3개월에 1회씩 실시한다. 최소 1년간은 치료를 받아야 한다. 검사 수치가 정상이 되고 체중이 조절되더라도 때때로 건강 진단을 받아야 하며, 비만이 호전되었는지 악화되었는지를 확인해야 한다.

③ 비만도 50% 이상으로 합병증을 동반한 경우

월 1회 정기 검진을 받고 매달 2~3kg 정도 감량을 해야 한다. 초기에는 중등도 비만이 되는 것을 목표로 한다. 목표가 너무 크면 처음부터 감량할 기분이 나지 않기 때문에 목표를 초기에는 낮게 잡고 감량의 성과가 오르면 목표도 조금씩 올려 잡아야 한다.

④ 비만도 100%에 가까운 심한 고도 비만과 당뇨병을 동반한 경우

가능한 한 입원 치료를 해야 한다. 퇴원 후에도 최소한 월 1회씩 건강 진단을 받아야 하며, 가능한 한 장기간에 걸쳐 지도를 계속 받아야 한다.

6. 체중계가 없어야 비만 치료가 성공한다

11세 된 Y양은 키 148cm에 몸무게는 53kg이다. Y양은 자신이 뚱뚱하다며 심한 콤플렉스에 빠져 다이어트를 매우 심하게 했다. 이를 걱정한 부모가 1년 전 필자에게 상담을 요청한 적이 있었다. 1년 후에 다시

필자 병원을 방문했을 때는 키가 5cm 정도 자란 상태였다. 한데 Y양이 심한 다이어트를 하지 않았다면 3~4cm는 더 자랄 수 있지 않았을까 하는 생각이 들었다.

소아비만을 치료하는 데 있어서는 저울의 눈금은 중요하지 않다. 아이들은 계속 자라나기 때문이다. 따라서 살만 빠져서 눈금이 내려가는 것보다는 키는 쑥쑥 자라고 일정 수준이 될 때까지 체중이 유지된다면 아이의 몸에서는 좋은 변화가 일어나고 있는 것이다. 살도 빼야 하지만 키도 커야 하기 때문이다.

금식을 하면 초기에 몸무게에 많은 변화가 온다. 금식을 하루 하면 당원(glycogen)이 분해되어 영양분(혈당)을 공급하게 된다. 당원은 간에 300~400g, 근육에 700~800g 정도를 평균적으로 저장하고 있는데 수분을 3~4배 함유하고 있다. 어린아이들도 흔히 심한 운동을 해서 땀을 빼고 나면 2~3kg이 빠졌다고 좋아하는데 이는 당원이 가수분해되면서 수분이 증발해서 빠진 것이지 지방이 빠진 것이 아니다.

씨름 선수가 경기 후에 몸무게가 3~4kg 빠진다는 것이나 육체 노동을 한 후에 얼굴이 핼쑥해지는 것 또한 당원이 분해되고 탈수가 돼서 온 현상이지 살이 빠진 것이 아니다. 그러므로 심한 운동이나 금식 후의 체중계의 변화는 아무런 의미가 없다. 체중에 민감한 사춘기에 심한 운동이나 금식은 몸만 상할 뿐임을 명심해야 한다.

금식 기간을 연장하더라도 지방은 변하지 않고 당원이 고갈된 후 근육이 분해되면서 영양분이 공급되는 데 대략 1주 정도가 걸린다. 우리 몸의 영양소는 탄수화물과 단백질이 4.1kcal/g의 열량을 내고 지방은

9.8kcal/g을 내기 때문에 탄수화물과 단백질이 영양소로 이용될 때에는 체중이 급격히 빠지지만 지방이 빠질 때에는 매우 더디게 빠지게 된다. 특히 지방은 수분을 거의 함유하고 있지 않기 때문에 지방 1kg이 빠지려면 9800kcal를 소비해야 한다.

그러나 운동량이 없이 앉아서 굶기만 하면 단백질은 60~70%가 빠지고 지방은 30~40%의 비율로 소비된다. 운동을 계속한다면 근육은 자극에 의해서 유지되기 때문에 근육 소실량을 많이 줄일 수 있으나 그래도 근육 30~40%에 지방이 60~70% 비율로 빠지게 된다. 따라서 지방이 빠지는 유산소 운동을 하면 체중은 더디게 빠지지만 실제로는 제대로 된 다이어트를 진행하는 것이다. 따라서 체중계를 보지 말고 다이어트를 해야 제대로 된 체중 감량이 된다.

금식 1주일이 지나면 체중 감소 속도가 매우 더디게 되면서 몸에서는 생명의 위험 신호로 먹어야 된다는 신호가 매우 강하게 나오게 된다. 비만 치료의 포기 시기는 대부분 3~4주 때 발생한다. 3~4주에 금식을 포기할 때, 이미 몸은 기초대사율을 마치 동면하는 동물처럼 극히 낮게 저장해서 칼로리 소모를 최소화한 상태다. 또 들어오는 영양분은 최대한 저장하기 위해 효율이 가장 좋은 지방으로 변화시킨다. 그러므로 갑작스럽게 체중 감량을 했을 때 실제로 빠진 것은 근육이고, 다시 체중이 늘 때는 대부분 지방으로 체중이 증가한다. 체중을 빼는 것만이 절대 중요한 것은 아니다. 성장기에는 성장을 할 수 있어야 하고 실제로는 지방이 빠져야 한다.

7. 연령별 비만 치료 원칙

▶ 영아기

생후 5개월 된 남자 아기의 체중이 벌써 8kg이나 된다고 비만이 아니냐고 걱정하는 엄마가 있었다. 출생시 체중이 4kg 정도였고 먹성이 좋아 계속 많이 먹였는데 우유나 이유식을 달라는 대로 주어도 되느냐고 물어왔다. 필자는 돌이 될 때까지는 지켜보자고 대답하였다.

영아의 비만은 크게 걱정할 필요는 없다. 물론 누가 보더라도 이상하다 할 정도의 비만이거나, 신장의 발육이 부진함에도 살이 쪄 있으면 의학적인 검사를 받아보아야 하지만 식사 제한은 하지 말고 그대로 두고 보는 것이 좋다. 실제로 6개월까지는 살이 많이 쪄도 8~9개월 이후에는 체중 증가가 눈에 띄게 낮아지고 대부분 돌이 되면 표준 체형을 갖는 경우가 많다. 실제 연구 발표된 논문에서도 출생시 체중이나 1세 이하 때의 비만도가 성인비만으로 이어지는 확률은 높지 않은 것으로 보고되고 있다. 그러나 너무 살이 찌면 비만세포의 수가 늘어나고 그 크기도 커져 소아비만으로 진행될 우려는 있다. 때문에 우유나 이유식은 표준량 정도로만 주려고 노력해야 하며 이후 지속적인 관심을 갖는 것이 필요하다.

▶ 2~6세

5세 된 남자아이인데 키 103cm에 몸무게가 22kg이었다. 유치원에서 주위 친구들이 '뚱뚱이' 라고 놀리기도 하지만 실제로 보기에도 비만인 것 같다며 병원을 찾았다. 실제로 키와 몸무게를 곱한 체질량지수를 구해보아도 95백분위수를 넘어 비만으로 진단하였다.

영아기의 아이와는 달리 3세 이상에서는 비만에 대한 주의가 필요하다. 실제로 3~7세 사이의 비만도는 성인의 비만과 60% 이상의 일치율을 보이는 것으로 보고되고 있다.

위의 아이는 비만과 관련한 합병증 검사를 실시했는데 다행히 합병증이 발견되지 않아 현재의 체중을 유지하면서 식생활 습관의 개선과 운동요법을 실시하기로 하였다.

실제로 7세 미만의 아동은 합병증이 없다면 체중감량요법을 실시하지는 않고 2~3개월에 1회 정기 검진을 실시한다. 키가 크면서 날씬해지는 경우도 많지만 비만이 더욱 심해지는 경우도 많기 때문에 체중과 신장을 정확히 측정하여 조기 진단을 하기 위함이다.

만약 합병증이 있거나 특히 최근 2년간 비만도의 증가가 10% 이상인 경우는 매월 1~2kg의 체중 감량을 실시하여 체질량지수를 85백분위수 이하로 유지하는 적극적인 치료가 필요하다.

이때 5세 정도가 되면 자발적인 체중 감량 프로그램에 참여할 수 있는데 여기에 힘을 더해 지속적인 체중 감량을 할 수 있도록 해야 한다. 유아의 비만 치료도 성인비만 치료와 마찬가지로 치료 후 재발하는 경우가 많고, 특히 급격하게 체중 감량을 한 경우 더욱 비만해지는 요요현상이 생길 수 있다. 그러므로 체중 감량을 서서히 그리고 장기간에 걸쳐서 할 수 있도록 해야 한다.

물론 연령이 낮은 아이들은 당연히 의지도 약하고 인내심도 적어 무엇보다도 부모와 가족 전원의 이해와 협력이 필요하다. 또한 최근 한국인은 비만에 대한 병적인 예민함을 갖고 있어 친구나 주위 사람으로부터 놀림을 받는 경우, 정서적으로 문제가 생길 수 있으므로 주의 깊은 관심이 필요하다. 또한 명심할 것은 발육이 빨리 진행되는 시기인 만큼 무조건적인 초저열량 식사는 금물이며, 균형에 맞는 건강한 식사를 통하여 살을 뺄 수 있도록 해야 한다.

▶7~12세

키 132cm에 몸무게가 37kg인 초등학교 1학년 남자아이가 같은 아파트에 살고 있었는데 아이 엄마는 아들의 비만을 대수롭지 않게 여기고 있었다. 그러나 필자가 보기에는 식습관이 좋지 않았다. 툭하면 햄버거나 초콜릿을 먹고 있었고, 놀이터에서 놀거나 운동하는 모습은 거의 볼 수 없었다. 특히 폭식이 심한 편이었다. 몇 개월 후 필자의 병원을 방문했을 때는 체중이 4kg 정도 더 늘어난 후였다. 이 아이에게 음식을 먹는 습관을 바르게 하고 운동량을 늘리도록 한 후에는 더 이상 체중이 증가하지 않았다.

6~7세 이상에서의 비만은 성인비만 예측률이 60~70% 이상이 되므로 적극적인 치료 대상이 된다. 따라서 체질량지수가 95백분위수 이상이 되면 체중 감량을 해야 하며, 체질량지수가 85~94백분위수더라도 합병증이 있으면 체중 감량을 시도해야 정상적인 성장과 정서적인 안정을 이룰 수 있다.

따라서 일단 치료를 시작하기 전에 기본적인 검사와 합병증이 있는지를 검사해야 한다. 체중 감량을 함에 있어서 요요현상이 아이들에게는 쉽게 오기 때문에 장기간에 걸친 체중감량요법이 필수인데, 가장 기본이 되는 것은 식이요법이다. 그러나 어린아이들은 성장 과정에 있어 성장 비율에 따라 열량과 영양소 필요량이 달라지므로 성인에 비해 식이요법이 훨씬 어렵다. 단식이나 무리한 감량보다는 잘못된 식사량의 조절과 잘못된 식사 습관을 교정하는 것이 중요하다. 특히, 3대 영양소를 골고루 섭취해야 하며, 비타민 D를 비롯하여 여러 미네랄과 필수 영양소가 결핍되지 않도록 해야 한다.

경도 비만아는 체중을 적극적으로 줄이기 위해 식사량을 제한할 필요는 없다. 체중 감량이 필요하면 6~12개월에 걸쳐 서서히 한다. 칼로리 섭취량 중 매일 300~500kcal를 줄이면 주당 500g의 체중이 줄고 6개월 내에 10%의 체중을 줄일 수 있다. 심한 고도 비만인 경우는 매일 500~1000kcal를 줄이면 약 1주에 500~1000g 체중이 준다. 체중 감량 후에 체중 유지 프로그램이 잘 지켜지지 않으면 체중이 다시 느는데 이 경우에는 더 이상 체중이 늘지 않도록 해야 한다.

이 시기 아이들은 스스로 비만 치료 프로그램에 참여하도록 해야 하고 실제로 자발적으로 참여할 수 있다. 필자와 같은 아파트에 사는 초등학생도 자발적으로 다이어트 계획을 잘 수행할 수 있었기에 더 이상의 체중 증가를 막을 수 있었다.

▶ 청소년

중학교 3학년인 K양은 키 156cm에 몸무게가 64kg이다. K양은 어려서부터 뚱뚱하다는 소리를 들었다고 한다. 초등학교 때까지만 해도 뚱뚱하기보다 조숙하다는 말을 많이 들었으며, 키도 커서 맨 뒷자리에 앉곤 했는데 초등학교 5학년 말경에 초경을 하고는 신장이 멈췄다고 한다. 그러나 더욱 큰 문제는 몸매와 운동 능력에 열등감을 가져서 친구들과 잘 사귀지를 못하고 인터넷과 TV를 너무 많이 보는 것이었다.

청소년 비만은 성인의 비만 합병증으로 나타나는 고지혈증, 2형 당뇨병, 고혈압, 지방간 등이 똑같이 나타날 뿐만 아니라 나이에 관계없이 동맥경화증이 진행된다. 특히 어릴 때 이러한 위험 요인을 발견하여 잘 치료하면 혈관 내부에 기름이 낀 동맥경화증은 정상으로 될 수 있으나 20~30년 지속되면 일단 굳어진 동맥경화는 여간해서는 정상으로 회복되지 않는다. 이런 육체적인 비만 합병증 이외에도 청소년 비만은 K양의 예에서 보듯이 상당한 정신적 스트레스를 받게 된다. 특히 우리나라 사람은 비만을 미용적인 관점에서 중요하게 생각하며, 비만을 방종과 게으름의 결과로 보기 때문에 정서적으로 예민한 사춘기에는 심각한 정신적 장애를 보일 수 있다. 그래서 친구들과 어울리지 못하고 혼자서 노는 것에 익숙해지고 TV나 만화, 인터넷에 빠지기도 한다. 그래서 더욱 운동량이 부족해지는 악순환이 반복된다.

체중을 감량할 때 청소년들은 극단적으로 절식하는 경우도 많다. 그런 경우 요요현상이 쉽게 오게 된다. 때문에 장기간에 걸친 체중감량요법을 시행해야 하는데, 물론 가장 기본이 되는 것은 식이요법이다. 그러나 청소년은 성장 과정에 있기 때문에 절대로 단식이나 무리한 감량식은 금물이다.

이 시기 아이들에게도 식이요법 못지않게 운동요법이 매우 중요하다. 운동은 성인과 마찬가지로 최대 활동량의 50~60%를 사용하는 저강도 운동을 하여 체지방을 사용하도록 해야 한다. 아이들은 관절이나 여러 만성퇴행성 질환은 적기 때문에 큰 근육을 사용하는 걷기, 조깅, 수영, 사이클, 줄넘기, 등산 등을 할 수 있으며, 아이들이 좋아하는 어린이 에어로빅 등도 좋은 운동이다. 또 활동량을 자꾸 늘리도록 한다. 이때 운동 전후에 음료수와 음식 섭취를 제한해야 한다.

8. 약물요법도 고려할 수 있다

최근 미국, 캐나다 및 유럽에서는 12~15세 사이의 고도 비만아에 대한 약물요법 임상 연구 결과들을 발표하고 있다. 이때 기준은 비만도가 99퍼센타일 이상이면서 3개월간의 식사 및 운동요법만으로 치료가 되지 않은 아이들을 대상으로 하였다. 이는 비만을 그대로 방치할 경

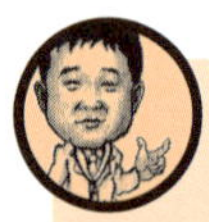

어린아이들도 지방흡입술을 받을 수 있나요?

소아비만증에 대한 약물요법이나 지방흡입술을 비롯한 수술요법은 원칙적으로 사용하지 않는다. 그러나 체중 감량 프로그램에서 실패했던 청소년 말기의 고도 비만 치료에 극히 제한적으로 사용하기도 한다.
또 어린아이들은 과도한 비만세포에 의해 성장호르몬이 억제되어 있는 경우가 많기 때문에 지방 분해와 근육량을 키워주면서 성장을 도와주는 성장호르몬 보충요법은 제한적으로 사용해 볼 수 있을 것이다.

우 당뇨병, 고혈압 및 동맥경화증이 같이 발병하여 약물에 대한 부작용보다 더욱 위험도가 높아지기 때문인데, 임상 결과는 특별한 부작용 없이 효과적인 치료 목적을 달성하였다.

특히 최근 리덕틸이나 제니칼과 같은 FDA 공인을 받은 약들은 특별한 부작용이 없어 조심스럽게 투여 여부를 고려해 볼 수 있다.

Chapter 5

비만치료는 먹는 것에서부터

5

비만 치료는 먹는 것에서부터

아이들이 살찌는 것은 대개 먹는 것이 문제인 경우가 많다. 군것질을 많이 하는데, 군것질에는 살찌는 음식이 많다. 아이스크림, 초콜릿, 과자, 피자, 햄버거, 사탕, 빵 등등. 먹는 것을 잘 통제하는 것이 우선해야 한다. 소아비만은 잘 관리하지 않으면 비만 때문에 두고두고 고생하게 된다.

1. 어릴 때 식습관이 평생을 간다

비만의 성공적인 치료를 위해서는 칼로리 섭취를 줄이고 에너지 소비를 늘려야 한다는 사실은 누구나 잘 알고 있으나 실천하기가 쉽지 않다. 성공적인 비만의 치료를 위해서는 영양 교육, 행동 습관 개선, 운동 신체 활동 증가, 가정·학교 등 비만아 치료에 대한 주위 사람들의 협조, 치료하겠다는 자신의 의지 및 부모의 노력 등이 필요하다.

1세 미만 영아의 비만은 걱정할 필요가 없으며 대부분은 돌이 되면 보통의 체형이 된다. 그러나 3세가 되어서도 비만이라고 생각되면 체중을 3개월 간격으로 측정하여 평가해 보아야 한다.

가장 좋은 방법은 처음부터 버릇을 잘 들이는 것이다. 하루 3끼 식사는 정해진 양을 규칙적인 시간에, 그리고 간식은 하루 두 번 정도로 역시 일정한 시간에 준다.

엄마들이 가장 범하기 쉬운 실수 중 하나가 아이가 밥을 급하게 먹으면 칭찬해 주고 천천히 먹으면 복 나간다고 야단치는 경우다. 우리 몸에는 포만중추, 즉 배가 부르면 부르다고 느끼게 해주는 뇌의 기능이 있는데 이 기능이 곧바로 작동되면 좋겠지만 비만아는 특히 늑장을 부린다. 정상인은 식사로 배를 채운 지 대략 20분 정도 지나면 배가 부르다는 느낌이 전달되는데 비만아는 1시간 이상이 지나야 배부르다는 신호가 온다. 기분 좋게 포식하고 나서 시간이 조금 지나 조금 불쾌할 정도로 거북해지면 이미 양을 넘은 것인데 비만아는 이 작동이 잘 되지 않는 것이다.

그러므로 또 하나의 중요한 식습관은 천천히 꼭꼭 씹어서 먹는 습관을 가르치는 것이다. 먹을 때마다 수저를 내리게 하고 식사 시간은 즐거운 대화 시간이 되도록 해야 한다. 잘 씹는 것은 소화에 도움이 될뿐더러 덤으로 저작근(씹는 데 쓰는 근육)의 효율적인 사용으로 뇌를 좋게 해주어 머리까지 좋아진다.

식사는 패스트푸드나 기름진 것, 단맛 등 조미료가 많이 들어간 것은 피하고 단백질과 비타민이 풍부한 음식을 준비하되 되도록 튀기거나 볶는 대신 굽거나 조리는 것이 바람직하다. 간식은 과일이나 우유가 좋고 과자는 집에 두지 않도록 한다. 어린이들이나 청소년은 음식에 대한 자제력이 부족하고 스스로 조절하기 힘들다. 따라서 가족의 식사를 책임지는 엄마의 책임이 가장 크다고 할 수 있다. 부모가 바뀌어야

비만아의 부모들이 가져야할 바람직한 자세

① 아이들의 행동을 칭찬하기 위한 이유를 찾아라.

② 바람직한 행동을 했을 때 상으로 음식물을 주지 말라.

③ 부모는 아이와 함께 하는 시간을 늘린다.

④ 가족의 식사 시간과 간식 시간을 정하라.

⑤ 음식의 종류, 식사 시간 등을 부모가 결정한다.

⑥ 식품을 구입할 때에 고지방, 고열량 식품의 구입을 삼간다.

⑦ 부모 자신들이 식사 습관과 활동량의 수준을 향상시킨다.

⑧ 일관되게 지속적인 자세를 유지하라.

아이가 바뀐다.

2. 학교 교육이 중요하다

어린아이들은 집에서 지내는 시간이 많지만 점차 학교에서 지내는 시간이 늘어간다. 식이요법이나 운동요법을 실천하고 있는 아이들은 대부분 7세 이상으로 학교에서 상당 시간을 지내게 된다. 집에서는 잘 하다가도 친구들과 어울리며 아무것이나 먹다 보면 비만 치료의 효과가 떨어진다.

그러므로 비만아가 가정에서만 식이요법이나 운동요법을 실시하는 것보다 학교에서도 비만을 해소시키기 위한 대책을 세우면 훨씬 효과적이다. 학교에서는 학생들에게 올바른 식생활 지침, 주의해야 할 음식과 권장 식품, 인스턴트 식품의 단점, 운동의 필요성, 운동의 장점, 일상생활 양식 운동, 비만에 좋은 운동, 운동할 때의 기본 원칙 및 주의 사항, 비만의 나쁜 점을 교육을 통해 가르쳐야 한다. 비만아 교실을 만들어 비만 체조 등과 같은 집단 운동을 시키는 것이 효과적이다.

만약 개인적으로 체중 감량을 하고 있는 아이라면 선생님께 아이의 상황을 설명하여 도움을 요청하는 것이 좋다. 학교 급식을 너무 심하게 제한할 필요는 없으나 더 달라고 하여 먹는 일은 없도록 한다. 휴식 시간이면 운동장에 나가서 놀도록 한다.

3. 소아비만인 아이들의 영양 관리

식이요법은 비만한 아이와 그 가족에게 균형 잡힌 식사를 하게 하고, 건강한 식습관을 갖게 하는 데 있다. 어린아이들은 성장 과정에 있어 성장 비율에 따라 영양소 필요량이 달라지므로 성인에 비해 식이요법을 시행하기 어렵다. 성장을 위한 충분한 영양 공급을 해주면서 비만을 조절할 수 있는 영양 요구량을 개인별로 고려해야 한다. 무리한 체중 감량보다는 과잉 섭취하고 있는 잘못된 식사량의 조절과 잘못된 식사 습관을 교정하도록 해야 한다.

▶ 식사량 제한은 신중하게 해야 한다

어린아이들의 식이요법은 영양사와 면담을 해 실행하는 것이 바람직하다. 식이요법을 할 때 가장 중요한 것이 체중 조절을 위한 영양 요구량의 결정이다. 1개월 간격으로 1주간에 섭취한 음식 메뉴를 지참해 영양사와 면담하여 부적당한 점을 개선한다. 저열량, 저탄수화물, 정상 지질, 고단백질 식이요법이 원칙이며, 성장에 필요한 단백질은 충분히 함유하도록 하고 탄수화물, 지방은 제한한다. 총 칼로리의 25~30%를 지방질, 55~60%를 탄수화물, 나머지를 단백질로 섭취한다.

너무 엄격한 열량 계산은 스트레스를 야기할 수 있으므로 금기다. 2주째의 '영양 신호등' 을 이용해서 식단을 작성해, 아이들에게 필요한 영양을 충분히 섭취하게 하면서 칼로리만을 낮추는 음식으로, 즐겁게 식이요법을 행할 수 있도록 한다.

▶ 영양제를 보충하면 좋다

소아비만의 치료에 초저열량 식이요법(800kcal/일 이하)이나 저열량 식이요법(800~1200kcal/일)은 원칙적으로 금기지만, 심한 고도 비만의 청소년과 고혈압, 가성 뇌종양, 수면 무호흡 증후군, 비인슐린 의존성 당뇨병 등과 같은 합병증을 동반한 비만아들에게 간혹 시행하기는 한다. 그러나 체위성 저혈압, 질소 손실, 성장 장애, 탈모, 부정맥, 담석과 같은 부작용을 초래할 수 있으므로 주의 깊게 관찰해야 하며, 야채를 풍족히 먹어야 한다. 그리고 미네랄이 함유된 종합 비타민을 복용하거나 철분, 칼슘과 칼륨을 보충할 수 있는 영양제를 복용하는 것도 좋은 방법이다.

4. 패스트푸드의 유혹을 넘어야 한다

　식이요법시 가장 문제가 되는 것 중의 하나가 체중 조절을 위한 적절한 식사량과 열량의 결정이다. 소아비만은 성인비만과는 달라서 성장이 빠른 아이가 심한 열량 제한(하루 1200kcal 이하)을 할 경우 단백질, 무기질, 비타민 등 필수적 영양소가 부족해져 성장과 발육을 저해할 수 있기 때문이다. 표준 체중 130% 이하의 경도 비만의 경우 현 체중만 유지하더라도 매년 약 5cm의 키가 성장하기 때문에 비만이 치료될 수 있다. 그러나 중등도 또는 고도 비만아의 경우에는 경도 비만까지의 체중을 목표로 식사량을 감량하도록 해야 한다. 특히 햄버거, 닭튀김, 감자튀김, 피자 등 패스트푸드의 유혹을 이겨내야 한다. 피자 1조각을 먹으면 30분간 땀흘리며 운동해야 몸무게가 현상으로 유지된다는 점을 인식시켜서 패스트푸드로 인한 과잉 열량 보충을 피해야 한다.

　한편, 신체적, 생리적, 정신적으로 급속하게 발달하는 사춘기는 성장을 위한 충분한 영양 공급이 필요한 시기이므로 체중 유지를 목표로 영양 관리를 하도록 한다. 그 후 성장 속도가 다소 감소된 청소년 후반기에는 1주일에 500g 정도의 체중 감량을 목표로 하루에 500kcal 정도의 열량 섭취를 줄이려는 노력이 필요하다. 10~14세 비만아의 식사 칼로리는 보통 어린이의 3분의 2 정도, 즉 1000~1500kcal(개인마다 현재 체

중을 기준으로 감량한다) 정도로 유지한다. 그러나 식사 제한은 언제나
전문가의 지도를 받아 실시해야 한다. 그렇지 않으면 특히 사춘기에는
오히려 다른 질병을 유발시키는 결과를 낳을 수도 있다.

식이요법의 원칙

▶ 우선 비만아의 식사 관리를 위해서 식습관을 파악한다

소아비만을 치료하기 위해서는 체중 유지나 점차적인 체중 감소가 권장되기 때문에 무리한 체중 감량보다는 음식의 선택 방법 조절과 잘못된 식사량과 잘못된 식습관을 고치는 것이 중요하다. 식습관 중 식품의 종류와 양, 가족들의 식습관, 학교 급식, 간식, 외식의 이용도를 알아보고 평가하여 식사를 계획해야 한다.

▶ 총 섭취량을 줄인다

체중 유지를 위해 하루에 필요로 하는 열량에서 500kcal씩 줄여서 섭취한다. 하루에 500kcal씩 식사 섭취량을 줄이면 한 달에 2kg씩 체중을 줄일 수 있다.

▶ 계획된 열량내에서 골고루 영양을 섭취한다

무조건 식사량을 줄이거나 좋아하는 음식만 먹지 말고 영양소를 골고루 섭취하여 영양의 균형을 이루도록 한다, 특히 탄수화물은 체내에서 기본적으로 필요로 하는 양이 있으므로 하루에 100g 이상 섭취하도록 해야 한다.

▶ 꾸준히 계속 식사 조절을 한다

급격히 체중을 감소시키기보다는 포기하지 말고 계속 노력하는 것이 중요하다.

Chapter 6

운동이 부족하구요

6

운동이 부족하군요

운동요법은 성장기 아이들의 성장을 도와주고, 무리한 식이요법을 하지 않더라도 체중이 감소하는 효과를 준다는 장점이 있다. 어린아이들은 체육관에서 하는 운동보다 집 밖에서 매일 1~2시간씩 뛰어노는 것만으로도 운동의 효과를 볼 수 있다. 놀이터에서 사라진 아이들이 그곳으로 돌아올 때 비만은 현저히 줄어들 수 있을 것이다.

1. 내 아이에게 맞는 운동을 찾아라

성인과 달리 어린아이들은 집 밖에서 실컷 노는 것만으로도 비만을 방지할 수 있다. 그러나 요즘처럼 사정이 여의치 않을 때는 따로 시간을 내어 운동을 해야 한다. 운동요법의 기본 목적은 규칙적인 신체 활동으로 건강을 지킴으로써 생활양식도 변화시키는 것이다. 운동요법을 통해 운동을 규칙적으로 계속하게 하고, 목표를 달성하게 되면 성공적인 결과를 얻은 것으로 볼 수 있다.

특별히 운동을 필요로 하는 상태라면 유산소 운동이 가장 적당하다고 할 수 있다. 근육이 운동을 할 때 산소를 사용해 에너지를 분해함으로써 몸에 무리가 가지 않고 살을 뺄 수 있는 운동 방법이다. 운동을 할 때 산소를 사용하지 않고 에너지원을 분해하는 방식인 무산소 운동도 필요한 경우가 있다. 그러나 무산소 운동은 고혈압, 관상동맥 협착 등이 있으면 금해야 한다.

▶ 운동의 종류

① 유산소 운동(aerobic exercise)

㉠ 걷기, 중·장거리 달리기, 마라톤 등 장시간 지속적인 체력을 요구하는 스포츠를 말하며 에너지원으로 당원도 이용되나 주로 지방산이 이용되는 운동이다.

㉡ 체조, 에어로빅, 고정식 자전거(bicycle ergometer), 수영이 대표적인 유산소 운동이다.

㉢ 전신을 사용하는 운동이 바로 유산소 운동이다. 특히 자전거와 수영은 무릎·발목 관절에 부담을 주지 않으므로 비만한 사람에게 적합하다.

② 무산소 운동(anaerobic exercise)

㉠ 웨이트 트레이닝 또는 중량 운동, 바벨 운동, 덤벨 운동, 기구 운동이라고 불리는 운동이 여기에 해당한다.(power lifting)

㉡ 100~400m 달리기(단거리), 100~200m 수영, 축구, 럭비에서 전력 질주 등등 짧은 시간에 집중적인 에너지를 필요로 하는 운동이다. 같은 운동이라 하더라도 1시간 이상이 되면 유산소 운동이 된다.

㉢ 무산소 에너지 대사에서 당은 에너지원으로 포도당을 분해하여

유산을 만든다. 에너지를 소비하는 동안 젖산이 근육에 쌓이게 하므로 피로감을 쉽게 느낀다.

③ 저항 운동(resistance exercise)

저항 운동이란 근육에 지속적인 부하를 일정 시간 주는 운동으로 주로 근력을 강화시키는 운동이다.

㉠ 자기 체중을 필요로 하는 유연성 체조

㉡ 탄력성 있는 고무튜브를 이용한 운동

㉢ 바벨이나 덤벨을 이용한 운동

㉣ 수압이나 유압식 실린더를 이용한 운동

㉤ 전자식 부하를 주는 중량 운동 기구

2. 비만 치료에 효과 높은 유산소 운동

유산소 운동이란, 유산소 대사 과정(aerobic metabolism)을 통해서 에너지를 생산하여 수행하는 모든 운동을 말한다. 신체 내의 모든 생리적인 일들, 예를 들어 근육의 움직임, 신경의 전달, 심장의 박동, 소화 작용, 호르몬의 분비 등을 위해서는 에너지가 필요하며 이때의 에너지를 생체 에너지(bioenergy)라고 한다. 생체 에너지의 근원은 아데노신삼인산(ATP)이라고 하는 화학 물질이며, ATP를 한번 사용하고 난 후 다시 에너지를 생성하려면 재합성되어야 한다.

유산소 대사란 탄수화물, 지방, 단백질과 같은 열량소를 체내에서 분해하고 산소와 결합하면서 ATP를 만들어내는 생화학적인 과정으로 매우 복잡한 단계를 거친다. 유산소 운동이란 유산소 대사를 통해 ATP를 만들고 그것을 분해함으로써 운동 중 근육을 움직이는 데 필요한 에너지를 얻는 모든 운동을 일컫는 말이다. 유산소 운동을 하면 최대 산소 섭취량이 커지고, 심장이 좋아지며 혈압을 낮춰주는 등 성인병을 예방하는 데 효과가 크다.

▶ 심한 운동은 오히려 스트레스가 된다

비만의 운동요법은 운동을 함으로써 지방 조직 중 중성지방을 분해시키는 것으로, 지방을 분해해 운동하고 있는 근육이 근수축할 때 유리지방산을 효율적으로 소비하는 것이다. 운동에 의한 대사 촉진의 효과는 운동근에만 한정되며, 전신을 사용하여 훈련하는 것은 운동 강도가 높아 비만자에게는 스트레스가 되고 당이 저하될 수 있다. 또 강도가 높은 운동은 당질만을 에너지원으로 사용하므로, 젖산 역치(Lactate Threshold, LT) 또는 무산소성 역치(Anaerobic Threshold, AT)를 넘은 강도의 운동에서는 혈중에 유산이 축적되어 지방 분해가 억제된다. 그러므로 구체적으로 가벼운 운동 부하에서 점차 운동 강도를 높여 중등도 정도의 운동을 1회 10~15분부터 시작해, 주 3회 가능한 한 장시간(60분 이상) 계속하는 것이 바람직하다.

운동을 계속하면 대량의 에너지가 운동 근육에서 소비된다. 그리고 순환혈액으로 포도당과 유리지방산이 보급된다. 에너지 수요가 증가

할수록 에너지 소비량이 증가해 비만 방지 또는 비만이 감소한다. 에
너지원의 선택은 근수축의 지속 시간, 강도, 훈련도 및 비만 상태(영양
상태) 등 4가지 조건으로 결정한다. 근수축 초기(5~10분)에는 주로 근
당원(glycogen)이 이용되고 다음으로 혈중 글루코오스(glucose)가 주요
에너지원이 된다. 90~180분에는 근 에너지원의 35~40%가 당에 의존
하고 그 후에는 감소한다.

운동 후 회복기에는 인슐린의 존재하에서 근육과 간에서 소모된 당
원 보충이 급속하게 일어난다. 당원은 운동 후 12~24시간 지속적으로
다시 만들어지므로, 인슐린 저항성이 있는 비만아는 급성 운동 후에 일
시적으로 인슐린 감수성은 회복된다. 운동 후 회복기에는 안정된 휴식
(passive rest)을 하는 것보다 운동을 약하게 하는 적극적 휴식(active rest)
을 하는 것이 근육 중에 축적된 유산 처리를 빠르게 한다. 그러므로 정
리 운동(cooling down)을 하면 심한 운동 후 오는 스포츠 돌연사를 방지
할 수 있다.

3. 보행 운동

보행 운동(walking)은 유산소성 운동의 일종으로 조깅과 비슷하지만
보행 운동에는 두 발의 지지기가 존재하고, 조깅은 이중 지지기가 없다
는(양발이 함께 떠 있는 시간이 존재한다) 점에서 다르다. 보행 운동의 최
대 장점은 운동 강도가 낮고, 운동 자체에 변화가 없으며, 안전을 확보

하기 좋고, 뒤로 걷기, 방향 전환, 옆으로 걷기, 언덕 오르기 등 점프를 혼합시켰을 때 전체적으로 대사를 높일 수 있으며, 여러 근육의 힘을 향상시킨다는 점이다.

▶ 보행 운동의 요령

① 보폭을 넓게 한다

보폭을 넓게 해서 골반의 회전을 이용하여 발을 앞으로 내어놓는다. 좌우 발이 닿는 위치는 가능한 한 일직선상에 놓이게 한다. 걷는 거리가 달라도 같은 보폭으로 빨리 전진할 수 있도록 하는 방법을 골반보행(骨盤步行)이라고 한다. 이때 허리 주위의 근육도 많이 사용하도록 한다. 보폭은 좁은데 걸음이 빠르면, 종아리 근육의 활동이 많아진 것에 불과하므로 위와 같이 허리의 회전을 이용해서 가능한 한 넓은 보폭으로 걸어 여러 근육을 많이 움직이도록 한다.

② 발뒤꿈치부터 딛는다

앞으로 내놓은 발은 발뒤꿈치부터 땅을 디딘다. 허리의 회전을 이용해 보폭을 넓게 하면서 발뒤꿈치, 발의 중앙, 발가락 순으로 땅을 딛고 발을 뗄 때도 마찬가지 순서로 한다. 이를 발바닥의 롤링(rolling)이라고 한다. 어린아이가 첫 걸음마를 할 때 발뒤꿈치와 발가락 끝을 동시에 착지하므로 이 경우에 롤링은 보이지 않는다. 발바닥 롤링을 잘하면 인체가 안정되게 보이는 아름다운 걸음으로 나타난다.

③ 가슴을 펴고 리드미컬하게 걷는다

가슴을 쫙 편 상태에서 양어깨의 힘을 뺀 후 상하 움직임을 적게 하면서 리드미컬하게 걷는다. 허리의 관절이 움직인다는 느낌으로 가슴을 편 채로 턱을 들고 허리를 편 상태에서 보폭을 넓게 한다. 운동량은 거리보다 시간을 정해두고 한다. 하루 최저 30분간, 주당 3회 이상 하면서 서서히 시간과 횟수를 늘려가도록 한다.

④ 너무 힘들지 않은 정도의 속도로 걷는다

무리하게 보행 속도를 빠르게 하면 심장에 부담이 많이 가기 때문에 위험하다. 그러므로 심박수에 의한 관리가 필요하다. 목표 심박수(THR)는 120~140beats/min로 '조금 힘들다' 하는 정도가 적당하다. 이런 속도는 개인차가 있으나 100~120m/min 이상이 된다. '꽤 힘들다' 는 느낌이 들 때는 보행 속도를 늦추고 휴식을 취한다. 빠른 걸음으로 보폭을 넓히고, 보행 중에 보다 많은 근육이 활동할 수 있도록 하는

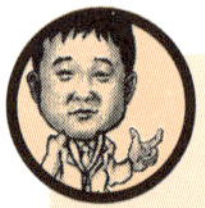

보행 운동의 효과

① 심근의 수축력이 강화해 1회 박출량이 증가, 심박수가 감소한다.(안정을 취할 때와 운동을 할 때가 동일하다.)
② 심근의 모세혈관이 증가해 허혈성 심질환의 치료나 예방에 도움이 된다. 골격근 내 모세혈관이나 헤모글로빈의 양이 증가한다. 유산소 운동에 의해 에너지원으로 지방을 더 많이 소비한다. 유산소 혈당치를 낮추는 효과가 있다.
③ 인슐린 감수성을 높인다.
④ 혈압(수축기 · 확장기 혈압)을 낮추어준다.
⑤ 뼈에 적당한 압력을 전달해 노화를 늦춘다.

게 중요하다.

4. 에어로빅댄스

장시간(1회 시간 45~90분 정도)에 걸쳐 심장이나 폐의 기능을 자극해서 신체 내부에 유익한 효과를 내게 하는 운동이다. 걷고, 달리고, 뛰는 동작을 기본으로 각종 스텝을 통해 하지의 대근육을 움직이고 여기에 여러 가지 팔의 움직임을 조화시킨 유산소 운동으로, 큰 이동 없이 할 수 있고 좁은 장소에서도 많은 사람이 참가할 수 있다. 일반적으로 대근군을 사용하는 지속적인 운동인 걷기(walking), 조깅(jogging), 달리기(running), 점핑(jumping) 외에도 각종 스텝 등을 이용하고 그 위에 상반신 동작이 어우러진다. 스트레칭이나 특정한 근육의 훈련 프로그램 속에 포함시키는 것이 많고 음악에 맞추어 동작을 하므로 즐겁게 지속할 수 있다. 어떤 체력 수준에서도 받아들일 만한 강도에 맞추어서 하면 좋다. 에어로빅은 준비 운동과 본 운동, 컨디셔닝 단계로 이루어진다. 강도를 조절하고, 근육을 고르게 쓸 수 있도록 구성된 것이다. 에어로빅이 끝난 뒤에는 바로 자리에 앉지 말고 20~30초간 스트레칭 상태를 유지하는 것이 근육통을 줄이는 효과를 준다.

에어로빅을 할 때는 통기성, 흡수성이 좋은 옷을 입도록 한다. 살을 빨리 빼겠다고 사우나복과 같은 체온 조절이 안 되는 옷을 입는 것은 위험하다.

5. 저항 운동의 처방

저항 운동이란 일정량의 부하를 지속적으로 주는 운동으로 역기를 드는 등의 운동을 말한다. 저항 운동은 주로 근육량을 늘리는 데 주효하다.

저항 운동의 운동량은 처방된 운동을 완전하게 몇 회 반복할 수 있나를 횟수로 결정한다. 가장 안전한 방법으로는 운동할 때 가벼운 중량부터 시작해 6~10회 반복하는데, 운동 중 심박수와 혈압은 운동 부하 실험에서 결정한 범위에서 사용한다.

예를 들면 자각적 강도 13 정도, 반복 횟수 10~15회, 그 다음 15~20회로 증강, 세트 수는 3회, 중량을 증가시켜도 된다. 상체 운동 0.9~2.3kg, 하체 운동 2.3~4.5kg 부과가 적당하다. 처음 부하량의 결정은 최대 중량(1RM)을 사용하는 것이 일반적이다. 일반적으로 저항 부하 강도는 가벼운 부하(1RM의 40~60%), 중정도 부하(1RM의 60~80%), 고강도 부하(1RM의 80~100%)로 분류한다. 반복 횟수는 트레이닝 강도나 프로그램 목표에 따른 세트 수나 종목에 따라 결정한다. 세트 수 사이에 충분한 휴식을 취하는 것이 중요, 휴식 시간은 경도(15초~1분), 중정도 강도(1~2분), 고강도(2~5분)의 사이가 적당하다.

각 트레이닝 기간(session) 사이에 48시간의 회복 시간이 필요하다. 생리적인 효과를 얻기 위해 최저 주 2회의 훈련이 필요하다. 최근에는 저항 운동(resistance exercise)을 부위별로 하는 순환(circuit) 운동이 근육 강화 및 심폐 기능 강화에 기여한다고 하여 많이 이용하고 있다. 그러나 고혈압, 허혈성 심근 장애 등의 합병증이 있는 사람은 금해야 한다.

▶ 각 관절별 사용하는 주동근군

① 둔부와 다리(둔부근, 대퇴사두근, 대퇴굴근군)

② 흉부(흉부근)

③ 어깨(삼각근, 승모근)

④ 배근(광배근, 능형근, 척추근군)

⑤ 복부(복부근)

▶ 운동 강도

운동 후에는 기초대사율이 10% 이상 상승하며 이는 48시간까지 지속된다. 인슐린 감수성을 개선시키는 훈련 효과는 3일 이내에 저하되고, 1주일 만에 거의 소실된다.

운동 강도 설정시 HR, RPE, METS의 수치를 사용하여 에너지 소비량을 필요로 하는 신체 활동의 지표가 되게 한다. 운동 처방을 내리기 전에 심박수(HR), 운동자각도(RPE), METS를 바탕으로 운동 능력을 높이고 유지하기 위한 최대의 적당한 강도로 운동하는 것이 좋다. 운동 강도는 비만인의 경우 최대 능력의 40~85%의 범위에서 처방을 하나 비만인의 상태(비만도), 운동경험의 유무, 체력 상태, 합병증 상태, 운동 습관을 고려하여 강도 처방을 해야 한다.

젖산 역치 또는 무산소 역치

젖산 역치(Lactate Threshold, LT) 또는 무산소 역치(Anaerobic Threshold, AT)를 넘어 운동 강도가 높아지면 당질 이용의 비율은 증대하고, 혈중 유산이 축적되어 지방 분해가 억제된다. 비만한 아이에게 운동 강도를 높게 하면 운동 후 회복기에 인슐린 저항성이 높아진다. 그러므로 근육에 있어서 지방 조직에 저장되어 있는 중성지방의 이용률을 높이기 위해서는 운동 강도가 중급 이하라야 한다. 또한 운동 초기에 근육 당원이 주 에너지원이 되므로 근육의 지방을 효율적으로 이용하기 위해서는 1회 10분 이상을 지속해야 한다.

심박수

최고 심박수(HRmax)의 75% 정도가 가장 적당하다. 실제 개인, 연령에 따라 최고 심박수의 60~75%를 사용한다.

최고 심박수 = 220−나이(age)

목표 심박수(최고 심박수의 75%일 경우) = (220−나이)×0.75

예) 10세의 목표 심박수 (220−10)×0.75 = 157beats/min

최대 산소 섭취량(VO₂max)

VO$_2$max 40~60%(HR 10대 150beats/min, 20~30대 130beats/min, 40~50대 120beats/min, 60~70대 110beats/min)의 중정도 운동을 1회 10~30분, 주 3회 이상을 한다.

METS

METS는 운동 중의 산소 섭취량이 안정시의 산소 섭취량의 몇 배가 되는가를 나타내는 단위다. 운동 강도를 METS로 표시할 때의 이점은 에너지 소비량을 체중 1kg당(60분)으로 표시하면 그 수치가 METS와 거의 같다. 운동 강도를 METS로 나타낼 때 'MET 수×운동 시간×체중'이라는 간단한 식으로 총 에너지 양을 계산할 수 있어서 운동 중 총 에너지 소비량의 계산이 간단하다.

METS = 운동시 산소 섭취량 / 안정시 산소 섭취량

6. 운동요법의 실시 방법

운동요법은 비만인의 상태에 따라 정밀한 방법과 간편한 방법, 2가지로 진행할 수 있다. 정밀한 방법은 체력을 정확하게 파악해서 가장 바람직한 운동 강도로 운동함으로써 큰 효과를 볼 수 있게 된다. 체중 감소뿐 아니라 혈중 지질 변화, 최대 산소 섭취량 증가, 렙틴(reptin)의 감소, 인슐린 저항성 감소, 인슐린 감수성 증가 등의 효과도 나타난다. 그러나 전문 시설이나 운동 지도 전문가가 아니면 실시하기 어려운 점이 많다. 집에서 할 수 있는 간단한 방법은 간이 방법이다. 평균적인 생리적 반응이나 운동 부하 실험을 생략하고 운동 중의 심박수나 자각적 증상에 목표를 두고 운동 강도를 설정하여 운동을 지도하는 것이다.

▶ 정밀한 방법

① 운동 부하 실험

고정식 자전거(bicycle ergometer)나 트레드밀(treadmill)을 사용하여 정량적인 운동 부하시의 안전성(심전도, 혈압), 요법 수행자의 체력, 혈중 젖산 역치, 심근 산소 소모율의 굴곡점을 파악한다.

② 운동요법의 실시

기구를 목표로 하는 운동 강도(혈중 젖산 역치)나 이중적(二重積, double product)의 굴곡점, 최대 산소 섭취량의 40~50% 등이 되는 속도나 작업량으로 운동을 시킨다. 또한 고정식 자전거나 트레드밀에서 정해진 작업량 속도(운동 강도)와 심박수, RPE(자각 증상)의 정보를 기초로 다른 운동을 지도한다.

▶ 간편한 방법

① 운동요법의 실시

운동 부하는 생략된 상태에서 아이의 연령을 중심으로 한다. 목표하는 운동 강도(최대 산소 섭취량의 40~50%)에 맞게 맥박수를 산출해 심박수와 자각 증상을 목표로 지도한다.

② 운동 양식의 설정(비감시형)

운동요법을 실시하기로 결정했으면 구체적인 운동 양식을 설정해야 한다. 효과와 안정성 면에서 운동요법에 적합한 것과 적합하지 않은 것이 있다. 스트레스가 큰 운동은 역시 적합하지 않다. 숨차게 힘을 발휘해야 하는 운동, 혈압이 상승하기 쉬운 운동, 신장성 근수축을 하는 운동은 운동이 부족한 사람들에게 근육의 장애를 불러일으키기 쉬우므로 피해야 한다. 운동요법에는 보행(평지나 빠른 보행), 사이클링 운동처럼 대근군(골격근)을 많이 쓰는 전신 운동이 적합하다.

비감시하에서는 의사가 직접 관리하지 않기 때문에 당사자들의 희망을 고려해서 가능한 한 오래 지속할 수 있는 종목을 선택하고, 강도는 지나치지 않도록 아래 표를 기준으로 지도하는 것이 중요하다.

연령(세)	운동 직후 15초간의 목표 맥박수	운동 중(분간의) 목표 맥박수
13~20	30	132~128
21~28	29	128~124
29~36	28	124~120
37~44	27	120~116
45~52	26	116~112
53~60	25	112~108
61~68	24	108~104
69~76	23	104~100
77~84	22	100~96

③ 운동요법의 예

㉠ 운동 양식 : 발크 부하 검사(Balke protocol)로 최대하 검사(submaximal test) 후에 무감시하에서 유산소 운동을 실시하는 것이 좋다.

㉡ 운동 강도 : VO₂max 40~70%에 해당하는 HR을 구해 개인별로 결정한 강도를 사용한다.

㉢ 운동 빈도 : 3회/주

㉣ 1회 운동 시간 : 20~40분 이상이 원칙

④ 소비에너지 200kcal를 예정한 운동요법의 예

㉠ 운동 종류 : 동적 운동

㉡ 운동 강도 : VO₂max 40~50%

운동요법에 적당한 운동들	운동 강도를 주의해야 하는 운동	운동요법으로 적당하지 않은 것
• 평지 보행(빠른 걷기)	• 조깅	• 언덕 급히 오르기
• 사교댄스(social dance)	• 에어로빅댄스	• 테니스
• 체조	• 게이트 볼	• 배드민턴
• 사이클링(cycling)	• 골프 라운드(보행은 좋으나 경기성이 강해 스트레스가 된다. 또한 스윙은 무산소 운동이 된다.)	• 농구, 배구, 축구
• 크로스컨트리, 스키	• 스쿠버 다이빙	• 등산
• 줄넘기	• 계단 오르기	• 덤벨 체조
		• 근력 트레이닝

• 테니스와 배드민턴은 급격한 스텝이나 방향 전환으로 대퇴삼두근과 비복근의 신장성 근수축이 되기 때문에 근육이 손상되기 쉽다.

ⓒ 운동 시간 : 40분

ⓔ 운동 빈도 : 3회/주

예) 보행 속도 − 70m/min×40min = 120kcal

　　보행 속도 − 80m/min×40min = 160kcal

　　보행 속도 − 90m/min×40min = 200kcal

7. 소아비만아에게 효율적인 운동 강도

① 건강인의 심혈관계를 증가시키기 위한 운동은 VO_2max의 60% 이상, 1회 20분 이상, 주 3회 이상으로 근육을 많이 움직이는 운동이다.

② 감량을 위한 운동 처방 지침은 전신을 사용하는 운동 종류로 달리기, 자전거 타기, 보행, 에어로빅 등을 실시한다. 운동 강도는 최대 운동 강도의 50~60%, 운동 시간은 1회에 달리기, 수영, 자전거 20~30분, 보행 40~60분을 한다. 1회 에너지 소비량은 300kcal, 운동 빈도는 주 3회 이상을 한다.

③ 젖산 역치 강도에서 지속 시간 1회 60분, 운동 빈도 주 3회의 6개월간 운동요법 실시에서 체중당 최대 산소 섭취량이 운동 전에 비교하여 20.1%(P < 0.001) 수준에서 유의하게 증가한다.

④ 운동량 목표 수준은 1일 300kcal다. 운동량 산정은 상황에 따라서 여러 가지 방법이 있는데, 목적은 신체의 각 기능을 유지하고, 심장병, 뇌졸중 등 퇴행성 질환을 막으며, 매일 건강하게 살기 위해서이다.

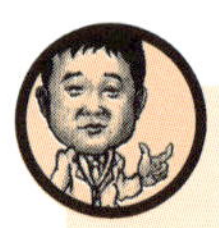

소아 운동 부족증

운동은 소비에너지를 감소시키는 것만이 아니고, 인슐린의 혈당 강하 작용을 감소시킨다. 즉, 인슐린 작용 부족을 높이고, 인슐린 저항성을 높여준다. 인슐린 저항성에 의해 생기는 과잉 인슐린 분비는 인슐린의 작용 부족으로 고혈당을 꾀하게 된다. 즉, 지방이 축적되는 것이다.

운동 부족은 기초대사(안정대사)가 감소해 지방으로 저장되는 비율이 증가한다. 또한 지방 합성 효소 활성이 높아져서 지방이 체내에서 합성되기 쉬워진다. 이와 같은 현상은 당연히 비만을 조장시키며, 복부에 지방이 쌓이기 시작하면서 복근이 약해진다. 이 때문에 골반이 앞으로 기울어 장시간 서 있을 때 요통을 일으키게 되는 것이다. 또한 다리를 자주 사용하지 않는 생활은 근력을 떨어뜨려 스태미나 부족을 일으켜서 쉽게 피로하게 된다.

Chapter

7 행동교정을 위한 프로그램

행동 교정을 위한 프로그램

소아비만은 잘못된 식습관과 생활 습관의 영향이 크다. 이 2가지만 바로잡을 수 있어도 비만을 상당 부분 치료할 수 있다. 행동 교정을 함으로써 소아비만을 치료하게 되면 부작용이 없고 중간에 포기하는 일도 줄어든다. 소아비만의 치료에 건강 보조 식품, 약물, 수술 등은 금기 사항이므로 행동 교정에 힘을 쏟는 것이 현명하다.

1. 부작용 없이 비만을 없애준다

행동요법은 소아비만 치료에 가장 효과적인 방법이다. 비만을 초래하는 잘못된 식이 습관과 생활 습관을 교정하여 음식 섭취량을 줄이고 활동량과 운동량을 증가시켜 열량 균형을 적자 상태로 만들어 체중 감량의 효과를 높이는 것이다. 초기의 체중 감소율은 다소 낮지만, 장기간 체중 감소 효과는 가장 크다. 부작용이 거의 없으며 중도 포기율이 다른 치료 방법에 비해 낮고 재발이 가장 적은 치료 방법이다.

비만을 초래하는 부적절한 식이 습관과 생활 습관을 찾아내어 조직적으로 서서히, 20주 이상 장기간에 걸쳐 식이 및 생활 습관을 수정하는 것이 치료 효과가 좋다. 처음에는 두세 가지의 나쁜 습관을 수정하고 어느 정도 정착이 되면, 또 다른 변화를 지속적으로 시도한다. 가족 전체가 참여하여 가족의 행동과 환경을 변화시키는 것이 체중 감량의 효과가 크고 장기간 유지될 수 있다. 매주 체중을 주기적으로 측정하면서 그때마다 필요한 행동 계획을 세운다. 가족들은 체중 변화보다는 행동 변화에 관심을 갖고 격려해야 한다. 실패했을 때에도 다시 노력하도록 가족들이 비판보다는 애정을 갖고 도와주는 자세를 가져야 한다.

비만한 사람들이 자주 폭식(binge eating)한다는 사실에서 행동요법의 중요성을 알 수 있다. 많게는 30% 정도의 비만인이 폭식증의 진단 기준을 만족시킨다는 보고도 있다. 이런 폭식증 환자의 경우에 행동요법은 좋은 반응을 보인다. 그러므로 체중 감소 치료를 시작하기 전에 폭식 성향을 감소시켜야 한다는 의견도 있다.

요즘은 행동요법을 광범위하게 받아들여 사용하고 있어 비만클리닉을 운영하고 있는 병원뿐만 아니라, 외국의 여러 체중 감량 상품에도 이런 행동요법의 기술을 채택하고 있어서 행동요법이 가장 중요하며 처음부터 시도해야 할 치료 단계로 강조되고 있다.

행동요법 프로그램에는 자기 관찰, 자극 조절, 강화, 사회적 지지와 인식 변화, 정신 치료 등을 포함해야 한다.

▶자기 관찰

행동요법 프로그램의 핵심으로 치료를 시작하기 전에 비만아들의 개인별 식사 습관 및 행동 양식을 정확히 평가 분석하는 단계로, 치료 지침을 세우는 데 도움을 준다. 그동안 앓았던 병은 없는지 알아보고, 질문지, 식사 및 운동일지를 기록하게 하여 비만을 유발하는 습관, 행동과 태도를 파악한 후 수정 가능한 현실적인 목표를 정한다. 이때 질문하는 문항은 다음과 같다.

① 식사 시간(아침을 먹는지, 야식의 여부)

② 식사 장소

③ 식사와 관련 없는 일을 하면서 식사를 하는지(TV 시청, 독서)

④ 음식의 종류(고지방 음식, 인스턴트 식품, 음료수 등)

⑤ 식사할 때의 기분

⑥ 같이 식사하는 사람(나쁜 식사 습관을 조장하는 사람은 없는지)

⑦ 배가 고플 때 먹는지, 그냥 습관적으로 먹는지

⑧ 식사에 걸리는 시간(다른 사람보다 빨리 먹는지)

⑨ 식탐이 있는지

⑩ 좋아하는 음식

⑪ 운동 종류, 시간, 강도를 조사하여 분석

⑫ 가족 단위 치료를 위해 가족 수와 구성, 가족들의 행동을 조사, 음식 소비 형태를 조사하여 분석

▶ 자극 조절

부적절한 식이나 운동을 초래하는 자극을 수정하는 것이다. 식사일지와 활동일지를 분석하여 문제점을 찾고, 문제 행동을 유발하는 자극을 조절하기 위해 생활양식의 변화를 시도하는 단계다. 음식은 눈에 잘 띄지 않게 하고 식사와 관련한 자극을 줄이기 위한 다양한 방법과

일상생활에서 활동량을 늘릴 수 있는 각종 방법을 가르친다.

자극을 조절하기 위한 구체적인 방법은 다음과 같다.

① TV 시청 시간을 1~2시간 정도로 제한한다. TV 광고는 어린이들의 음식 섭취를 증가시킨다.

② 아침을 거르거나 방과 후부터 자기 전까지 과식하는 습관을 줄인다.

③ 방과 후에 2시간 정도 축구, 농구 등을 하면서 친구들과 마음껏 놀게 한다.

④ 컴퓨터 게임, 전자 오락보다는 친구들과 밖에서 활동하게 한다.

⑤ 일찍 자고 아침에 일찍 일어나는 습관을 길러준다.

⑥ 습관적으로 먹지 않도록 한다. 폭식을 하지 않도록 한다.

⑦ 음식을 미리 계획하여 구입한다. 인스턴트 음식이나 조리가 되어 있는 제품은 사지 않는다.

⑧ 음식은 오로지 식당에만 둔다. 음식은 눈에 잘 띄지 않는 장소에 보관한다.

⑨ 문제가 되는 음식은 집에 들여놓지 않는다.

⑩ 신선한 과일이나 야채를 먹게 한다.

⑪ 항상 음식을 약간 남기는 습관을 기른다.

⑫ 식사 후에는 남은 음식은 치운다.

⑬ 식사는 식탁 등 한곳에서만 앉아서 먹는다.

⑭ 먹는 동안 다른 일은 하지 않는다. TV나 책을 보면서 먹지 않는다. 식사 시간은 20분 이상에 걸쳐 서서히 먹는다.

⑮ 한 번에 1가지 음식을 먹고, 한 숟가락씩 꼭꼭 씹어 음미하면서 먹

는다.

▶강화

긍정적인 강화와 동기를 부여하는 것이 부정적인 강화를 하는 것보다 효과가 크다. 강화의 종류로는 음식물과 같은 소모성 강화 자극, 장난감이나 학용품과 같은 조작이 가능한 자극, 시각·청각적 자극, 그리고 미소, 칭찬과 같은 사회적 자극 등이 있다. 식사 습관과 생활 습관의 변화에 약간의 성과만 있어도 부모와 가족들이 애정 어린 격려와 칭찬을 해주는 것이 좋다. 상을 줄 때는 운동 기구를 사준다든지 운동을 하면서 즐길 수 있는 시합을 부모가 같이 한다.

▶사회적 지지

비만 치료는 가족이나 친구가 매우 중요한 역할을 하기 때문에 그들의 참여 및 지지가 필수적이다. 비만아의 친구들이나 가족은 식사와 운동에 직접적, 간접적으로 영향을 끼치기 때문이다. 친구와 가족은 비만 환자의 체중 감량을 지지하거나 반대, 또는 중립적인 태도를 보임으로써 비만 환자의 행동에 직접적인 영향을 준다. 더불어, 이들은 비만 환자들이 결속감, 지지감, 또는 소외감 등을 느끼게 하는 사회적인 정황을 형성한다.

구체적인 사회적 지지를 강화하는 기술로는 다음과 같은 것들을 들수 있다.

① 자신의 체중에 영향을 주는 중요한 사람들 3명을 지명한다. 그리

고 이들로부터 바라는 지원도 생각해 본다.

　② 친구나 가족들과 대화하면서 협상하는 과정을 익힌다.

　③ 체중에 영향을 주는 일반적인 문제들을 친구들과 함께 의논한다.

　④ 자신의 결심을 가족들 앞에서 낭독한다.

　⑤ 친구를 자신의 파트너로 만든다.

　⑥ 가족에게 살찔 음식은 사오지 않도록 부탁한다.

　⑦ 늦은 시간에 식사를 차리지 않도록 협조를 구한다.

　⑧ 장을 함께 보거나 운동을 함께 한다.

▶ 인식 변화

비만과 비만을 치료하려는 노력에 대해 긍정적인 인식을 갖는 경우에 치료 효과가 높다. 체중 감량에 대한 비이성적인 목표와 왜곡된 신체 이미지(body image)는 체중 감량에 대한 동기를 저하시킨다.

예를 들면 '아침에 도넛을 먹었기 때문에 오늘의 식사 계획은 완전히 틀렸다. 오늘 점심과 저녁도 좋아하는 것으로 먹어야겠다.' 라는 생각에서 '비록 아침에 도넛을 먹었지만 점심과 저녁을 절제하면 별문제는 없다.' 라고 생각하는 것이 바람직하다.

▶ 정신 치료

비만아들은 심리적, 정신적 안정이 아주 중요하다. 비만아들은 친구 관계, 이성 관계 등에 지나치게 걱정을 하고 열등감, 정서 불안으로 고통받으며 적응 능력의 저하를 보이는 경우가 많다. 비만은 우울증, 대인 공포증, 학습 장애, 신체화 장애, 품행 장애, 등교 거부 등의 선행 인자가 되기도 하는데 이러한 경우에는 소아정신과 의사의 도움이 필요하다.

2. 행동요법과 운동·식이요법을 함께 해야 효과가 크다

행동요법과 운동요법, 식이요법을 함께 했을 때 효과가 가장 크다. 행동요법이 중요한 역할을 하지만 인식만 바뀌고 구체적인 행동을 하지 않을 때는 별 효과가 없게 마련이다. 서로 시너지 효과를 줄 수 있도록 행동요법을 다른 요법들과 함께 병행하는 것이 바람직하다.

▶ 초저열량 식이요법과 함께 하기

한 연구 결과를 보면 초저열량 식이요법만으로는 14kg, 행동요법만으로는 14.3kg, 2가지 요법의 병용으로 19.3kg의 체중이 감소했다고 한다. 또한 1년 후 추적에서 식이요법군은 4.5kg, 행동요법군은 9.5kg, 양자 병용군은 12.9kg의 체중 감소 효과를 볼 수 있었다. 이러한 결과로 알 수 있듯이 초저열량 식이요법만으로도 체중을 급속히 감소시킬 수 있으나 체중의 재중가 현상도 나타나므로, 행동요법을 함께 하는 것이 중요하다.

▶ 약물요법과 함께 하기

지금까지 연구에서 행동요법과 약물요법의 병합이 단독으로 시행한 행동요법보다 더 효과적이라는 결과는 많지 않다. 그러나 현재 사용하는 것보다 안전하고 유효한 약제를 개발하고 있으며, 병용요법의 기법에도 발전이 있으므로 이에 대한 효과가 기대된다.

▶ 수술요법과 함께 하기

비만중의 수술적 치료(장절제술) 전후에 행동요법의 병용은 이미 일반화되어 있다. 특히 수술 후 행동요법의 지속은 수술에 의한 체중 감소 유지에 필수적이다.

뚱뚱이 / 날씬이 습관 판정표

▶ 공복감 신호에는?

(1) 배고프지 않을 때에도 먹는다.

＿＿＿＿ 전혀 4

＿＿＿＿ 가끔 3

＿＿＿＿ 때로 2

＿＿＿＿ 종종 1

＿＿＿＿ 항상 0

(2) 배가 어느 정도 차면 먹기를 멈춘다.

＿＿＿＿ 전혀 0

＿＿＿＿ 가끔 1

＿＿＿＿ 때로 2

＿＿＿＿ 종종 3

＿＿＿＿ 항상 4

(3) 배가 고파야 뭘 먹는다.

＿＿＿＿ 전혀 0

＿＿＿＿ 가끔 1

＿＿＿＿ 때로 2

＿＿＿＿ 종종 3

＿＿＿＿ 항상 4

(4) 배가 부를 때까지 계속 먹는다.

＿＿＿＿ 전혀 4

＿＿＿＿ 가끔 3

＿＿＿＿ 때로 2

＿＿＿＿ 종종 1

＿＿＿＿ 항상 0

총점 ＿＿＿＿

• 각 항목에 대해 치료 전, 치료 중, 그리고 치료 후의 점수를 환산하여 평가해, 전체적으로 치료에 대한 효과를 평가해 볼 수 있다.

▶ 외부 자극에는?

(1) 음식이 맛있어 보이면 곧 먹는다.

(2) 다른 사람이 음식을 권하면 사양하지 않고 먹는다.

(3) TV에서 식품 광고를 본 후에 뭘 먹게 된다.

(4) 나는 음식이 옆에 있으면 꼭 먹게 된다.

▶ 마구 먹기는?

(1) 한꺼번에 많은 음식을 재빨리 먹어 치운다.

(2) 많이 먹고 난 후에는 후회하게 된다.

(3) 먹는 동안엔 자제할 수가 없다.

(4) 많이 먹고 난 후에는 이뇨제를 먹거나 토해낸다.

2_ 운동 습관(exercise techniques)

▶ 운동량은?

(1) 평일에도 1시간 이상 열심히 운동한다.

(2) 하루 종일 운동할 겨를도 없이 생활에 쫓긴다.

(3) 주말에는 1시간 이상 열심히 운동을 한다.

(4) 스포츠, 춤, 빨리 걷기, 조깅 등의 운동을 규칙적으로 한다.

▶ 활동성은?

(1) 방과 후(하루 일과를 마친 후)에는 따분하다.

(2) 하루에 1시간 이상 TV를 본다.

(3) 주말이면 분주하다.

(4) 나는 취미가 별로 없이 시간이 나면 어영부영 보낸다.

▶ 식사 태도는?

(1) 식사 속도가 빠르다.

(2) 한 입씩 맛을 음미하면서 먹는다.

(3) TV를 보면서 뭘 먹는다.

(4) 한 번 먹는 음식량이 적은 편이다.

▶ 감정 요인은?

(1) 따분할 때 주로 먹게 된다.

(2) 화가 날 때 뭘 먹는다.

(3) 불안하거나 긴장했을 때 먹게 된다.

(4) 우울하거나 불행함을 느낄 때 먹게 된다.

▶ 체중에 대한 자긍심은?

(1) 나는 내 몸의 지방층 때문에 기분이 나쁘다.

(2) 내가 뚱뚱하기 때문에 사람들이 날 싫어한다고 생각한다.

(3) 내 몸의 지방층 때문에 나 자신이 썩 중요한 사람처럼 느껴지지 않는다.

(4) 체중 때문에 불행하다고 여겨진다.

▶ 체중에 대한 위축감은?

(1) 나의 체중을 생각하면 슬프다.

(2) 체중을 줄이려고 해봤자 소용없다고 생각한다.

(3) 내 몸의 지방층을 생각하면 우울해진다.

(4) 체중 때문에 나 자신이 유감스럽게 생각한다.

▶ 신체에 대한 자긍심은?

(1) 나의 외모를 멋있다고 생각한다.

(2) 나는 내 외모를 싫어한다.

(3) 나는 내 외모가 자랑스럽다.

(4) 나는 내 모습이 추하다고 생각한다.

▶ 의사 표현력은?

(1) 가족들에게 날 도와달라고 쉽게 부탁한다.

(2) 나는 혼자서만 생각하고 내 생각을 남에게 잘 얘기하지 않는다.

(3) 친구에게 날 도와달라고 쉽게 부탁한다.

(4) 다른 사람이 얘기할 때 조용히 듣는 편이다.

▶ 감정 표현은?

(1) 나는 내 감정을 잘 표현하지 않는다.

(2) 친구에게 내 기분을 쉽게 얘기한다.

(3) 화가 나면 아무 말도 하지 않는다.

(4) 하루 동안 스트레스 받은 것을 가족들에게 얘기한다.

▶ 주의의 도움에 대한 생각은?

(1) 나는 가족들에게 나의 고민을 얘기할 수 있다.

(2) 나는 친구들에게서 소외당한다고 생각한다.

(3) 날 정말로 좋아하는 친구가 있다고 생각한다.

(4) 날 이해해 주는 사람이 있다고 생각한다.

▶ 가족의 도움에 대한 느낌은?

(1) 우리 가족들은 나의 고민을 귀 기울여 들어준다.

(2) 우리 가족들은 내게 별로 관심이 없다.

(3) 우리 가족 중에서 나의 존재는 별로 중요치 않다.

(4) 우리 가족들은 나의 기분을 잘 맞춰준다.

▶ 섭취하는 음식의 종류는?

(1) 버터, 마가린, 마요네즈 등을 음식에 잘 발라서 먹는다.

(2) 야채를 잘 먹는다.(생채, 나물, 생야채 등)

(3) 단 음식을 잘 먹는다.(아이스크림, 빵, 사탕, 초콜릿, 떡, 과자 등)

(4) 튀김, 전, 부침 등 기름진 음식을 잘 먹는다.(양념치킨, 오징어튀김, 빈대떡 등)

▶ 식사의 규칙성은?

(1) 아침을 꼭 먹는다.

(2) 점심을 거른다.

(3) 하루 3끼 식사와 간식 한 번 정도는 꼭 한다.

(4) 나는 저녁을 꼭 먹는다.

▶ 식사의 양은?

(1) 식사, 간식, 후식 등을 먹을 때 일단 먹고 난 후, 한 번 이상 더 먹는다.

(2) 간식을 자주, 많이 한다.

(3) 저녁을 가볍게(적게) 먹는다.

(4) 방과 후(하루 일과가 끝난 후) 간식을 많이 한다.

▶ 식사 환경은?

(1) 집에 단 음식을 놓아둔다.(아이스크림, 과자, 빵, 떡, 사탕, 초콜릿 등)

(2) 냉장고에 썰어진, 먹기 간편한 야채가 있다.

(3) 오로지 부엌에만 먹을 것을 둔다.

(4) 우리 집엔 신선한 과일이 있다.

습관 판정표에 답변한 것을 각 문항별로 채점한 후, 항목별로 총점을 구해서 다음의 빈칸에 적어보자.

뚱뚱이 / 날씬이 습관 판정 결과표

이름 : ___________

생활 습관	1. 공복감 신호에는?	점수 ___________
	2. 외부 자극에는?	___________
	3. 마구 먹기는?	___________
운동 습관	4. 운동량은?	___________
	5. 활동성은?	___________
생활 태도	6. 식사 태도는?	___________
	7. 감정 요인은?	___________
	8. 체중에 대한 자긍심은?	___________
	9. 체중에 대한 위축감은?	___________
	10. 신체에 대한 자긍심은?	___________
사회 관계	11. 의사 표현력은?	___________
	12. 감정 표현은?	___________
	13. 주위의 도움에 대한 생각은?	___________
	14. 가족의 도움에 대한 느낌은?	___________
영양 섭취	15. 섭취하는 음식의 종류는?	___________
	16. 식사의 규칙성은?	___________
	17. 식사의 양은?	___________
	18. 식사 환경은?	___________

총점 ___________

점수가 낮을수록 뚱뚱이 습관이고, 높을수록 날씬이 습관이다. 각 항목별로 가장 낮은 점수는 0점이고, 가장 높은 점수는 16점이다. 총점의 최저 점수는 0점이고, 최고 점수는 288점이다.

위의 결과표를 보고 다음의 '최종적인 습관 점검표'를 스스로 작성해 보자.

최종적인 습관 점검표

이름 : ___________

1. 나의 날씬이 습관 4항목(높은 점수 4가지)

    (1) ___________________________________

    (2) ___________________________________

    (3) ___________________________________

    (4) ___________________________________

위의 습관들은 당신을 날씬하게 유지해 줄 것이다. 계속 개발해 나가도록 하자.

2. 나의 뚱뚱이 습관 4항목(낮은 점수 4가지)

    (1) ___________________________________

    (2) ___________________________________

    (3) ___________________________________

    (4) ___________________________________

위의 습관들은 당신이 더 살찌도록 부추길 것이다. 요주의 항목들이다.

3. 고칠 의향이 있는 뚱뚱이 습관

____

____

____

4. 고칠 의향이 없는 뚱뚱이 습관

____

____

____

Chapter 8

폭식증과 우울증

폭식증과 우울증

비만을 부르는 습관 중 하나가 바로 폭식이다. 가끔 하게 되는 폭식은 상관없지만 계속해서 반복하는 습관성 폭식증은 문제가 된다. 특히 폭식을 하며 스트레스를 받거나 스트레스 때문에 폭식을 함으로써 비만이 되는 경우가 많다.

1. 왜곡된 신체 이미지가 원인이다

정상인 사람과 질병에 걸린 사람은 양적, 질적으로 확연히 구분되는 경계를 갖고 있다. 일상생활에서 다소 폭식이나 식욕부진의 경향이 있다고 해서 모두 섭식 장애 환자라고 여길 수는 없고 진단 기준에 엄밀히 적용되는 경우만을 질병으로 간주한다. 그러나 최근 급격한 서구화와 산업화의 소용돌이 속에서 우리 사회에는 날로 심각할 정도로 섭식 장애를 부추기는 분위기가 형성되고 있다. 이제 섭식 장애는 일부 정신 상태가 이상한 사람들만의 문제가 아니라, 사회 전반의 병리 현상으로까지 번지고 있는 추세다.

최근 대도시 청소년을 대상으로 한 연구 조사에 의하면, 남자의 40%

와 여자의 55%가 자신의 체중에 불만을 갖고 있다. 보편적으로 희망하는 최종 신체 사이즈가 남자는 신장 180cm에 체중 70kg, 여자는 신장 170cm에 체중 50kg이어서, 여자의 경우 심한 저체중 상태를 이상적인 체형으로 여긴다는 사실을 알 수 있다. 이와 같이 먹는 것이 풍요롭게 널려 있으면서도 동시에 저체중을 정상으로 생각하고 정상을 비만으로 생각하는 사회 분위기에서는, 그만큼 섭식 장애의 발생 가능성이 높을 수밖에 없는 환경이 조성되는 것이다.

2. 습관성 폭식증

폭식 후에 구토 등으로 먹은 것을 제거하는 신경성 폭식증과 달리, 구토는 수반하지 않고 폭식만을 반복하는 습관성 폭식증은 결국 비만으로 이어지게 된다. 일종의 음식에 대한 중독이라고도 볼 수 있는 습관적 폭식증은 비만클리닉을 방문하는 사람의 약 30%에서 발견된다고 하며, 다음과 같은 특징들을 갖고 있다.

① 반복적으로(적어도 주 2회 이상의 빈도로, 6개월 이상 동안 지속) 대부분 사람들이 먹는 양보다 많은 양의 음식을 폭식하고,

② 다음과 같이 식사 조절 능력에 문제가 있으며(다음 5가지 중 적어도 3가지 이상에 해당),

㉠ 정상보다 대단히 빨리 먹는다.

ⓒ 배가 꽉 차서 괴로울 때까지 먹는다.

ⓒ 배가 고프지 않아도 많이 먹는다.

ⓒ 남이 알까 봐 혼자 먹는다.

ⓒ 과식 후 수치심, 죄책감, 우울감을 느낀다.

③ 폭식에 대해 내적으로 심각하게 고민한다.

④ 단, 부적절한 체중 조절 행동이 없어야 하며, 신경성 폭식증이나 식욕부진증이 아니어야 한다.

위의 진단 기준을 보면, 이와 같은 경험들이 한두 번 없었던 사람이 없을 정도로 우리 주변에서 흔히 겪게 되는 일들임을 알 수 있다. 특히 뷔페 등에 갔을 때나 바쁜 생활 때문에 자주, 빨리, 많이, 배고프지 않아도 먹는 일이 허다하다. 그러나 남 모르게 혼자 먹거나, 과식 후 심하게 후회한다거나 고민하는 일은 비교적 흔한 일이 아니다.

특히 못 먹던 사람이 갑자기 잘 먹게 되어서 폭식하는 경우이거나 본전이 아까워서 많이 먹는 경우 등에는 이와 같은 후회와 고민이 동반되지 않을 것이기 때문에 습관적 폭식증의 진단 기준을 너무 많은 사람들에게 광범위하게 적용할 필요는 없을 것이다. 문제가 되는 것은 음식의 유혹을 잘 이기지 못하는 것이 아니라, 심리적인 어려움의 일환으로 폭식을 일삼는 것이다. 그러한 점에서 습관성 폭식증은 일종의 음식에 대한 중독증으로 여겨지기도 하는데, 비록 음식물이 술이나 담배, 향정신성 약물 등과 같이 내성이나 금단 증상 등과 같은 생리적 중독 증상을 유발하는 물질이라고 볼 수도 없으며, 생존을 위해 완전히 음식을

요즘, 나는……	거의 그렇지 않다	가끔 그렇다	자주 그렇다	항상 그렇다
1. 슬프다.	0	1	2	3
2. 앞날에 대해 비관적이다.	0	1	2	3
3. 스스로 실패자라는 느낌이 든다.	0	1	2	3
4. 일상생활에서 만족감을 느끼지 못한다.	0	1	2	3
5. 죄책감을 자주 느낀다.	0	1	2	3
6. 벌을 받고 있다는 생각이 들 때가 많다.	0	1	2	3
7. 나 자신이 실망스럽다.	0	1	2	3
8. 다른 이보다 못하다는 생각이 든다.	0	1	2	3
9. 자살을 생각한 적이 있다.	0	1	2	3
10. 평소보다 많이 운다.	0	1	2	3
11. 평소보다 화를 자주 낸다.	0	1	2	3
12. 다른 사람들에게 관심이 없다.	0	1	2	3
13. 결정을 내리지 못한다.	0	1	2	3
14. 내 모습이 추하게 보인다.	0	1	2	3
15. 공부나 놀 의욕이 없다.	0	1	2	3
16. 잠을 자지 못하거나 지나치게 잠만 자는 등 수면 습관이 변했다.	0	1	2	3
17. 쉽게 피곤해진다.	0	1	2	3
18. 식욕이 떨어지거나 지나치게 식욕이 느는 등 식습관이 변했다.	0	1	2	3
19. 몸무게가 줄거나 지나치게 느는 등 체중의 변화가 있다.	0	1	2	3
20. 건강에 대한 걱정이 늘었다.	0	1	2	3

총점 __________

판정　　0~9 : 정상　　　　　　　　10~15 : 약한 우울증

　　　　16~23 : 중등도 우울증　　　24 이상 : 중한 우울증

끊을 수도 없지만, 중독의 대표적 증상인 집착, 강박적 사용, 재발이 나타난다는 점에서 폭식증에는 중독적 특징이 있는 것이 사실이다.

습관적 폭식증이 있는 비만인은 그렇지 않은 비만인에 비해 우울이나 불안, 신체에 대한 불만족 등 심리적 문제가 더 많으며, 특히 우울증 빈도가 매우 높다. 또한 이들은 다이어트의 실패와 시도를 반복하면서 프로그램의 초기에 실패하는 경향이 있으며, 그 결과 더욱더 음식과 체중 조절에 자신 없어 하게 된다. 재발되는 폭식으로 인한 자기 비하감과 우울감이 다시 심리적인 스트레스를 주어 더욱 심한 폭식을 유발하기도 하며, 우울증이 악화될 때마다 폭식과 체중 증가가 나타나기 때문에 반드시 우울증에 대한 치료를 병행해야만 한다.

3. 신경성 폭식증

신경성 폭식증은 습관성 폭식증과 비교하여 '먹은 후 토하는 행동'을 한다는 차이가 있다. 이 같은 신경성 폭식증은 주변으로부터 받는 스트레스로 발생하는 경우가 많다. 신경성 폭식증에 걸린 아이들은 우울과 불안 증상이 나타나거나 매사에 자신감이 없고 자존감이 극도로 저하하는 경우가 많다. 자신의 욕구를 억누르며 갑작스럽게 감정이 폭발하는 등 우울증의 성향이 강하게 내포된다. 신경성 폭식증(bulimia nervosa)의 기본 특징과 진단 기준은 아래와 같다.

① 다음과 같은 특징을 갖는 반복적 폭식이 있다.

㉠ 일정한 시간 동안 사람들 대부분이 유사한 상황에서 동일한 시간

동안 먹는 것보다 분명히 많은 양의 음식을 먹는다.

㉡ 폭식하는 동안 먹는 것을 자제하는 능력이 결여되어 있다.(예 : 먹

는 것을 멈출 수 없으며, 무엇을 또는 얼마나 많이 먹어야 할 것인지를 자

제할 수 없다는 느낌)

② 스스로 유도한 구토, 또는 하제나 이뇨제, 관장약, 기타 약물의 남

용, 또는 금식이나 과도한 운동과 같은 체중 증가를 억제하기 위한 반

복적이고 부적절한 보상 행동이 있다.

③ 폭식과 부적절한 보상 행동을 모두, 평균적으로 적어도 1주 2회

이상씩, 적어도 3개월 이상 동안 지속해야 한다.

④ 체형과 체중이 자아 평가에 과도한 영향을 미친다.

⑤ 신경성 식욕부진증이 아니어야 한다.

위의 진단 기준들을 보면, 앞서 언급한 습관성 폭식증과는 달리 폭식
에 대한 보상행동이 나타나고 있으며, 따라서 신경성 폭식증에 해당하
는 사람은 대부분 체형이 비만하기보단 기껏해야 과체중이거나 심지
어는 지극히 정상 내지는 다소 저체중인 경우도 있다. 또 하나 흥미로
는 사실은 몇 년 전 작고한 다이애나 황태자비도 한때 신경성 폭식증으
로 치료를 받았다고 할 만큼 왕족을 비롯하여 사회 경제적 상류층에서
발생하기 쉬운 질병이다. 우리나라에서는 산업화 및 서구화의 혜택을
누리기 이전 세대들은 별로 경험한 바가 없는 편이다. 그러나 최근 다

이어트를 부추기는 사회적 분위기에 편승하여 젊은 여성들을 중심으로 급격히 증가하고 있는 실정이다.

아이들 역시 자신이 먹고 토한다는 사실을 남에게 알리기 꺼린다. 그래서 스스로 문제를 인식해 치료를 받겠다고 병원을 찾는 경우가 드물다. 대체로 체중 조절을 위해 이 방법 저 방법을 찾다가 비만클리닉에도 방문하게 되는 경우가 많고, 주로 원하는 것도 체중 감량 그 이상도 이하도 아니다. 따라서 비만하지 않은데도 살을 빼는 데 몰두한다거나, 체중의 증가와 감소가 계속적으로 반복된다거나, 우울, 충동, 중독 등의 성향을 보이는 경우 등에는 신경성 폭식증을 한번쯤 의심해 보고, 주변 친지들로부터도 정보를 수집해 보아야 한다. 또한 다이어트를 시도하는 사람들 가운데 처음에는 신경성 폭식증이 아니었으나, 하제나 이뇨제 등과 같은 부적절한 다이어트 방법에 손을 대면서 신경성 폭식증으로 발전하는 경우도 있으므로 반드시 믿을 수 있는 전문가의 지도하에 적절한 방법만을 사용하여 체중을 조절하도록 유도하는 것이 중요하다.

4. 신경성 식욕부진증

고등학교 1학년인 C양은 162cm에 54kg의 정상 체형이었는데, 약 6개월 전부터 갑자기 살이 쪘다면서 친구들과 함께 다이어트를 하기 시작했다. 그 후 함께 하던 친구들은 대부분 실패하거나 포기하였으나 C양만 한두 달 사이에 50kg까지 체중을 줄였다. 그 후 그녀는 이에 만족하지 않고 더욱 살을 빼겠다고 하면서 다이어트를 계속한 결과, 머리카락이 빠지며 입가가 헐고 피부가 거칠어지는 등 이상 증후가 나타나기 시작하였고 체중이 45kg까지 줄어들었다. 부모님이 크게 걱정하여 정신과에 가보자고 하였으나, 본인이 원하지 않아 대신 비만클리닉을 방문하게 되었다.

비록 먹는 것과 관련한 문제라는 점에서 유사점이 있지만, C양은 앞서 언급한 습관성 및 신경성 폭식증과 적어도 2가지 측면에서 차이를 보이고 있다. 첫째는 현재 비만도 80%의 저체중 상태를 나타내고 있다는 점이고, 둘째는 폭식 현상이 없다는 것이다.

C양은 최근 하루 700kcal 이내의 열량을 섭취하고 있었으며, 매 끼니마다 한두 가지 반찬과 밥 몇 수저를 뜨는 정도였다. 엄마가 더 먹으라고 성화를 하면 더욱더 화를 내고 먹지 않으려 들었고, 조금이라도 먹고 나면 운동을 하는 등 몸을 많이 움직였다. 엄마는 딸이 학업 성적도 중상위권이며 매사에 성취 욕구가 강하고 완벽을 추구하는 반면, 융통성이 없는 성격이어서 다이어트도 이처럼 맹목적으로 철저하게 하는 것 같다고 말했다.

신경성 식욕부진증(anorexia nervosa, 거식증)의 기본 특징과 진단 기준은 다음과 같다.

① 나이와 키에 비해 최소한의 정상 체중 이상의 체중을 유지하기를 거부한다.

(예 : 기대되는 체중의 85%보다 적은 체중을 유지하기 위해 체중을 줄이거

나 또는 성장 기간 중 예상되는 체중 증가에 실패하여 기대되는 체중의 85%보다 적은 체중으로 된다.)

② 체중 미달임에도 불구하고 체중 증가와 살찌는 것에 대한 심한 공포가 있다.

③ 자신의 체중이나 체형을 인지하는 데 있어서 장애가 있거나, 체중이나 체형이 자기 평가에 과도하게 영향을 미치거나, 또는 현재의 심각한 체중 미달 상태를 부인한다.

④ 월경을 하는 여성에서 무월경, 즉 최소 3회 연속적으로 월경 주기가 없다.

세부 유형

① 제한형 : 규칙적으로 폭식을 하거나 하제를 사용하지 않음.(즉, 스스로 유도하는 구토 또는 하제, 이뇨제, 관장제의 남용이 없음)

② 폭식 및 하제 사용형 : 규칙적으로 폭식을 하거나 하제를 사용함.(즉, 스스로 유도하는 구토 또는 하제, 이뇨제, 관장제 등을 남용)

비록 C양은 엄마가 일찍 발견한 덕에 응급실이나 중환자실 치료를 받지 않을 수 있었지만, 신경성 식욕부진증 환자를 그냥 방치할 경우에는 과도한 신체 허약과 근육 소실, 심장 부정맥 등으로 중환자실 치료를 받거나 심지어는 사망에 이르기도 한다. 1970년대 '톱 오브 더 월드(Top of the world)'로 인기를 모았던 미국의 팝가수 카렌 카펜터즈도 이 병으로 인해 사망할 정도로 정신과적인 응급 질환으로 분류된다. 신경성 식욕부진증은 입원을 통한 치료를 필요로 하며 폭식증과 마찬가지로 서구 산업 사회의 중상류층 여성들 사이에서 최근 급격히 증가하고 있는 실정이다.

그러나 이들 또한 폭식증과 마찬가지로 자신의 문제를 스스로 인식하고 치료를 받고자 정신과를 찾는 경우가 매우 드물다. 특히 자신의 판단과 선택이 옳고 적절하다고 믿고 있으며 기본 성격이 강박적이거나 결벽증적이기 때문에, 어떤 면에서는 폭식증보다 더욱더 치료하기가 어렵다. 또한 다이어트를 시도하여 처음에는 크게 성공한 것처럼 보이는 사람들 가운데 일부는 어느 수준에서 다이어트를 멈추지 못해서 나중에는 식욕부진증의 특징을 나타내기도 한다. 반드시 믿을 수 있는 전문가의 지도하에 적절한 방법만을 사용하여 적정 수준까지만 체중 조절을 하도록 유도하는 것이 중요하다.

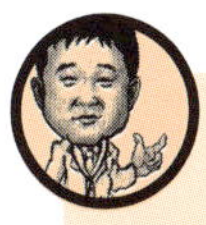

폭식을 조절해 주는 행동 요법

폭식은 비만인들에게 흔한 증상이다. 또한 폭식은 복잡한 행동에 의해 유발되는 문제이기도 하다. 비만 환자들의 30%가 폭식증의 진단 기준에 해당한다는 보고도 있고, 전체 환자의 20%만이 폭식 경험이 없었다고 보고한 연구도 있다. 폭식은 비만 발생 연령과도 밀접한 연관이 있는데, 소아기나 청소년기에 비만이 발생한 사람들의 63%가 정기적으로 또는 자주 폭식을 한다고 한 반면, 성인기에 비만이 발생한 사람들의 34%가 같은 빈도의 폭식을 한다고 하였다. 폭식을 조절하기 위한 행동요법으로는 다음과 같은 것들이 있다.

① 폭식의 종류를 기술한다.

② 폭식을 하게 되는 이유를 알아본다.

③ 폭식을 관리하는 기술을 폭식의 과정(전, 중, 후)에 따라 기술한다.

④ 폭식을 방지하는 전략을 개발한다.

⑤ 다음 번 폭식을 예방, 관리하는 전략을 계획한다.

Chapter **9**

몸도 마음도
건강한 아이로 만들어주는
8주 프로그램

9

몸도 마음도 건강한 아이로 만들어주는 8주 프로그램

1주, 준비기 : 프로그램에 앞선 사전 평가와 준비기

1. 신체 계측하기
2. 건강 생활 습관을 조사하기
3. 체력을 검사하기
4. 건강 검진을 받아보기
5. 측정치 변화 기록부를 작성하기

2주, 시작기 : 목표를 정하고 식사는 균형 있게, 알맞게, 규칙적으로 한다

1. 6가지 성공 비결 알아보기
2. 비만에 대한 글짓기
3. 목표를 정하기
4. 날씬해지면 좋은 점 따져보기
5. 영양 신호등, 영양 사전 익히기
6. 식사일지 쓰는 법 익히기

3주, 발전기 : 운동량을 늘리자

1. 운동량 늘리기
2. 아이가 좋아할 운동 알아보기
3. 운동일지 쓰는 법 익히기
4. 간식 줄이기
5. 먹는 것을 대신할 수 있는 아이디어 토의하기

4주, 성숙기 : 나쁜 버릇을 고치자

1. 운동량 늘리기
2. 운동을 좀더 특화하기
3. 매일 아침에 계획일지를 쓰고, 밤에 실천일지를 쓰기
4. 나쁜 식습관과 생활 습관 고치기

5주, 중간 점검기 : 스트레스를 이겨내자

1. 신체 계측을 다시 하기
2. 건강 생활 습관 조사를 다시 하기
3. 체중 그래프를 그리기
4. 현재 몸무게를 1년간 유지하는 목표 세우기
5. 운동 강도를 높이기
6. 스트레스를 받지 않도록 노력하기

6주, 성숙기 : 음식의 유혹을 이겨내자

1. 음식의 유혹을 이겨내기
2. 천천히 먹기
3. 하루에 필요한 칼로리 처방하기
4. 칼로리에 맞게 식품군별로 처방하기
5. 하루나 1주일 동안 몇 칼로리의 운동을 할지 목표 정하기

7주, 정리기 : 온 가족이 함께

1. 온 가족이 함께 다이어트에 동참하기
2. 그동안의 프로그램 점검하기
3. 식사·운동일지 발표하기
4. 폭식하지 않기
5. 칼로리 퀴즈 맞히기

8주, 완성기 : 자신감을 갖고 일상생활로 돌아갈 준비를 한다

1. 프로그램을 통해 익힌 습관 정리하기
2. 미식가 습관 들이기
3. 음식을 거절하는 법 익히기
4. 계절별로 효과적으로 할 수 있는 운동 알아보기
5. 실패에 대한 두려움을 이겨내기

8주 이후, 유지기 : 프로그램은 끝나도 다이어트는 계속되어야 한다

1. 첫째 주와 비교해 보기
2. 일지를 점검해 보고 문제점 찾기
3. 식사·운동일지 꾸준히 쓰기
4. 현재 바뀐 좋은 습관들 계속 유지하기

1주 : 준비기

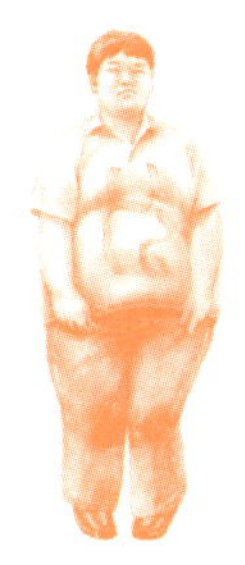

이번 주 과제 :

1. 신체 계측하기
2. 건강 생활 습관을 조사하기
3. 체력을 검사하기
4. 건강 검진을 받아보기
5. 측정치 변화 기록부를 작성하기

Point

굳은 결심을 해야 한다.
시작하면 끝까지 한다는 정신 자세가 중요하다.

비만 관리를 시작하기에 앞서, 우리 아이가 비만인지 아닌지 그리고 비만이라면 어느 정도인지를 정확히 판정하는 것이 무엇보다 중요하다. 물론 남들이 보기에, 본인이 느끼기에, 부모가 판단하기에…… 등등 주관적인 견해가 항상 부정확하고 틀렸다는 의미는 아니다. 그러나 막연히 비만인 것 같다는 식의 희미한 문제 의식만으로는 살빼기에 강하게 도전할 수가 없다. 이처럼 비만 여부가 헷갈릴 때는 비만인지 정상 범위인지를 정확히 알아내야 한다.

(1) 신장, 체중을 측정하여 비만도를 계산한다

우리 큰아이는 몇 년 전부터 비만이라는 말을 자주 들어왔어요. 제가 보기에는 배가 좀 나왔지만 별로 찐 것 같지 않은데……, 125cm에 30kg이면 비만인가요?

(초등학교 신입생 자녀를 둔 K군 엄마의 전화 상담 내용에서)

엄마가 전화 상담을 해온 K군의 경우를 예로 들어 생각해 보자. 초등학교 신입생이라면 현재 만 나이가 6세 이상 7세 미만에 해당하며, 125cm의 신장은 1학년의 남자아이들 중에서 약 75%(작은 키순으로 100명 중에서 75번째에 해당하는 키), 즉 25번째로 큰 편에 속하고, 30kg의 체중은 1학년 남자아이 중에서 약 90%(마른 순으로 100명 중에서 90번째에 해당하는 체중), 즉 10번째로 무거운 편에 속한다. 이러한 경우 물론 키도 큰 편에 속하지만 그에 비해 체중이 더 무거운 편에 속하기 때문에 비만일 가능성이 높다.

▶ 비만도의 정도에 따라 다르게 대처한다

더 정확하게 K군의 비만도를 계산해 보면 다음과 같다.

$$비만도(100을\ 기준) = \frac{현재\ 체중}{신장별\ 표준\ 체중} \times 100(\%)$$

125cm 남자아이의 표준 체중은 25.8kg이고 현재 체중이 30kg이므로, K군의 비만도는 (30.0÷25.8)×100=116.3(%)가 된다. 비만도가 120% 이상부터 경도 비만에 해당하기 때문에 아직 비만은 아닌 상태다. 그러나 1kg만 더 늘어 31kg이 되는 순간부터는 경도 비만에 해당하기 때문에 비만이 아니라고 안심할 정도도 아니다.

이처럼 비만도가 110 이상 120 미만인 경우를, 경우에 따라 과체중(정상과 비만의 중간 단계) 상태라고 판정하기도 한다. 아직 비만은 아니더라도 그대로 방치하면 조만간 비만이 될 수도 있으므로 약 1년간 비만이 되지 않도록 주의해야 한다. 이처럼 초기 상태에서 주의하고 예방하는 것이 이미 심각해진 비만을 치료하는 것보다 훨씬 더 쉽고 성공할 가능성도 높다. 그러므로 K군의 경우 너무 과민하게 걱정할 필요는 없지만 긴장을 늦춰서도 안 될 것이다.

▶ 비만의 여부는 체지방률이 좌우한다

비만이란 우리 몸에 지방 성분이 필요 이상으로 많이 축적된 상태를 의미하기 때문에, 단순히 키와 몸무게만으로 비만의 유무나 정도를 파악할 수는 없다. K군의 경우처럼 아직은 과체중 정도의 상태라 하더라도, 체지방을 측정해 보면 비만으로 판정될 가능성도 있다. 체지방을 집에서 알아보기란 쉽지 않다. 가까운 전문 의료 기관을 찾아 체지방 측정기나 피부 두께 측정기 등으로 측정해야 한다. 체지방을 측정하는 것뿐 아니라, 가장 기본적인 키와 몸무게를 정확히 재는 것도 가정에서는 쉽지 않은 경우가 많다. 키와 체중은 비만인지 여부를 판정할 뿐 아니라 이후 체중 조절의 성공 여부를 판단하는 근거가 되므로 반드시 정확하게 측정해야 한다. 키, 몸무게와 함께 배 둘레는 집에서도 비교적 쉽게 측정할 수 있는 항목이다. 체중 조절을 시작하는 초기에는 특히 체지방량이 줄어들면서 체중은 줄지 않아도 배 둘레가 줄어드는 경향이 먼저 나타나곤 한다. 그러므로 배 둘레를 계속 측정하는 것은 성취감을 높이는 한 방법이 될 수 있다.

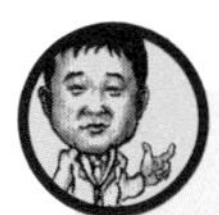

신체 계측할 때 주의 사항

▶ 신장

신을 벗고 두 발꿈치를 붙인 후 등과 엉덩이, 발꿈치가 측정 자에 똑바로 대어지도록 한다.

양팔을 자연스럽게 양옆으로 떨어뜨리고 편안한 자세를 취하게 한다.

측정할 때는 머리 정수리 부근에서 정확히 일치하는 부분을 확인한다.

이 점에 주의하세요

- 등, 엉덩이, 발꿈치의 세 부위가 잣대에 붙어 있는지의 여부를 확인한다.
- 머리부의 위치는 안이수평을 이루도록 한다.(똑바로 정면을 주시한다.)
- 머리핀, 헤어밴드, 고무줄 등은 모두 풀고 재도록 한다.
- 잣대가 흔들리거나 기울어 있지 않은지 수시로 점검한다.

▶ 체중

가능한 한 옷을 가볍게 입은 상태에서 측정한 후 옷 무게만큼 뺀다.

측정 전에 반드시 영점 조정을 확인한다.

체중계 중앙에 발바닥이 오도록 한다.

눈금이 움직이지 않는 상태에서 눈금(수치)을 읽는다.

이 점에 주의하세요

- 체중계의 정확성을 수시로 점검한다.
- 반드시 같은 체중계로 측정, 비교한다.
- 체중은 용변 후에 측정하는 것이 바람직하며 식사나 과격한 운동 직후는 피한다.

▶ 배 둘레

맨 살에 직접 잰다.

숨을 가볍게 내쉰 상태에서 측정한다.

줄자를 이용하여 배꼽과 평행이 되는 둘레를 측정한다.

식사 직후나 직전은 피해서 가급적 매번 같은 시간대에 같은 상태로 측정한다.

줄자가 꼬이거나 당겨지지 않도록 하고 등 쪽에서도 수평을 유지하는지 확인한다.

키(cm)	표준 체중	경도 비만	중등도 비만	고도 비만	키(cm)	표준 체중	경도 비만	중등도 비만	고도 비만
105~105.9	17.5	21.1~	22.8~	26.2~	143~143.9	38.1	45.7~	49.5~	57.2~
106~106.9	18.0	21.6~	23.4~	27.0~	144~144.9	39.3	47.2~	51.1~	59.0~
107~107.9	18.1	21.7~	23.5~	27.2~	145~145.9	40.2	48.2~	52.3~	60.3~
108~108.9	18.6	22.3~	24.2~	27.9~	146~146.9	41.0	49.2~	53.3~	61.5~
109~109.9	19.1	22.9~	24.8~	28.7~	147~147.9	41.2	49.4~	53.6~	61.8~
110~110.9	19.2	23.0~	25.0~	28.8~	148~148.9	42.4	50.9~	55.1~	63.6~
111~111.9	19.6	23.5~	25.5~	29.4~	149~149.9	43.4	52.1~	56.4~	65.1~
112~112.9	20.1	24.1~	26.1~	30.2~	150~150.9	43.6	52.3~	56.7~	65.4~
113~113.9	20.3	24.4~	26.4~	30.5~	151~151.9	45.1	54.1~	58.6~	67.7~
114~114.9	20.7	24.8~	26.9~	31.1~	152~152.9	45.6	54.7~	59.3~	68.4~
115~115.9	21.1	25.3~	27.4~	31.7~	153~153.9	46.8	56.2~	60.8~	70.2~
116~116.9	21.5	25.8~	28.0~	32.3~	154~154.9	47.7	57.2~	62.0~	71.6~
117~117.9	22.0	26.4~	28.6~	33.0~	155~155.9	47.9	57.5~	62.3~	71.9~
118~118.9	22.4	26.9~	29.1~	33.6~	156~156.3	48.8	58.6~	63.4~	73.2~
119~119.9	22.9	27.5~	29.8~	34.4~	157~157.9	49.3	59.2~	64.1~	74.0~
120~120.9	23.2	27.8~	30.2~	34.8~	158~158.9	50.3	60.4~	65.4~	75.5~
121~121.9	23.8	28.6~	30.9~	35.7~	159~159.9	51.0	61.2~	66.3~	76.5~
122~122.9	24.5	29.4~	31.9~	36.8~	160~160.9	51.4	61.7~	66.8~	77.1~
123~123.9	24.8	29.8~	32.2~	37.2~	161~161.9	52.8	63.4~	68.6~	79.2~
124~124.9	25.4	30.5~	33.0~	38.1~	162~162.9	53.4	64.1~	69.4~	80.1~
125~125.9	25.8	31.0~	33.5~	38.7~	163~163.9	54.7	65.6~	71.1~	82.1~
126~126.9	26.3	31.6~	34.2~	39.5~	164~164.9	55.9	67.1~	72.7~	83.9~
127~127.9	27.0	32.4~	35.1~	40.5~	165~165.9	57.7	69.2~	75.0~	86.6~
128~128.9	27.7	33.2~	36.0~	41.6~	166~166.9	58.5	70.2~	76.1~	87.8~
129~129.9	28.5	34.2~	37.1~	42.8~	167~167.9	58.7	70.4~	76.3~	88.1~
130~130.9	29.2	35.0~	38.0~	43.8~	168~168.9	60.1	72.1~	78.1~	90.2~
131~131.9	29.7	35.6~	38.6~	44.6~	169~169.9	60.3	72.4~	78.4~	90.5~
132~132.9	30.4	36.5~	39.5~	45.6~	170~170.9	61.5	73.8~	80.0~	92.3~
133~133.9	30.9	37.1~	40.2~	46.4~	171~171.9	62.1	74.5~	80.7~	93.2~
134~134.9	31.2	37.4~	40.6~	46.8~	172~172.9	63.9	76.7~	83.1~	95.9~
135~135.9	32.5	39.0~	42.3~	48.8~	173~173.9	64.1	76.9~	83.3~	96.2~
136~136.9	33.3	40.0~	43.3~	50.0~	174~174.9	64.4	77.3~	83.7~	96.6~
137~137.9	33.8	40.6~	43.9~	50.9~	175~175.9	65.4	78.5~	85.0~	98.1~
138~138.9	34.3	41.2~	44.6~	51.5~	176~176.9	66.4	79.7~	86.3~	99.6~
139~139.9	35.0	42.0~	45.5~	52.5~	177~177.9	67.1	80.5~	87.2~	100.7~
140~140.9	35.9	43.1~	46.7~	53.9~	178~178.9	67.7	81.2~	88.0~	101.6~
141~141.9	36.9	44.3~	48.0~	55.4~	179~179.9	68.5	82.2~	89.1~	102.8~
142~142.9	37.6	45.1~	48.9~	56.4~	180~180.9	69.7	83.6~	90.6~	104.6~

키에 대한 표준 체중과 비만 판정표(여아)

키(cm)	표준체중	경도비만	중등도비만	고도비만	키(cm)	표준체중	경도비만	중등도비만	고도비만
105~105.9	17.4	20.9~	22.6~	26.1~	143~143.9	36.5	43.8~	47.5~	54.8~
106~106.9	17.7	21.2~	23.0~	26.6~	144~144.9	37.9	45.5~	49.3~	56.9~
107~107.9	18.0	21.6~	23.4~	27.0~	145~145.9	39.0	46.8~	50.7~	58.5~
108~108.9	18.2	21.8~	23.7~	27.3~	146~146.9	40.0	48.0~	52.0~	60.0~
109~109.9	18.6	22.3~	24.2~	27.9~	147~147.9	41.0	49.2~	53.3~	61.5~
110~110.9	18.9	22.7~	24.6~	28.4~	148~148.9	42.0	50.4~	54.6~	63.0~
111~111.9	19.4	23.3~	25.2~	29.1~	149~149.9	42.8	51.4~	55.6~	64.2~
112~112.9	19.8	23.8~	25.7~	29.7~	150~150.9	44.0	52.8~	57.2~	66.0~
113~113.9	20.0	24.0~	26.0~	30.0~	151~151.9	45.8	55.0~	59.5~	68.7~
114~114.9	20.6	24.7~	26.8~	30.9~	152~152.9	46.7	56.0~	60.7~	70.1~
115~115.9	21.0	25.2~	27.3~	31.5~	153~153.9	48.6	58.3~	63.2~	72.9~
116~116.9	21.2	25.4~	27.6~	31.8~	154~154.9	49.5	59.4~	64.4~	74.6~
117~117.9	21.5	25.8~	28.0~	32.3~	155~155.9	49.9	59.9~	64.9~	74.9~
118~118.9	21.9	26.3~	28.5~	32.9~	156~156.3	50.9	61.1~	66.2~	76.4~
119~119.9	22.5	27.0~	29.3~	33.8~	157~157.9	51.6	61.9~	67.1~	77.4~
120~120.9	23.1	27.7~	30.0~	34.7~	158~158.9	52.3	62.8~	68.0~	78.5~
121~121.9	23.4	28.1~	30.4~	35.1~	159~159.9	52.9	63.5~	68.8~	79.4~
122~122.9	23.8	28.6~	30.9~	35.7~	160~160.9	53.4	64.1~	69.4~	80.1~
123~123.9	24.6	29.5~	32.0~	36.9~	161~161.9	53.7	64.4~	69.8~	80.6~
124~124.9	25.0	30.0~	32.5~	37.5~	162~162.9	54.9	65.9~	71.4~	82.4~
125~125.9	25.4	30.5~	33.0~	38.1~	163~163.9	55.4	66.5~	72.0~	83.1~
126~126.9	25.9	31.1~	33.7~	38.9~	164~164.9	56.0	67.2~	72.8~	84.0~
127~127.9	26.7	32.0~	34.7~	40.1~	165~165.9	56.7	68.0~	73.7~	85.1~
128~128.9	27.0	32.4~	35.1~	40.5~	166~166.9	57.1	68.5~	74.2~	85.7~
129~129.9	27.8	33.4~	36.1~	41.7~	167~167.9	57.6	69.1~	74.9~	86.4~
130~130.9	28.0	33.6~	36.4~	42.0~	168~168.9	58.7	70.4~	76.3~	88.1~
131~131.9	29.0	34.8~	37.7~	43.5~	169~169.9	59.5	71.4~	77.4~	89.3~
132~132.9	29.8	35.8~	38.7~	44.7~	170~170.9	59.7	71.6~	77.6~	89.6~
133~133.9	30.6	36.7~	39.8~	45.9~	171~171.9	61.3	73.6~	79.7~	92.0~
134~134.9	31.0	37.2~	40.3~	46.5~	172~172.9	61.8	74.2~	80.3~	92.7~
135~135.9	31.7	38.0~	41.2~	47.6~	173~173.9	62.1	74.5~	80.7~	93.2~
136~136.9	32.1	38.5~	41.7~	48.2~	174~174.9	62.9	75.5~	81.8~	94.4~
137~137.9	32.3	38.8~	42.0~	48.5~	175~175.9	63.0	75.6~	81.9~	94.5~
138~138.9	33.5	40.2~	43.6~	50.3~	176~176.9	64.2	77.0~	83.5~	96.3~
139~139.9	34.3	41.2~	44.6~	51.5~	177~177.9	64.7	77.6~	84.1~	97.1~
140~140.9	34.8	41.8~	45.2~	52.2~	178~178.9	65.0	78.0~	84.5~	97.5~
141~141.9	35.7	42.8~	46.4~	53.6~	179~179.9	65.5	78.6~	85.2~	98.3~
142~142.9	36.3	43.6~	47.2~	54.5~	180~180.9	66.0	79.2~	85.8~	99.0~

(2) 건강 생활 습관을 점검한다

> 엄마 : 얘! 이걸 보면 네가 나쁜 식습관 때문에 살이 쪘다는 걸 잘 깨닫
> 게 되겠구나……. 이게 왜 '그렇지 않다' 니? '매우 매우 매우 그
> 렇다' 지.
>
> 아이 : 내가 뭐 어쨌다고. 옆집 사는 상욱이는 맨 날 햄버거만 먹어대
> 는데도 마르기만 한걸…….
>
> (건강 생활 습관 설문지를 작성하던 초등학교 2학년 H양과 엄마의 대화 내용에서)

비만 관리를 시작하기 전에 또 한 가지 반드시 짚고 넘어가야 할 것이 있다. 아이의 현재 생활 습관에 대한 평가가 그것이다. 부모들 대부분은 아이가 비만해진 이유를 아이의 잘못된 생활 습관, 특히 식습관 때문이라고 여긴다. 그러므로 설문지를 통해 생활 습관을 점수로 환산해 보는 것은 앞으로의 비만을 관리하는 데 중요한 의미가 있다. 글자를 깨우친 초등학생 이후의 아이들에게는 설문지를 스스로 체크하게 한다.

생활 습관 전반에 관한 설문지 조사는 다음과 같은 의미가 있다. 첫째, 아이가 자신의 습관을 어떻게 평가하는지 알 수 있다. 전혀 문제가 없다고 평가한다면 그만큼 비만에 대한 문제 의식이 낮으며 살을 빼겠다는 동기 수준도 낮은 편일 가능성이 높다. 둘째, 아이가 다른 항목들에 비해 상대적으로 나쁜 습관이라고 고백하는 항목이 무엇인지 파악할 수 있다. 적어도 그 항목에 대해서는 생활 습관을 개선할 수 있는 여지가 생길 것이다. 셋째, 향후 체중 조절 프로그램을 지속적으로 진행

하면서 점수를 더 올릴 수 있는 기준점이 될 수 있다. 넷째, 비만이 반 드시 아이의 나쁜 습관 탓만은 아니라는 점을 인식시킬 수 있다. 예를 들어 심한 편식을 하는 아이들은 비만이 아니라 정상 체중이거나 심지 어는 저체중인 경우도 많다. 비만이라는 이유만으로 무조건 습관이 나 쁘다는 논리는 존재하지 않는다. 비만이 아니라고 해서 모든 생활 습 관이 긍정적이라는 판단을 할 수 없는 것과 같다.

건강 생활 습관 설문지

사항	전혀 그렇지 않다	그렇지 않다	그렇다	매우 그렇다
1. 기분이 나쁠 때 먹는 것으로 기분을 푼다.	4	3	2	1
2. 돈이 생기면 우선 먹는 것부터 산다.	4	3	2	1
3. 방과 후 밖에서 노는 시간보다 집에서 지내는 시간이 더 많다.	4	3	2	1
4. 먹고 싶은 충동을 참지 못한다.	4	3	2	1
5. 조금만 배가 고파도 참지 못한다.	4	3	2	1
6. 항상 곁에 먹을 것을 많이 둔다.	4	3	2	1
7. 체중이 느는 것에 대해 관심이 없다.	4	3	2	1
8. 생활의 즐거움이 먹는 것에 있다.	4	3	2	1
9. 오락이나 TV 시청을 오래 한다.	4	3	2	1
10. 집안일 거들기나 심부름을 잘 한다.	1	2	3	4
11. 식사 후에 배가 불러도 맛있는 것이 있으면 또 먹는다.	4	3	2	1
12. 안 먹다가 한꺼번에 몰아서 많이 먹는다.	4	3	2	1
13. 아침식사를 하지 않는다.	4	3	2	1
14. 저녁을 많이 먹는다.	4	3	2	1

사항	전혀 그렇지 않다	그렇지 않다	그렇다	매우 그렇다
15. 잠들기 전에 야식을 먹는다.	4	3	2	1
16. 군것질을 많이 한다.	4	3	2	1
17. 야채나 나물을 자주 먹는다.	1	2	3	4
18. 고기나 기름진 음식을 자주 먹는다.	4	3	2	1
19. 음식을 가려먹는다.(편식한다.)	4	3	2	1
20. 맵고, 짠 음식을 자주 먹는다.	4	3	2	1
21. 콜라, 사이다와 같은 청량음료를 자주 먹는다.	4	3	2	1
22. 남들보다 음식을 먹는 속도가 빠르다.	4	3	2	1
23. 식사를 규칙적으로 한다.	1	2	3	4
24. 항상 정해진 자리에서 식사를 한다.	1	2	3	4
25 음식을 오래 씹은 후에 삼킨다.	1	2	3	4
26. 책이나 텔레비전을 볼 때 무엇인가를 먹으면서 본다.	4	3	2	1
27. 외식이나 잔치에 가면 과식을 하게 된다.	4	3	2	1
28. 단 음식(예 : 초콜릿, 케이크)을 자주 먹는다.	4	3	2	1
29. 간식을 많이 먹는다.	4	3	2	1
30. 인스턴트 식품(라면, 3분 카레 등)을 자주 먹는다.	4	3	2	1
31. 패스트푸드(피자, 햄버거 등)를 자주 먹는다.	4	3	2	1
32. 음식을 먹을 때 그릇에 음식을 많이 담아 먹는다.	4	3	2	1
33. 기름에 튀긴 음식이나 볶은 음식을 자주 먹는다.	4	3	2	1
34. 체육 시간에 열심히 운동에 참가한다.	1	2	3	4
35. 운동을 규칙적으로 한다.	1	2	3	4
36. 가까운 거리는 차나 엘리베이터를 타지 않고 걷는다.	1	2	3	4

나의 습관 점수 : ________점

36개 문항 가운데 1점 또는 2점을 얻은 문항의 습관이, 특히 자신이 비만이 된 또는 비만에서 벗어나지 못하는 가장 큰 이유가 된다. 낮은 점수의 항목들을 하나씩 고쳐서 3점 혹은 4점으로 만들어나가야 한다. 이를 비만의 '행동 치료'라고 부르며, 혼자 하는 것보다는 상담자와 함께 해나가는 것이 더 성공적이라고 한다.

총 36개 설문 문항의 점수를 매겨(36~144점) 점수가 높을수록 좋은 습관을 가진 것으로 볼 수 있다.

(3) 체력 상태를 평가한다

12세 된 B군은 키가 143cm에 몸무게가 48kg이다. B군의 엄마는 비만한 아들이 자꾸 놀림을 받는다고 걱정을 하며 필자와 상담을 하였다. 한데 체력 검사 결과, B군은 체력이 많이 떨어져 있었다. 달리기나 윗몸 일으키기, 철봉 등 학교에서 하는 운동을 제대로 못했다.

아이의 근력이 떨어진다는 체력 검사 결과를 알려주자 B군의 엄마는 "몸집이 이렇게 큰데, 힘이 없다니요? 그럼 이게 다 허당이란 말인가요?"라고 반문했다.

대부분 키와 몸무게만으로 비만도를 계산하면 다른 문제를 발견하기 쉽지 않다. 그래서 이 같은 경우 비만한 아이나 그 부모들은 자칫 다음과 같은 반응을 보일 수가 있다.

"그래, 우리 아이가 비만이라는 것은 알겠습니다. 남들보다 좀 체중이 많이 나간다는 말인데, 그래서 외모가 좀 보기 안 좋다는 것 이외에 비만이 당장 무슨 문제가 되겠습니까?"

비만은 단순히 외모만의 문제가 아니다. 비만의 문제는 앞에서 언급했듯이 질병의 위험이 높아지고, 체력이 떨어진다는 데서 더 크게 찾을 수 있다. 물론 비만하지 않은 아이들도 체력 수준이 떨어질 수 있으므로 체력의 저하가 모두 비만 탓이라고 속단하기는 어렵다. 그러나 그동안 몸집이 크면 보기는 나빠도 체력 면에서는 우량하고 힘도 셀 것이라고 생각한 것이 잘못이라고 깨닫는 것은 매우 중요하다. 체중을 조절해야 하는 이유는 외모 때문이 아니라 체력과 건강, 신체 각 부분의 기능을 정상화하기 위해서다.

체력 수준은 근력 및 근지구력, 심폐지구력, 유연성, 체지방률 등 4가지를 기본으로 하고, 거기에 민첩성, 순발력, 협응력 등 부가적 항목들을 추가해 대략 5~10개 항목을 종합적으로 검사하여 평가한다. 예전에 학교 체육 시간이면 열심히 연습했던 체력장, 최근 용어로 체력 검사가 바로 이들 항목들 가운데 일부를 검사하여 점수화한 것이다.

▶ 체력 검사로 아이의 약한 부분을 알아낸다

체력 검사 항목들은 초시계와 줄자 등 간단한 도구만 있으면 충분히 측정이 가능하기 때문에 가정에서 간단히 검사할 수 있다. 또 검사 결과를 점수로 환산할 수 있어서 체중 조절을 시작하기 전과 중간 과정, 그리고 프로그램이 끝난 후에 검사를 하면서 변화를 확인할 수 있다. 특히 체력 검사를 통해 아이가 어떤 부분에서 취약한지를 파악할 수 있기 때문에 이를 집중적으로 보완할 수 있는 전략을 마련할 수도 있다.(3주째 프로그램에 있는 '학생 체력 검사 항목별 권장 운동' 참조)

비만하면 체력이 약해지는 것은 어찌 보면 당연한 결과다. 비만을 치료한다는 것이 살을 뺀다는 것으로 표현되는 것은 엄밀히 말해서 잘못된 것이다. 비만은 살(=근육)이 찌는 것이 아니라 지방이 늘어나는 것이다. 비만이 심해지면 근육은 오히려 위축된다. 위축되지 않는다 하더라도 같은 근육으로 지탱해야 하는 무게가 늘어나기 때문에 근육의 힘이 약해질 수밖에 없다. 지방은 동력원이 아니라, 과잉 적재된 짐일 뿐이다. 근육뿐 아니라 내부 장기인 심장과 폐의 기능도 약화된다. 비만이 되면 혈관이 노화하고 노폐물이 증가하며, 내장지방의 증가로 내장 또한 고유의 기능을 발휘하기 어려워지는 것이다. 체지방률이 체격이 아닌 체력의 평가 항목으로 분류되는 이유가 여기에 있다.

더 전문적이고 정확한 체력 검사와 운동 처방, 그리고 내부 장기의 기능까지 종합적으로 검진해 보기를 원한다면 가까운 비만 전문 의료 기관을 방문하는 것이 더 효과적일 수 있다.

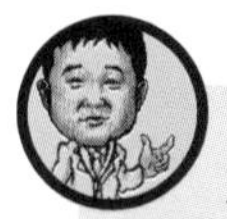

체력 검사 종목별 측정 방법

▶ 50m 달리기

집에서 가까운 운동장이나 공원 등에서 50m 지점을 정한다. 이때 달리기 코스는 가급적 직선이 되는 곳을 선택한다. 부모의 신호에 맞춰 아이가 달리기를 시작하면 시간을 잰다. 특별한 경우 외에는 한 번만 달리는 것을 원칙으로 한다. 달리다 넘어졌을 때는 약 20분 후에 다시 달리게 한다.

▶ 제자리멀리뛰기

집 안이나 운동장에서 제자리멀리뛰기 할 곳을 정한다. 제자리멀리뛰기를 시작하는 점을 출발선으로 하여 아이가 한 번에 뛴 곳까지 줄자로 거리를 잰다. 신체의 한 부분이라도 출발선에서 가장 가까운 곳에 닿았으면 그곳까지 측정한다. 발은 한번만 굴러서 최대한 멀리 뛰게 한다. 두 번 실시해서 더 좋은 기록을 택한다.

▶ 팔굽혀 펴기(남자)

양손을 어깨 넓이로 벌려 30cm 정도 높이의 봉을 잡고 양발을 모아 붙인 자세에서 엎드린다. 팔은 직각이 되게 한 상태에서 머리, 어깨, 허리, 엉덩이, 다리 등이 일직선이 되게 한다. 2초에 1회 정도의 속도로 팔 굽혀 펴기를 하게 한다. 이때 팔을 90도 이상 굽혀 가슴이 봉에 닿을 때까지 굽혔다 다시 완전히 편 상태를 1회로 해서 2초에 한 번 정도가 적당한 속도다. 머리부터 다리까지 몸이 굽혀지지 않게 신경 쓴다.

▶ 팔굽혀 매달리기(여자)

철봉 밑에 의자를 준비하거나 엄마가 아이를 잡아서 철봉에 매달리게 한다. 시작과 함께 의자를 차운 후, 철봉에 매달린 시간을 잰다. 턱이 철봉에 닿으면 무효다. 이때 몸이 흔들리지 않도록 옆에서 도와준다.

▶ 윗몸 일으키기

아이를 바닥에 누이고 무릎을 직각으로 굽히게 한 후 엄마가 발목을 잡아준다. 두 손을 목 뒤에서 마주 잡고 시작이라는 구호와 함께 윗몸 일으키기를 1분 동안 실시한다. 팔꿈치가 무릎에 닿아야 유효하다. 이때 목 뒤의 마주 잡은 손을 놓치거나 엉덩이로 반동을 일으키는 것은 금물이다. 머리나 어깨로 힘을 받아 일으키는 것도 안 된다. 윗몸 일으키기를 하는 바닥은 너무 푹신하지 않은 곳이어야 한다.

▶ 앉아 윗몸 앞으로 굽히기

신발을 벗은 상태로 아이가 다리를 쭉 뻗고 양발을 모아서 앉게 한다. 아이가 그 상태에서 팔을 쭉 뻗어 수평이 되는 지점에 맞춰 상자를 놓는다. 아이의 양발바닥이 상자의 옆면에 완전히 닿게 한다. 팔을 상자에 쭉 뻗어 얹고 왼손을 오른손등 위에 올린 후 상체를 서서히 굽히면서 최대한 길게 뻗친다. 아이의 발끝에서부터 손끝까지 줄자를 이용해 얼마만큼 뻗었는지를 측정한다. 갑작스럽게 상체를 굽혀 손을 뻗지 않도록 한다. 머리를 앞으로 굽힐수록 좋은 기록을 얻게 된다. 손가락끝이 발끝을 넘어가지 못하면 마이너스로 기록하고 0.1cm 단위로 측정한다.

▶ 오래달리기-걷기

50m 달리기 요령과 같고 거리만 600~1000m로 좀더 멀다. 아이의 건강 상태에 주의하며 질병의 유무를 확인한다. 다른 질병으로 치료를 받고 있는 경우, 특히 심장 및 만성폐질환자 등은 제외한다. 지나치게 경쟁을 하거나 무리한 속도로 달리지 않도록 주의하고 각자의 능력과 연습도 등을 감안하여 달리게 한다. 달리다가 걷는 것이 허용됨을 사전에 알려주어 억지로 달리지 않도록 한다. 오래달리기는 우발사고가 나기 쉽다. 구급 처치를 할 수 있도록 준비한다.

성별	학년	종목 점수	50미터 달리기 (초)	윗몸 일으키기 (회)	제자리 멀리뛰기 (cm)	앉아 윗몸 앞으로 굽히기 (cm)	오래달리기 -걷기 (분초)
남학생	5학년	5	8.3 이하	48 이상	185 이상	15.3 이상	4′23″ 이하
		4	8.4~9.2	38~47	166~184	10.1~15.2	4′24″~5′24″
		3	9.3~10.1	28~37	148~165	5.0~10.0	5′25″~6′26″
		2	10.2~11.0	18~27	128~147	0~4.9	6′27″~7′27″
		1	11.1 이상	17 이하	127 이하	−0.1 이하	7′28″ 이상
	6학년	5	7.8 이하	49 이상	198 이상	15.5 이상	4′12″ 이하
		4	7.9~8.8	40~48	178~197	10.4~15.4	4′13″~5′08″
		3	8.9~9.6	30~39	159~177	5.3~10.3	5′09″~6′04″
		2	9.7~10.5	21~29	139~158	0.2~5.2	6′05″~7′00″
		1	10.6 이상	20 이하	138 이하	0.1 이하	7′01″ 이상
여학생	5학년	5	8.8 이하	39 이상	167 이상	17.4 이상	5′02″ 이하
		4	8.9~9.7	29~38	149~166	12.3~17.3	5′03″~5′59″
		3	9.8~10.6	20~28	131~148	7.1~12.2	6′00″~6′55″
		2	10.7~11.5	10~19	113~130	2.0~7.0	6′56″~7′51″
		1	11.6 이상	9 이하	112 이하	1.9 이하	7′52″ 이상
	6학년	5	8.7 이하	40 이상	171 이상	19.1 이상	5′02″ 이하
		4	8.8~9.5	31~39	153~170	13.7~19.0	5′03″~5′54″
		3	9.6~10.4	22~30	135~152	8.2~13.6	5′55″~6′46″
		2	10.5~11.3	13~21	117~134	3.3~8.1	6′47″~7′39″
		1	11.4 이상	12 이하	116 이하	3.2 이하	7′40″ 이상

성별	학년	종목 점수	50미터 달리기 (초)	팔굽혀펴기(남) 팔굽혀매달리기(여) (회, 초)	윗몸 일으키기 (회)	제자리 멀리뛰기 (cm)	앉아 윗몸 앞으로 굽히기 (cm)	오래달리기 - 걷기 (분초)
남학생	1학년	5	7.3 이하	35 이상	51 이상	223 이상	17.6 이상	7′ 13″ 이하
		4	7.4~8.3	25~34	42~50	202~222	12.0~17.5	7′ 14″~8′ 27″
		3	8.4~9.1	16~24	33~41	181~201	6.4~11.9	8′ 28″~9′ 42″
		2	9.2~9.9	6~15	25~32	159~180	0.8~6.3	9′ 43″~10′ 56″
		1	10.0 이상	5 이하	24 이하	158 이하	0.7 이하	10′ 57″ 이상
	2학년	5	6.8 이하	38 이상	54 이상	240 이상	20.0 이상	6′ 48″ 이하
		4	6.9~7.8	28~37	45~53	217~239	13.9~19.9	6′ 49″~8′ 01″
		3	7.9~8.6	18~27	36~44	195~216	7.8~13.8	8′ 02″~9′ 13″
		2	8.7~9.4	8~17	28~35	172~194	1.7~7.7	9′ 14″~10′ 26″
		1	9.5 이상	7 이하	27 이하	171 이하	1.6 이하	10′ 27″ 이상
	3학년	5	6.6 이하	41 이상	56 이상	251 이상	22.1 이상	6′ 36″ 이하
		4	6.7~7.6	31~40	48~55	230~250	15.7~22.0	6′ 37″~7′ 42″
		3	7.7~8.3	21~30	39~47	208~229	9.4~15.6	7′ 43″~8′ 47″
		2	8.4~9.1	12~20	31~38	187~207	3.0~9.3	8′ 48″~9′ 52″
		1	9.2 이상	11 이하	30 이하	186 이하	2.9 이하	9′ 53″ 이상
여학생	1학년	5	8.5 이하	19 이상	41 이상	182 이상	22.4 이상	6′ 02″ 이하
		4	8.6~9.3	11~18	32~40	162~181	16.4~22.3	6′ 03″~7′ 03″
		3	9.4~10.1	3~10	24~31	142~161	10.5~16.3	7′ 04″~8′ 04″
		2	10.2~11.0	1~2	15~23	122~141	5.1~10.4	8′ 05″~9′ 05″
		1	11.1 이상	0	14 이하	121 이하	5.0 이하	9′ 06″ 이상
	2학년	5	8.5 이하	18 이상	41 이상	184 이상	23.8 이상	6′ 06″ 이하
		4	8.6~9.3	11~17	33~40	164~183	17.6~23.7	6′ 07″~7′ 08″
		3	9.4~10.2	3~10	24~32	144~163	11.4~17.5	7′ 09″~8′ 10″
		2	10.3~11.1	1~2	16~23	124~143	5.4~11.3	8′ 11″~9′ 12″
		1	11.2 이상	0	15 이하	123 이하	5.3 이하	9′ 13″ 이상
	3학년	5	8.4 이하	19 이상	42 이상	188 이상	25.5 이상	6′ 10″ 이하
		4	8.5~9.3	11~18	34~41	168~187	19.4~25.4	6′ 11″~7′ 11″
		3	9.4~10.2	3~10	25~33	148~167	13.2~19.3	7′ 12″~8′ 11″
		2	10.3~11.1	1~2	17~24	128~147	6.7~13.1	8′ 12″~9′ 12″
		1	11.2 이상	0	16 이하	127 이하	6.6 이하	9′ 13″ 이상

(4) 건강 검진을 받아본다

　　K군은 복부비만이 심한 경우다. 그런데 최근 약간의 당뇨 증세가 나타나기도 했다. 당뇨 검사 결과, 혈당이 230mg/dl로 당뇨병으로 진단되었다. 한데 당뇨병뿐만 아니라 콜레스테롤도 245mg/dl로 높게 측정됐다.

　　비만으로 인한 합병증이나 동반 질환으로 각종 성인병(고혈압, 당뇨병, 고지혈증, 지방간 등)이 우려되는 성인의 경우조차도 체중 조절을 위해 의료 기관을 방문하는 경우는 흔치 않다. 나름대로 주변에서 선전하는 각종 식사 대용 식품이나, 운동 기구, 건강 보조제 등을 구입하기도 하고, 사우나나 땀복, 체형 보정 의류 등으로 땀을 빼보기도 한다. 자가 진단으로 무리한 다이어트를 하기도 하고, 효과 없는 방법에 한참 매달려보기도 한다. 돈을 들여 체형 관리 프로그램에 등록하면서 스스로 운동하지 않고도 마사지나 기구 등을 통해 살을 뺄 수 있다는 말을 믿는 사람도 많다. 전문 의료 기관을 방문하는 것은 최근 각광받고 있는 살 빼는 약(제니칼이나 리덕틸, 기타 보조 약제 등)을 처방받거나, 체지방 제거 시술을 받기 위해서가 거의 대부분이다.

　　더욱이 성장기에는, 아직 살 빼는 약을 먹거나 지방 제거 수술을 받을 수 없다는 것을 알고 있는 부모들이, 자녀의 비만 관리를 위해 전문 의료 기관을 방문하는 경우가 더욱 드문 실정이다. 대부분 스포츠 센티에 등록시키거나, 집에서 운동을 시켜본다.

　　"어차피 살만 빼면 되는 것인데, 별다른 뾰족한 대책이나 신통한 처방도 내려주지 못하는 병원에는 무엇 하러 갑니까?”

최근에는 성인들이나 앓는 것으로 알았던 성인병들을 어린아이들도 많이 앓아서 소아성인병이라는 역설적인 용어까지 나오고 있는 실정이다. 특히 비만, 그중에서도 고도 비만 아이의 경우, 고지혈증이나 고혈압, 지방간 등과 같은 성인병이 많이 발견되고 있다. 만약 내 아이가 중등도나 고도 비만이라면 비만의 합병증에 대한 검진을 받아보는 것이 좋다. 때로는 검진상 뚜렷한 이상 소견을 보이지는 않지만, 정상 범위에 들었다 하더라도 위험 수치에 가까워져 가는 항목을 미리 발견할 수도 있어서 예방이 가능하다. 또한 아이나 부모 모두 성인병이 시작되고 있거나 이미 발생했다는 판정은 체중 조절을 해야겠다는 결심에 큰 영향을 미치는 자극이나 동기가 될 수 있다.

▶ 병을 고치려면 반드시 체중을 줄여야 한다

아이들이 받는 기본적인 검진 항목으로는 비만도, 혈압, 체지방률, 간 기능, 혈중 콜레스테롤, 빈혈, 혈당, 심전도, 흉부 X-선, 소변 검사 등이 있다.('성인병 검사 결과표' 사례 참조) 이에 더불어 전문 의료 기관에서는 더 전문적인 체력 검사와 운동 처방을 받을 수도 있다.

그러나 전문 의료 기관에서 종합적인 검진을 받아본 결과, 별다른 이상 소견이 발견되지 않아 정상으로 판정된 경우에는, 자칫 문제가 없으니 안심하고 그대로 나가라는 의미로 전달될 수 있기 때문에 해석에 있어서 주의를 요한다.

〈검사 번호〉 213819 〈검사일〉 2003년 1월 10일

〈소속〉 고 3학년 〈이름(성별)〉 김○○(남)

〈계측치〉 신장 : 163cm 체중 : 57kg 〈비만도(판정)〉 고도 비만

혈압(맥박) : 108/74(95)

검사 결과

검사 종목	관련 질환	참고치	검사 결과	판정	
				정상	비정상
HBsAg/Ab	B형 간염	HBsAg : 음성	− / −	*	
HCV	C형 간염	음성			
AST/ALT(간 기능)	지방간, 간염	5~36/7~52(U/L)	103/250		*
총 콜레스테롤	고혈압, 동맥경화	110~200mg/dl	213		*
중성 지방	심혈관 질환	35~160mg/dl	97	*	
HDL-콜레스테롤	뇌혈관 질환	40 이상 mg/dl	51	*	
혈당(식전)	당뇨병	65~120mg/dl	92	*	
BUN/Creat	신장 질환	7~21/0.6~1.5(mg/dl)	14/0.8	*	
총 단백/알부민	신장 및 간장 질환	6.3~8.2/3.9~5.0(mg/dl)	7.5/4.2	*	
소변	신장 및 요로 질환		정상	*	
혈액학(CBC)	빈혈, 혈액 질환		정상	*	
TSH	갑상선 질환	0.2~3.2(mIU/L)			
심전도(EKG)	심장 질환		정상	*	
흉부 X−선	심장, 폐, 흉곽 질환		정상	*	
성장판(골 연령)	저신장, 저성장				

종합 소견

– 신장은 정상 범위이나 체중이 과다하여 고도 비만 상태입니다.

– B형 간염 항체가 안 생긴 상태입니다.(필요한 경우, 추가 혹은 재접종을 요합니다.)

– 간 기능과 총 콜레스테롤 수치가 높은 상태입니다.(지방간, 고지혈증 의심)

– 그 외 병리 검사와 심전도, 방사선 검사 결과는 정상 범위입니다.

– 고도 비만과 그로 인한 합병증이 나타난 상태이므로, 적극적인 체중 관리를 요합니다.

"다행히도 아직까지는 병이 발견되지 않았다. 병이 생긴 후에 치료하려면 시간과 돈과 노력이 더 많이 들고 성공할 가능성도 그만큼 낮아지는데, 병이 생기기 전에 미리 예방하면 그만큼 빠르고 성공할 가능성도 높다. …… 늦기 전에 후회하지 말고 시작하자!"

(5) 기록을 시작한다

비만을 치료하는 데 기록은 매우 중요한 역할을 한다. 먹는 것부터 시작하여, 그날 어떤 운동을 얼마나 했는지, 지키기로 했던 행동 규칙이나 약속들을 지켜냈는지, 구체적인 기록을 해두면서 생활을 점검하고 반성하면 비만 치료를 더욱 효과적으로 할 수 있게 된다. 8주 프로그램을 시작하는 첫째 주는 측정한 모든 항목들을 일목요연하게 기록부에 정리하는 것부터 시작한다. 아이가 글자를 깨우쳤다면 스스로 기록을 하게 하고, 그렇지 못한 경우는 부모가 대신 해준다.

변화는 하루아침에 일어나지 않는다. 하루아침에 비만해지지 않았듯이 하루아침에 살이 빠지지도 않는다. 기록하지 않으면 변화할 수 없다는 것을 명심하자.

생년월일	년　월　일		성별	남/여
1개월 후 목표	키	cm	몸무게	kg
2개월 후 목표	키	cm	몸무게	kg
3개월 후 목표	키	cm	몸무게	kg
6개월 후 목표	키	cm	몸무게	kg
1년 후 목표	키	cm	몸무게	kg

일정		신장 (cm)	체중 (kg)	비만도 (%)	배둘레 (cm)	생활습관 (점수)	체력 검사	섭취열량 (kcal)	실시 운동량 (kcal)	검진결과
1주	사전평가									총콜레스테롤 :
2주										체지방률 :
3주										
4주										
5주										
6주										
7주										
8주										
10주										
12주										
14주										
16주										
20주										
24주										

2주 : 시작기

목표를 정하고 식사는 균형 있게, 알맞게, 규칙적으로 한다

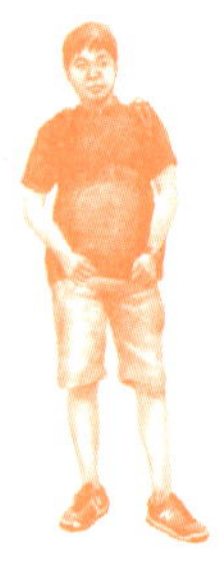

이번 주 과제 :

1. 6가지 성공 비결 알아보기
2. 비만에 대한 글짓기
3. 목표를 정하기
4. 날씬해지면 좋은 점 따져보기
5. 영양 신호등, 영양 사전 익히기
6. 식사일지 쓰는 법 익히기

Point

식습관 교정이 가장 중요하다.

8주 프로그램은 아이 입장에서는 지겹고, 어려운 길이 될 것이다. 체중을 조절할 때 가장 중요한 것은 아이 자신의 마음가짐이다. 긴 시간 동안 지치지 않고 끝까지 프로그램을 수행할 수 있도록 도와주어야 한다. 처음부터 무리한 부담을 주기보다 가벼운 마음으로 시작해서 서서히 생활 습관을 바꾸고 건강한 몸을 만드는 데 중점을 두도록 한다. 체중을 조절하는 데 성공하기 위해서 다음과 같은 원칙을 유념해 두고, 실천하기 위해 노력하자.

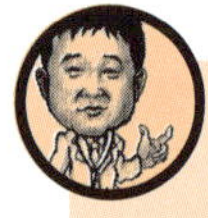

체중 조절에 성공하는 6가지 비결

① 식습관을 고쳐 나간다.　　② 운동량을 늘린다.

③ 가족·친구들이 돕는다.　　④ 꾸준히 일정을 따라간다.

⑤ 약속한 과제를 꼭 한다.　　⑥ 어려움이 있으면 솔직하게 표현한다

(1) 체중 조절에 성공하는 6가지 비결

① 식습관을 고쳐 나간다

비만인 아이들은 흔히 운동을 싫어하거나 편식이나 폭식을 한다. 그렇다고 지금부터 당장 그 나쁜 버릇을 180도 바꾸라며 아이를 닦달하고 비난한다면 효과를 보지 못할 것이다. 대신 "우리 00가 지금까지도 잘해왔지만 몇 가지만 조금 고치면 더욱 좋겠구나."라든지, "지금도 운동을 열심히 하고 있지만, 앞으로는 조금만 더 운동 시간을 늘려보자.", "식습관 가운데 너무 빨리 먹는 것과 야채를 전혀 먹지 않는 것부터 조금씩 고쳐보자."라는 식으로 아이를 칭찬하면서 조금씩 변할 수 있도록 격려하는 것이 좋다. 변화는 서서히 그리고 꾸준히, 한 계단 한 계단씩, 여러 시행착오들을 거쳐 나타나는 것이다.

그렇다고 대충대충, 막연하게, 시작도 끝도, 목표도 없이 기다리기만 한다면 아무런 변화도 기대할 수 없을 것이다. 전략은 고도로 치밀하고 계획적이어야 하지만, 실생활에서는 무리가 없도록 부드럽게 적용되어야 한다는 것이다.

② 운동량을 늘린다

운동은 비만 치료의 기본이다. 그렇다고 갑자기 하루 몇 시간씩 뛰는 식은 몸에 무리를 주므로 적당하지 않다. 걷기부터 시작해서 운동량을 조금씩 꾸준히 늘려야 한다. 특히 에어로빅이나 걷기, 자전거 타기 등 유산소 운동을 늘린다. 운동 종목을 선택할 때는 아이의 생각을 존중해 주는 것이 좋다. 아이가 좋아하는 운동을 하면 동기 부여가 훨씬 잘 될 것이다.

③ 가족 · 친구들이 돕는다

살빼기는 혼자서 해야 하는 외로운 투쟁이 아니다. 특히 어린아이의 경우, 가족들은 다들 잘 먹고 있으면서 아이 혼자만 덜 먹게 할 수는 없다. 먹기 싫다는 동생에게는 말랐다고 자꾸 먹으라고 하면서 비만한 아이에게만 먹지 말라고 하면 마음에 상처를 입을 수도 있다. 살찐 것이 무슨 죄를 지은 것도 아닌데, 틈만 나면 나가서 줄넘기를 하라는 잔소리를 들으면 움직이기가 더 싫어질 수 있다.

아이와 함께 가족이 모두 운동하는 시간을 정해 아침 일찍 또는 저녁에 놀이터라도 나간다면 아이의 의욕은 훨씬 높아진다. 먹는 것 역시 가족 모두가 식단을 바꾸는 것이 좋다. 좋은 식습관과 생활 습관은 가족들이 함께 지켜 나가야 할 공동의 과제이지 비만한 자녀 혼자만의 숙제가 아니다.

④ 꾸준히 일정을 따라간다

앞으로 8주간의 기본 일정과 그 이후 4개월간의 유지 기간을 모두 제대로 따라갈 수만 있어도 체중 조절은 저절로 이루어질 수 있다.

'모로 가도 서울로만 가면 된다고 수단 방법을 가리지 않고 살만 빼면 된다.' 는 목표는 벼락치기나 족집게 과외로 시험 점수나 등수를 올려보겠다는 생각과 마찬가지로 비현실적이고 무리한 목표가 될 수 있다. 반면 '열심히 수업 시간에 참석해서 성실하게 집중하고, 예습과 복습을 매일매일 빼먹지 않고 하자.' 는 목표를 정해놓고 꾸준히 지켜 나갈 수만 있다면 얼마 후에는 저절로 점수나 등수가 향상될 것이다.

체중 조절도 마찬가지다. 너무 체중에만 집착하지 말고, 체중 감량에 영향을 줄 수 있는 요인들을 차례차례 단계적으로 실천에 옮기다 보면 체중은 빠지게 된다.

'좋은 습관을 들이고, 부수적으로 살까지 빼는 것' 을 목표로 해야 한다.

⑤ 약속한 과제를 꼭 한다

체중을 조절하기 위해서 앞으로 매주 3~4개의 과제가 정해질 것이다. 과제는 일방적으로 부모가 지시하는 식이 되어서는 안 된다. 아이와 부모가 서로 상의해서 아이 스스로 하겠다고 약속을 해야 효과적이다.

과제를 정할 때 주의할 점은 너무 많은 과제를 정해서는 안 된다는 것이다. 한 주에 3~4가지가 적절하다. 너무 적은 과제도 아이의 의욕을 높이지 못해 효과가 없으며 너무 많은 과제는 기억하기조차 어렵고 부담스러워 쉽게 포기하게 만든다. 또 아이의 현재 수준을 살펴야 한다. 나이와 상황을 잘 살펴 난이도를 조절해야 한다. 적당히 긴장감을 갖고 도전할 수 있으면서도 아이가 충분히 해낼 수 있는 과제여야 한다.

'무엇을 하지 않는다' 는 식보다는 '무엇을 한다' 는 긍정적이고 대안을 제시해 주는 방식이 좋다. 이것저것 모두 금지된 상태에서는 아이가 자신감과 흥미를 잃고 위축될 수 있기 때문이다. 필요에 따라 일부 과제물에 대해서는 서약서(약속장)를 쓰고 서명이나 도장을 찍도록 한다. 아이의 의지력을 강화하는 한 방안이 될 수 있다.

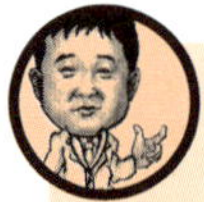

약속장을 쓸 때는요……

약속장은 '~~~를 하겠습니다' 의 형식을 취하되, 구체적이고 실현 가능한 내용이어야 한다. '살을 빼기 위해 노력하겠습니다.' 라든지, '앞으로 적게 먹겠습니다.' 는 너무 막연하다. '이번 주 화, 목, 토요일에 식사일지를 쓰겠습니다.', '친구 순영이에게 오늘 세운 목표를 알려주겠습니다.' 라는 식으로, 가능한 한 구체적으로 쓴다.

⑥ 어려움이 있으면 솔직하게 표현한다

앞으로 8주간의 체중 조절 프로그램과 그 이후 4개월간의 유지기를 거치는 동안, 숱하게 어려운 고비가 있을 것이다. 그때마다 부모는 아이의 입장이 되어 그 어려움을 이해하고 수용하려는 태도를 보여야 한다. 부모가 무서워서 차마 어렵고 힘들다는 말을 꺼내지 못하는 아이는 불만이 있거나 잠시 쉬고 싶어도 부모님의 기대에 어긋날까 봐 또는 부모님이 이해해 주지 않으실 것 같아 마지못해 하게 된다. 심지어는 하지 않고도 했다고 거짓말을 하게 되는데, 그러면 모든 것이 허사가 되고 만다. 아이가 무슨 어려움이든지 솔직하게 이야기할 수 있어야, 조기에 그 원인을 찾아 시정할 수도 있을 것이다. 열린 자세, 민주적인 부모님들의 태도야말로 최소한의 시행착오로 성공에 이르는 지름길인 것이다.

(2) 살빼기에 대한 나의 생각을 주제로 한 일기

나는 이번에 살을 빼고 싶다. 지금까지는 별로 살을 빼야겠다는 생각을 하지 않았다. 키가 크면서 살이 다 키로 갈 것이라고 믿었기 때문이다. 그리고 나는 먹는 것을 너무 좋아한다. 밖에 나가서 노는 것보다는 집 안에서 컴퓨터 오락을 하는 걸 더 좋아한 것도 살이 찐 원인이라고 한다. 요새는 나날이 살이 더 찌는 것 같다. 엄마는 오래 건강하게 살기 위해서는 살을 빼라고 하지만, 나는 우리 반에서 달리기를 제일 잘하기 위해서 살을 빼고 싶다. 나는 우리 반에서 씨름은 제일 잘하지만 몸이 무거워서 달리기는 좀 못한다. 또 몸이 가벼워지면 뚱뚱할 때보다 훨씬 더 날렵하게 움직일 수 있을 것 같다.

이처럼 아이가 자신의 생각이나 결심을 자유롭게 써보는 것이 중요하다. 부모님의 생각과 아이의 생각은 서로 다를 수 있기 때문에 아이의 진심을 알아볼 필요가 있다. 글짓기의 내용은 일기의 형식으로도 쓸 수 있다. 무엇보다도 부모님의 생각을 주입하지 않은 상태에서 아이 스스로 솔직하게 쓰도록 해야 한다. 만약 아이가 살을 빼고 싶은 마음이 전혀 없다면 그 마음을 그대로 표현하게 하고, 그 이유들을 곰곰이 생각해서 써보도록 해야 한다.

(3) 목표 정하기

비만한 아이들 대부분은 현재 자신의 체형이 어떻다는 것을 비교적 잘 알고 있다. 물론 일부 아이들은 자신이 비만인데도 정상이거나 심지어는 말랐다고 여기기도 한다. 반대로 정상인데도 비만이라고 고민하기도 한다.

아이들에게는 '130% 이상의 중등도 비만이고 체지방률이 높으며 간 기능 수치도 높다.' 는 식의 설명은 어렵기만 할 뿐 문제의 심각성을 느끼기 힘들다. 어린아이들일수록 체형 시리즈와 같은 그림으로 알려주는 방법이 더 효과적일 수 있다. '현재 자신의 체형을 어떻게 생각하느냐' 는 향후 목표 설정에서 기준점이자 출발점이 되기 때문에 매우 중요하다. 만약 아이의 객관적 체형(비만도)과 아이가 주관적으로 인지하는 체형에 차이가 있다면, 우선 이에 대한 인식을 바로잡아 주는 것이 필요할 수 있다. 현재 상태에 대한 정확한 인식이 있어야 목표 또한 정확하게 설정할 수 있다.

▶ 목표는 너무 높지도 낮지도 않게

특히 6개월 내외의 중단기적 목표는 너무 낮거나 너무 높게 잡지 않는 것이 좋다. 예를 들어 현재 상태가 주로 경도 비만이나 중등도 이상의 비만인 경우, 앞으로의 목표는 정상 내지는 경도 비만으로 하는 것이 바람직하다. 물론 1년 이상의 장기적 목표는 더 높아질 수 있지만 이는 중단기 목표가 실현되고 나서 나중에 설정해도 늦지 않다.

최근 사회적으로 비정상적으로 마른 체형을 선호하는 현상이 아이들에게도 영향을 미치고 있다. 이런 현상에 대해서 아이들에게 그렇게 마른 것이 좋은 것은 아니라는 것을 설명해 주어야 한다. 너무 비만한 것처럼 너무 마른 것도 고민과 문제점이 많다는 사실을 알려준다.

또한 6개월 프로그램의 경우라고 해도 6개월 목표 하나만을 설정하지 말고, 중간중간 1개월, 2개월 단위의 중간 과정 목표를 세부적으로 설정하는 것이 효과적일 수 있다. 체중 조절은 하루아침에 이루어지는 것이 아니며, 6개월간 대충하다가 막판 며칠간의 벼락치기로 목표만 달성하면 되는 것이 아니라는 점, 그만큼 결과보다는 과정이 중요하다는 점을 일깨워줄 수 있을 것이다.

대략 사춘기가 시작되기 이전인 초등학생들은 매년 5cm 정도 성장하는 것이 정상이다. 이를 고려한다면 경도 비만의 경우는 체중을 그냥 현재 상태로 유지하기만 해도 6개월 이후부터는 정상 체중의 범위 안에 들어오게 된다. 그러나 중등도 및 고도 비만인 경우에는 초기 8주 프로그램 기간 동안 2~3kg 정도 감량한 후 유지하도록 목표를 설정하는 것이 가장 효과적이다. 2개월간 2~3kg을 감량하는 속도는 성장에 별다른 부작용을 초래하지 않지만 그 이상은 몸에 무리가 올 수 있다. 또한 초기에 이 정도만 감량해도, 물론 외견상의 확연한 변화는 나타나지 않을 수 있지만, 인체 기능(체력, 검진)상의 변화는 충분히 나타나고 또 느낄 수 있을 정도이기 때문이다.

(4) 이해 득실 따져보기

> 이것 보세요. 좋은 점보다 어려운 점이 더 많으니까 전 포기해야겠
>
> 지요?
>
> 지금 이대로 그냥 내버려두면 안 될까요?
>
> (엄마의 손에 끌려 마지못해 비만클리닉에 등록한 K군의 푸념)

스스로 살을 빼겠다는 생각을 갖게 하기 위해서는 왜 빼야 하는지, 빼면 무엇이 좋은지를 알게 할 필요가 있다. 아이들에게 살을 빼면 좋은 점과 살을 빼는 데 어려운 점은 무엇인지를 써보게 한다. 아이가 장·단점을 다 쓰고 나면 함께 이야기를 나누어 좋은 점을 더 크게 생각할 수 있도록 격려해 주는 것이 좋다.

▶ 이해득실을 통해 동기 부여를 해준다

전체적으로 좋은 점이 많다고 답하는 아이는 살을 빼겠다는 의지가 강한 편이다. 스스로 잘 해나갈 수 있도록 격려해 주면서 어려움을 겪을 때마다 그 의지를 되새기게 한다.

반면 어려운 점이 더 많다고 답한 아이는 비만 관리에 대한 동기 부여가 잘 안 된 것이므로 보다 근본적인 궤도 수정이 필요하다.

특히 자율과 독립을 시작하는 학령기 이후부터는 아이 스스로가 동기를 가져야만 한다. 아무리 부모가 뒤에서 밀고 앞에서 당긴다 해도 동기를 갖지 못한 아이는 결코 한 발짝도 앞으로 나갈 수 없다. 이 경우에도 아이가 좋은 점으로 꼽은 한두 가지에 초점을 맞추어서 동기를 강

아이들이 흔히 꼽는 좋은 점의 예	아이들이 흔히 꼽는 어려운 점의 예
① 예뻐진다.	① 먹고 싶은 것을 못 먹는다.
② 옷을 잘 입을 수 있다.	② 엄마의 잔소리가 많아진다.
③ 남들 앞에 자신 있게 나설 수 있다.	③ 지켜야 할 일이 너무 많다.
④ 친구들의 놀림을 받지 않을 수 있다.	④ 하고 싶은 일을 마음대로 못 한다.
⑤ 체육을 잘할 수 있다.	⑤ 시간이 너무 오래 걸린다.
⑥ 인기가 높아진다.	……

화시켜 나가는 노력이 필요하다. 또한 아이의 동기 수준에 맞추어 앞서 설정한 목표를 재조정하는 것도 필요하다. 현재보다 더 비만해지지 않는 것, 심지어는 지금까지의 비만도 상승 속도를 다소 낮추는 것조차도 일차적인 목표가 될 수 있다. 실제로 대부분의 경우에 비만도는 시간이 지날수록 높아지고 체중의 증가에는 가속도가 붙는 경향을 보인다. 아무런 의도적 노력 없이 저절로 비만도가 낮아지는 경우는 드문 일이기 때문에 이 정도의 목표만 해도 아무런 조치를 취하지 않고 있는 것보다는 나은 선택이다.

(5) 둘째 주의 식이요법

소아비만을 치료하는 데 식이요법을 실행하기는 어려운 편이다. 계속 성장하는 시기이므로 성장을 위한 충분한 영양 공급을 해주면서 비

만 조절을 위한 영양 요구량을 개인별로 고려해야 하기 때문이다. 성
장 과정에 있는 아이들은 성장 비율에 따라 열량이나 영양소의 필요량
이 달라진다. 무리한 체중 감량보다는 지나치게 많이 먹는 잘못된 식
사량의 조절과 식사 습관을 수정하는 정도가 바람직하다. 식이요법의
목적은 소아비만인 아이와 가족들이 균형 있는 건강한 식사를 하게 하
고, 건강한 식사 습관을 갖게 하는 데 있다.

▶ 비만 정도에 따라 식사량을 조절한다

비만 정도가 약한 아이는 체중을 적극적으로 줄일 만큼 식사량을 제
한할 필요가 없다. 체중 감량이 필요하면 6~12개월에 걸쳐 서서히 한
다. 칼로리 섭취량 중 '300~500kcal/일'를 줄이면 주당 500g의 체중이
감소하고 6개월 내에 10%의 체중 감소가 가능하게 된다. 심한 고도 비
만일 경우 '500~1000kcal/일'를 줄이면 약 1주에 500~1000g 체중이
감소한다. 체중 감량 후에 체중 유지 프로그램이 잘 지켜지지 않으면
체중이 다시 증가한다. 이런 경우에는 더 이상 체중이 증가하지 않도
록 한다.

1개월 간격으로 1주간에 섭취한 음식 메뉴를 지참해 영양사와 면담
하여 부적당한 점을 개선한다. 식이요법을 할 때 가장 중요한 것이 체
중 조절을 위한 적절한 영양 요구량의 결정이다. 10~14세 소아에서
체중 감량의 대상이 되는 경우에는 비만의 정도에 따라 하루 1000~
1500kcal 정도로 식사량을 제한한다. 저열량, 저탄수화물, 정상 지질,
고단백질 식이요법이 원칙이다. 성장에 필요한 단백질은 충분히 함유

하도록 하고 탄수화물, 지방은 제한한다. 총 칼로리의 25~30%를 지방질, 55~60%를 탄수화물, 나머지를 단백질로 섭취한다. 밥이나 빵은 적게 먹고 야채, 과일, 고기, 생선 등을 주로 먹는다. 육류, 어류는 지방이 많은 것을 피한다. 3세 미만의 영유아 비만아는 적게 먹일 필요는 없다. 그러나 비만의 가족력이 있으면서 비만 정도가 아주 심한 경우에는 우유 등을 표준량만 먹인다.

▶ 신호등 식이요법을 활용한다

너무 지나치게 엄격한 열량 계산은 스트레스를 야기할 수 있으므로 금기다. 대부분 비만아를 관리하는 데 사용되는 식이요법은 정해진 열량에 맞게 식사를 하도록 지도하고 있는데 이러한 방법은 지속적으로 수행하기가 어렵고 처음부터 짜여진 식단에 맞춰서 식사를 하는 것 또한 어렵다. '영양 신호등'을 이용하면 쉽게 식단을 작성할 수 있다.

신호등 식이요법은 필요한 영양은 충분히 섭취하면서 칼로리만을 낮추어 음식을 선택할 수 있으며, 아동들이 쉽게 이해할 수 있는 장점이 있다. 음식을 다섯 범주로 나누고, 각 범주를 신호등의 색깔에 따라 초록, 노랑, 빨강군 등 세 집단으로 분류한다. 초록 식품군(GO)은 1회 소비량(1그릇)이 평균 20kcal 이하인 것으로 대부분의 채소류가 이에 해당하며 좋아하는 만큼 제한 없이 먹도록 한다. 노랑 식품군(CAUTION)은 조리의 재료가 되는 주요 식품군으로 정해진 양만 먹게 한다. 빨강 식품군(STOP)은 조리 방법이 기름이나 설탕을 많이 이용한 튀김과 같은 식품들이다. 이 식품들은 열량가는 높으나 영양 밀도는 낮다. 그리고 아주 나쁜, 금해야 할 음식을 검정 식품군으로 분류한다. 건강과 성장을 유지하기 위하여 매일 최소한 고단백질 식품 2끼, 유제품 2끼, 탄수화물 2끼, 과일과 채소 4끼를 포함해야 한다. 1주일에 빨강 식품군을 4가지 이상 섭취하는 것을 금한다. 특별히 식사량의 감소 없이도 조리법의 변화만으로도 열량의 감소를 가져올 수 있다.

소아비만의 치료에 초저열량 식이요법(800kcal/일 이하), 저열량 식이요법(800~1200kcal/일)은 원칙적으로 금기다. 심한 고도 비만의 청소년과 고혈압, 가성 뇌종양, 수면 무호흡 증후군, 비인슐린 의존성 당뇨병 등과 같은 합병증을 동반한 비만아들에게 시행하기도 하나 체위성 저혈압, 질소 손실, 성장 장애, 탈모, 부정맥, 담석과 같은 부작용을 초래할 수 있으므로 주의 깊게 관찰해야 하며, 야채를 풍족히 먹고 미네랄이 함유된 종합 비타민을 복용하며 철분, 칼슘과 칼륨을 보충해야 한다.

식품군		식품명(1단위=100kcal)		
초록군	채소	시금치, 당근, 오이, 콩나물, 배추, 무, 연근, 김, 미역, 김치, 버섯, 깻잎, 가지, 깍두기, 고사리, 단무지, 양배추, 쑥갓, 호박, 도라지, 피망, 풋고추, 양파 등의 모든 채소들은 양을 제한하지 않아요!!!		
	우유	보통우유(3/4컵=150g) 전지분유(5숟가락=20g) 뱅어포(3장=30g)	두유(3/4컵=150g) 요플레(1개=100g) 잔멸치(1/2컵=30g)	저지방우유(1컵=200g) 요구르트(2개=130g)
	과일	토마토(2개=500g) 수박(큰 것 2쪽=500g) 포도(30알=160g) 단감(1개=160g) 건대추(16알) 배(1/2개=200g) 그 밖에 다른 주스는 모두 '1컵=200g'	건포도(3큰술=30g) 자두(4개=160g) 레몬(큰 것 1개=400g) 곶감(1개=50g) 복숭아(큰 것 1개=300g) 바나나(중간 것 1개=200g)	귤(2개=200g) 딸기(12개=400g) 참외(1개=240g) 사과(1개=200g) 토마토주스(2컵=400g)
노랑군	어육류	돼지고기(탁구공 크기 2개=80g) 쇠고기(탁구공 크기 2개=80g) 마른오징어(1/2마리=30g) 꽁치통조림(1토막=50g) 프랑크소시지(1개=40g) 오징어(1/2마리=100g)	갈비(1대=30g) 햄(1장=50g) 계란(큰 것 1개=70g) 두부(1/4모=100g) 치즈(1장 반=30g) 새우(1/3컵=100g)	참치통조림(1/5통=40g) 닭고기(닭다리 1개=80g) 비엔나소시지(5개) 검정콩(1/3컵=30g) 런천미트(1쪽=40g) 조갯살(1/2컵=100g)
빨강군	곡류	쌀밥(1/3공기=70g) 삶은 국수(1/2공기=90g) 옥수수(1/2개)	보리밥(1/3공기=70g) 감자(1개=150g) 고구마(1/2개)	식빵(1개=35g) 인절미(1개=50g)
	유지류	마요네즈(1큰술=12g) 마가린(1큰술=12g) 땅콩(2큰술=20g) 땅콩버터(1큰술=12g)	기름(2작은술=10g) 버터(1큰술=12g) 호두(2큰술=15g) 잣(2큰술=15g)	
검정군	단순당	사탕(6개=30g) 잼(2큰술=35g)	콜라, 사이다(1컵=200g) 젤리(6개=30g)	초콜릿(4쪽=20g) 시럽(2큰술=30g)

▶ 식사일지 쓰는 법을 익힌다

　지금부터는 아이가 얼마나 먹고 있는지 구체적으로 알아보아야 한다. ‘막연히 많이 먹는다……’ 라든지, ‘많이 먹지도 않는데 살이 찐다……’ 라든지 하는 것은 부정확한 평가일 수 있기 때문에 하루 동안 먹은 것에 대해 사례를 참조로 하여 식사일지를 기입해 보도록 한다. 아이가 초등학생 이상이라면 먹은 것에 대해, 적어도 언제, 어디서, 무엇을, 얼마나 먹었는지 스스로 기록할 수 있다. 물론 아이가 그보다 어릴 경우에는 아이에게 확인한 후 부모님이 대신 기록해 줄 수 있다. 초등학교 고학년부터는 칼로리 계산도 스스로 영양 사전을 참조하여 할 수 있다.

　일단은 먹는 것을 줄이기 전에 얼마나 먹고 있는지를 스스로 관찰하는 것이 중요하기 때문에 식사일지를 쓴다고 해서 지금부터 당장 먹는 것을 줄이라는 뜻은 아니다. 지금 현재 먹는 양을 기준으로 해서 권장량에 비해 얼마나 많이 먹고 있는지를 판정하고, 또 앞으로 얼마나 줄여 나갈 것인지를 판단할 수 있기 때문에 식사일지는 가능한 한 솔직하고 정확하게 쓰도록 해야 한다. 또한 하루치의 일지만으로는 아이의 평균적인 식사량을 파악할 수 없기 때문에 최소한 3일 이상을 써보아야 비교적 정확한 정보를 얻을 수 있다.

몸도 마음도
건강한 아이로
만들어주는

8주 프로그램

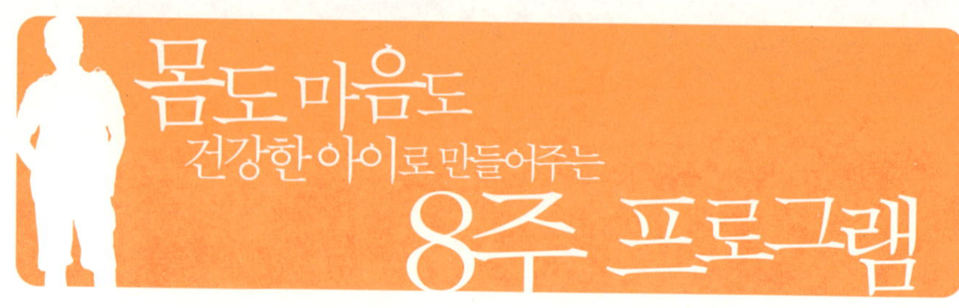

1주, 준비기 : 프로그램에 앞선 사전 평가와 준비기

1. 신체 계측하기
2. 건강 생활 습관을 조사하기
3. 체력을 검사하기
4. 건강 검진을 받아보기
5. 측정치 변화 기록부를 작성하기

2주, 시작기 : 목표를 정하고 식사는 균형 있게, 알맞게, 규칙적으로 한다

1. 6가지 성공 비결 알아보기
2. 비만에 대한 글짓기
3. 목표를 정하기
4. 날씬해지면 좋은 점 따져보기
5. 영양 신호등, 영양 사전 익히기
6. 식사일지 쓰는 법 익히기

3주, 발전기 : 운동량을 늘리자

1. 운동량 늘리기
2. 아이가 좋아할 운동 알아보기
3. 운동일지 쓰는 법 익히기
4. 간식 줄이기
5. 먹는 것을 대신할 수 있는 아이디어 토의하기

4주, 성숙기 : 나쁜 버릇을 고치자

1. 운동량 늘리기
2. 운동을 좀더 특화하기
3. 매일 아침에 계획일지를 쓰고, 밤에 실천일지를 쓰기
4. 나쁜 식습관과 생활 습관 고치기

5주, 중간 점검기 : 스트레스를 이겨내자

1. 신체 계측을 다시 하기
2. 건강 생활 습관 조사를 다시 하기
3. 체중 그래프를 그리기
4. 현재 몸무게를 1년간 유지하는 목표 세우기
5. 운동 강도를 높이기
6. 스트레스를 받지 않도록 노력하기

6주, 성숙기 : 음식의 유혹을 이겨내자

1. 음식의 유혹을 이겨내기
2. 천천히 먹기
3. 하루에 필요한 칼로리 처방하기
4. 칼로리에 맞게 식품군별로 처방하기
5. 하루나 1주일 동안 몇 칼로리의 운동을 할지 목표 정하기

7주, 정리기 : 온 가족이 함께

1. 온 가족이 함께 다이어트에 동참하기
2. 그동안의 프로그램 점검하기
3. 식사·운동일지 발표하기
4. 폭식하지 않기
5. 칼로리 퀴즈 맞히기

8주, 완성기 : 자신감을 갖고 일상생활로 돌아갈 준비를 한다

1. 프로그램을 통해 익힌 습관 정리하기
2. 미식가 습관 들이기
3. 음식을 거절하는 법 익히기
4. 계절별로 효과적으로 할 수 있는 운동 알아보기
5. 실패에 대한 두려움을 이겨내기

8주 이후, 유지기 : 프로그램은 끝나도 다이어트는 계속되어야 한다

1. 첫째 주와 비교해 보기
2. 일지를 점검해 보고 문제점 찾기
3. 식사·운동일지 꾸준히 쓰기
4. 현재 바뀐 좋은 습관들 계속 유지하기

1주 : 준비기

프로그램에 앞선 사전 평가와 준비기

이번 주 과제 :
1. 신체 계측하기
2. 건강 생활 습관을 조사하기
3. 체력을 검사하기
4. 건강 검진을 받아보기
5. 측정치 변화 기록부를 작성하기

Point

굳은 결심을 해야 한다.
시작하면 끝까지 한다는 정신 자세가 중요하다.

식사일지

_____년 __월 __일

때	언제	어떤 음식	어떤 재료	얼마나(눈대중)	어디서	칼로리
아침과 오전						
점심						
간식						
오후와 저녁						

좋아하는 음식 : _____________________

싫어하는 음식 : _____________________

자주 먹는 음식 : _____________________

일일 섭취 총 열량 : _____________________ kcal

_____년 ___월 ___일

때	언제	어떤 음식	어떤 재료	얼마나(눈대중)	어디서	칼로리
아침과 오전						
점심						
간식						
오후와 저녁						

좋아하는 음식 : _______________________   자주 먹는 음식 : _______________________

싫어하는 음식 : _______________________   일일 섭취 총 열량 : _______________________ kcal

_____년 __월 __일

때	언제	어떤 음식	어떤 재료	얼마나(눈대중)	어디서	칼로리
아침과 오전						
점심						
간식						
오후와 저녁						

좋아하는 음식 : _____________________　　자주 먹는 음식 : _____________________

싫어하는 음식 : _____________________　　일일 섭취 총 열량 : _____________________ kcal

_____년 __월 __일 __요일 ~ __월 __일 __요일

날짜 (요일)	어떤 운동	얼마나 힘들게			얼마 동안 (단위 : 분)	소비 열량
		가볍게(4)	보통(7)	힘들게(10)		

10분 이상 계속한 운동, 활동, 놀이를 모두 기록하세요!

이번 주일에 소비한 총 열량 ______kcal

___년 __월 __일 __요일 ~ __월 __일 __요일

날짜 (요일)	어떤 운동	얼마나 힘들게			얼마 동안 (단위 : 분)	소비 열량
		가볍게(4)	보통(7)	힘들게(10)		

10분 이상 계속한 운동, 활동, 놀이를 모두 기록하세요!

이번 주일에 소비한 총 열량 ______kcal

2주 : 시작기

목표를 정하고 식사는 균형 있게, 알맞게, 규칙적으로 한다

이번 주 과제 :
1. 6가지 성공 비결 알아보기
2. 비만에 대한 글짓기
3. 목표를 정하기
4. 날씬해지면 좋은 점 따져보기
5. 영양 신호등, 영양 사전 익히기
6. 식사일지 쓰는 법 익히기

Point

식습관 교정이 가장 중요하다.

식사일지

_____년 ___월 ___일

때	언제	어떤 음식	어떤 재료	얼마나(눈대중)	어디서	칼로리
아침과 오전						
점심						
간식						
오후와 저녁						

좋아하는 음식 : _________________　　자주 먹는 음식 : _________________

싫어하는 음식 : _________________　　일일 섭취 총 열량 : _________________ kcal

_______년 ___월 ___일

때	언제	어떤 음식	어떤 재료	얼마나(눈대중)	어디서	칼로리
아침과 오전						
점심						
간식						
오후와 저녁						

좋아하는 음식 : ____________________   자주 먹는 음식 : ____________________

싫어하는 음식 : ____________________   일일 섭취 총 열량 : ____________________ kcal

_____년 ___월 ___일

때	언제	어떤 음식	어떤 재료	얼마나(눈대중)	어디서	칼로리
아침과 오전						
점심						
간식						
오후와 저녁						

좋아하는 음식 : _______________________   자주 먹는 음식 : _______________________

싫어하는 음식 : _______________________   일일 섭취 총 열량 : _______________________ kcal

___년 __월 __일 __요일 ~ __월 __일 __요일

날짜 (요일)	어떤 운동	얼마나 힘들게			얼마 동안 (단위 : 분)	소비 열량
		가볍게(4)	보통(7)	힘들게(10)		

10분 이상 계속한 운동, 활동, 놀이를 모두 기록하세요!

이번 주일에 소비한 총 열량 ______kcal

_____년 ___월 ___일 ___요일 ~ ___월 ___일 ___요일

날짜 (요일)	어떤 운동	얼마나 힘들게			얼마 동안 (단위 : 분)	소비 열량
		가볍게(4)	보통(7)	힘들게(10)		

10분 이상 계속한 운동, 활동, 놀이를 모두 기록하세요!

이번 주일에 소비한 총 열량 _______kcal

3주 : 발전기

운동량을 늘리자

Point

운동을 지속하는 것이 힘들어질 때다.
아이가 지치지 않도록 도와준다.

식사일지

______년 __월 __일

때	언제	어떤 음식	어떤 재료	얼마나(눈대중)	어디서	칼로리
아침과 오전						
점심						
간식						
오후와 저녁						

좋아하는 음식 : ____________________ 자주 먹는 음식 : ____________________

싫어하는 음식 : ____________________ 일일 섭취 총 열량 : ____________________ kcal

______년 ___월 ___일

때	언제	어떤 음식	어떤 재료	얼마나(눈대중)	어디서	칼로리
아침과 오전						
점심						
간식						
오후와 저녁						

좋아하는 음식 : ___________________   자주 먹는 음식 : ___________________

싫어하는 음식 : ___________________   일일 섭취 총 열량 : ___________________ kcal

15

_______년 ___월 ___일

때	언제	어떤 음식	어떤 재료	얼마나(눈대중)	어디서	칼로리
아침과 오전						
점심						
간식						
오후와 저녁						

좋아하는 음식 : _____________________   자주 먹는 음식 : _____________________

싫어하는 음식 : _____________________   일일 섭취 총 열량 : _____________________ kcal

___년 __월 __일 __요일 ~ __월 __일 __요일

날짜 (요일)	어떤 운동	얼마나 힘들게			얼마 동안 (단위 : 분)	소비 열량
		가볍게(4)	보통(7)	힘들게(10)		

10분 이상 계속한 운동, 활동, 놀이를 모두 기록하세요!

이번 주일에 소비한 총 열량 ______ kcal

_____년 __월 __일 __요일 ~ __월 __일 __요일

날짜 (요일)	어떤 운동	얼마나 힘들게			얼마 동안 (단위 : 분)	소비 열량
		가볍게(4)	보통(7)	힘들게(10)		

10분 이상 계속한 운동, 활동, 놀이를 모두 기록하세요!

이번 주일에 소비한 총 열량 ______kcal

4주 : 성숙기

나쁜 버릇을 고치자

이번 주 과제 :
1. 운동량 늘리기
2. 운동을 좀더 특화하기
3. 매일 아침에 계획일지를 쓰고, 밤에 실천일지를 쓰기
4. 나쁜 식습관과 생활 습관 고치기

Point

교정된 식습관이 흔들리기 쉬운 시기다.
식습관을 바로잡을 수 있도록 신경 쓴다.

식사일지

_____년 __월 __일

때	언제	어떤 음식	어떤 재료	얼마나(눈대중)	어디서	칼로리
아침과 오전						
점심						
간식						
오후와 저녁						

좋아하는 음식 : _________________ 자주 먹는 음식 : _________________

싫어하는 음식 : _________________ 일일 섭취 총 열량 : _________________ kcal

_______년 ___월 ___일

때	언제	어떤 음식	어떤 재료	얼마나(눈대중)	어디서	칼로리
아침과 오전						
점심						
간식						
오후와 저녁						

좋아하는 음식 : ____________________   자주 먹는 음식 : ____________________

싫어하는 음식 : ____________________   일일 섭취 총 열량 : ____________________ kcal

_____년 ___월 ___일

때	언제	어떤 음식	어떤 재료	얼마나(눈대중)	어디서	칼로리
아침과 오전						
점심						
간식						
오후와 저녁						

좋아하는 음식 : _________________________

싫어하는 음식 : _________________________

자주 먹는 음식 : _________________________

일일 섭취 총 열량 : _________________________ kcal

_____년 __월 __일 __요일 ~ __월 __일 __요일

날짜 (요일)	어떤 운동	얼마나 힘들게			얼마 동안 (단위 : 분)	소비 열량
		가볍게(4)	보통(7)	힘들게(10)		

10분 이상 계속한 운동, 활동, 놀이를 모두 기록하세요!

이번 주일에 소비한 총 열량 ______kcal

_____년 __월 __일 __요일 ~ __월 __일 __요일

날짜 (요일)	어떤 운동	얼마나 힘들게			얼마 동안 (단위 : 분)	소비 열량
		가볍게(4)	보통(7)	힘들게(10)		

10분 이상 계속한 운동, 활동, 놀이를 모두 기록하세요!

이번 주일에 소비한 총 열량 ______ kcal

5주 : 중간 점검기

이번 주 과제 :
1. 신체 계측을 다시 하기
2. 건강 생활 습관 조사를 다시 하기
3. 체중 그래프를 그리기
4. 현재 몸무게를 1년간 유지하는 목표 세우기
5. 운동 강도를 높이기
6. 스트레스를 받지 않도록 노력하기

Point

비만 치료가 힘들고 지겨워지기 시작한다.
왜 살을 빼야 하는지 아이 스스로 느낄 수 있도록 대화를 많이 나누도록 한다.

식사일지

_____년 __월 __일

때	언제	어떤 음식	어떤 재료	얼마나(눈대중)	어디서	칼로리
아침과 오전						
점심						
간식						
오후와 저녁						

좋아하는 음식 : ___________________   자주 먹는 음식 : ___________________

싫어하는 음식 : ___________________   일일 섭취 총 열량 : ___________________ kcal

_____년 __월 __일

때	언제	어떤 음식	어떤 재료	얼마나(눈대중)	어디서	칼로리
아침과 오전						
점심						
간식						
오후와 저녁						

좋아하는 음식 : _____________________

자주 먹는 음식 : _____________________

싫어하는 음식 : _____________________

일일 섭취 총 열량 : _____________________ kcal

______ 년 __ 월 __ 일

때	언제	어떤 음식	어떤 재료	얼마나(눈대중)	어디서	칼로리
아침과 오전						
점심						
간식						
오후와 저녁						

좋아하는 음식 : ____________________

자주 먹는 음식 : ____________________

싫어하는 음식 : ____________________

일일 섭취 총 열량 : ____________________ kcal

___년 __월 __일 __요일 ~ __월 __일 __요일

날짜 (요일)	어떤 운동	얼마나 힘들게			얼마 동안 (단위 : 분)	소비 열량
		가볍게(4)	보통(7)	힘들게(10)		

10분 이상 계속한 운동, 활동, 놀이를 모두 기록하세요!

이번 주일에 소비한 총 열량 ______ kcal

_____년 __월 __일 __요일 ~ __월 __일 __요일

날짜 (요일)	어떤 운동	얼마나 힘들게			얼마 동안 (단위 : 분)	소비 열량
		가볍게(4)	보통(7)	힘들게(10)		

10분 이상 계속한 운동, 활동, 놀이를 모두 기록하세요!

이번 주일에 소비한 총 열량 _______kcal

6주 : 성숙기

음식의 유혹을 이겨내자

Point

비만 치료에 대한 각오를 다시 한번 다지자.

식사일지

_____년 __월 __일

때	언제	어떤 음식	어떤 재료	얼마나(눈대중)	어디서	칼로리
아침과 오전						
점심						
간식						
오후와 저녁						

좋아하는 음식 : _____________________

싫어하는 음식 : _____________________

실제 먹은 열량 : _____________________kcal

자주 먹는 음식 : _____________________

하루 처방 열량 : _____________________kcal

_____년 ___월 ___일

때	언제	어떤 음식	어떤 재료	얼마나(눈대중)	어디서	칼로리
아침과 오전						
점심						
간식						
오후와 저녁						

좋아하는 음식 : _____________________

자주 먹는 음식 : _____________________

싫어하는 음식 : _____________________

하루 처방 열량 : _____________________kcal

실제 먹은 열량 : _____________________kcal

_______년 ___월 ___일

때	언제	어떤 음식	어떤 재료	얼마나(눈대중)	어디서	칼로리
아침과 오전						
점심						
간식						
오후와 저녁						

좋아하는 음식 : _____________________

싫어하는 음식 : _____________________

실제 먹은 열량 : _____________________kcal

자주 먹는 음식 : _____________________

하루 처방 열량 : _____________________kcal

_____년 __월 __일 __요일 ~ __월 __일 __요일

날짜 (요일)	어떤 운동	얼마나 힘들게			얼마 동안 (단위 : 분)	소비 열량
		가볍게(4)	보통(7)	힘들게(10)		

10분 이상 계속한 운동, 활동, 놀이를 모두 기록하세요!

이번 주일에 소비한 총 열량 ______kcal

_____년 __월 __일 __요일 ~ __월 __일 __요일

날짜 (요일)	어떤 운동	얼마나 힘들게			얼마 동안 (단위 : 분)	소비 열량
		가볍게(4)	보통(7)	힘들게(10)		

10분 이상 계속한 운동, 활동, 놀이를 모두 기록하세요!

이번 주일에 소비한 총 열량 ______kcal

7주 : 정리기

온 가족이 함께

이번 주 과제 :
1. 온 가족이 함께 다이어트에 동참하기
2. 그동안의 프로그램 점검하기
3. 식사 · 운동일지 발표하기
4. 폭식하지 않기
5. 칼로리 퀴즈 맞히기

Point

식사량과 운동이 습관화되도록 해야 한다.

식사일지

_____년 ___월 ___일

때	언제	어떤 음식	어떤 재료	얼마나(눈대중)	어디서	칼로리
아침과 오전						
점심						
간식						
오후와 저녁						

좋아하는 음식 : ___________________   자주 먹는 음식 : ___________________

싫어하는 음식 : ___________________   하루 처방 열량 : ___________________kcal

실제 먹은 열량 : ___________________kcal

_______년 ___월 ___일

때	언제	어떤 음식	어떤 재료	얼마나(눈대중)	어디서	칼로리
아침과 오전						
점심						
간식						
오후와 저녁						

좋아하는 음식 : _____________________　　자주 먹는 음식 : _____________________

싫어하는 음식 : _____________________　　하루 처방 열량 : _____________________kcal

실제 먹은 열량 : _____________________kcal

_______년 ___월 ___일

때	언제	어떤 음식	어떤 재료	얼마나(눈대중)	어디서	칼로리
아침과 오전						
점심						
간식						
오후와 저녁						

좋아하는 음식 : _____________________ 자주 먹는 음식 : _____________________

싫어하는 음식 : _____________________ 하루 처방 열량 : _____________________kcal

실제 먹은 열량 : _____________________kcal

___년 __월 __일 __요일 ~ __월 __일 __요일

날짜 (요일)	어떤 운동	얼마나 힘들게			얼마 동안 (단위 : 분)	소비 열량
		가볍게(4)	보통(7)	힘들게(10)		

10분 이상 계속한 운동, 활동, 놀이를 모두 기록하세요!

이번 주일에 소비한 총 열량 ______kcal

___년 __월 __일 __요일 ~ __월 __일 __요일

날짜 (요일)	어떤 운동	얼마나 힘들게			얼마 동안 (단위 : 분)	소비 열량
		가볍게(4)	보통(7)	힘들게(10)		

10분 이상 계속한 운동, 활동, 놀이를 모두 기록하세요!

이번 주일에 소비한 총 열량 ______kcal

8주 : 완성기

자신감을 갖고 일상생활로 돌아갈 준비를 한다

이번 주 과제 :
1. 프로그램을 통해 익힌 습관 정리하기
2. 미식가 습관 들이기
3. 음식을 거절하는 법 익히기
4. 계절별로 효과적으로 할 수 있는 운동 알아보기
5. 실패에 대한 두려움을 이겨내기

Point

이제는 자신감을 갖고 생활하자.

식사일지

_______년 ___월 ___일

때	언제	어떤 음식	어떤 재료	얼마나(눈대중)	어디서	칼로리
아침과 오전						
점심						
간식						
오후와 저녁						

좋아하는 음식 : _____________________

자주 먹는 음식 : _____________________

싫어하는 음식 : _____________________

하루 처방 열량 : _____________________kcal

실제 먹은 열량 : _____________________kcal

______년 ___월 ___일

때	언제	어떤 음식	어떤 재료	얼마나(눈대중)	어디서	칼로리
아침과 오전						
점심						
간식						
오후와 저녁						

좋아하는 음식 : ______________________   자주 먹는 음식 : ______________________

싫어하는 음식 : ______________________   하루 처방 열량 : ______________________kcal

실제 먹은 열량 : ______________________kcal

_______년 ___월 ___일

때	언제	어떤 음식	어떤 재료	얼마나(눈대중)	어디서	칼로리
아침과 오전						
점심						
간식						
오후와 저녁						

좋아하는 음식 : ____________________

싫어하는 음식 : ____________________

실제 먹은 열량 : ____________________kcal

자주 먹는 음식 : ____________________

하루 처방 열량 : ____________________kcal

_____년 __월 __일 __요일 ~ __월 __일 __요일

날짜 (요일)	어떤 운동	얼마나 힘들게			얼마 동안 (단위 : 분)	소비 열량
		가볍게(4)	보통(7)	힘들게(10)		

10분 이상 계속한 운동, 활동, 놀이를 모두 기록하세요!

이번 주일에 소비한 총 열량 ______kcal

_____년 __월 __일 __요일 ~ __월 __일 __요일

날짜 (요일)	어떤 운동	얼마나 힘들게			얼마 동안 (단위 : 분)	소비 열량
		가볍게(4)	보통(7)	힘들게(10)		

10분 이상 계속한 운동, 활동, 놀이를 모두 기록하세요!

이번 주일에 소비한 총 열량 _______kcal

43

8주 이후 : 유지기

프로그램은 끝나도 다이어트는 계속되어야 한다

이번 주 과제 :
1. 첫째 주와 비교해 보기
2. 일지를 점검해 보고 문제점 찾기
3. 식사 · 운동일지 꾸준히 쓰기
4. 현재 바뀐 좋은 습관들 계속 유지하기

Point

유지하기

식사일지

_____년 ___월 ___일

때	언제	어떤 음식	어떤 재료	얼마나(눈대중)	어디서	칼로리
아침과 오전						
점심						
간식						
오후와 저녁						

좋아하는 음식 : ____________________

싫어하는 음식 : ____________________

실제 먹은 열량 : ____________________kcal

자주 먹는 음식 : ____________________

하루 처방 열량 : ____________________kcal

_____년 ___월 ___일

때	언제	어떤 음식	어떤 재료	얼마나(눈대중)	어디서	칼로리
아침과 오전						
점심						
간식						
오후와 저녁						

좋아하는 음식 : _____________________

싫어하는 음식 : _____________________

실제 먹은 열량 : _____________________kcal

자주 먹는 음식 : _____________________

하루 처방 열량 : _____________________kcal

_____년 ___월 ___일

때	언제	어떤 음식	어떤 재료	얼마나(눈대중)	어디서	칼로리
아침과 오전						
점심						
간식						
오후와 저녁						

좋아하는 음식 : _____________________
싫어하는 음식 : _____________________
실제 먹은 열량 : _____________________kcal

자주 먹는 음식 : _____________________
하루 처방 열량 : _____________________kcal

_____년 __월 __일 __요일 ~ __월 __일 __요일

날짜 (요일)	어떤 운동	얼마나 힘들게			얼마 동안 (단위 : 분)	소비 열량
		가볍게(4)	보통(7)	힘들게(10)		

10분 이상 계속한 운동, 활동, 놀이를 모두 기록하세요!

이번 주일에 소비한 총 열량 ______kcal

_____년 __월 __일 __요일 ~ __월 __일 __요일

날짜 (요일)	어떤 운동	얼마나 힘들게			얼마 동안 (단위 : 분)	소비 열량
		가볍게(4)	보통(7)	힘들게(10)		

10분 이상 계속한 운동, 활동, 놀이를 모두 기록하세요!

이번 주일에 소비한 총 열량 ______kcal

약 속 장

나 ＿＿＿＿＿＿＿＿＿는 ＿＿월 ＿＿일부터 ＿＿월 ＿＿일까지 다음의 약속을 지킬 것을 서약합니다.

1.

＿＿＿＿＿＿＿＿＿＿＿＿＿＿＿＿＿＿＿＿＿＿＿＿＿＿＿＿＿＿＿＿＿＿＿＿＿

＿＿＿＿＿＿＿＿＿＿＿＿＿＿＿＿＿＿＿＿＿＿＿＿＿＿＿＿＿＿＿＿＿＿＿＿＿

2.

＿＿＿＿＿＿＿＿＿＿＿＿＿＿＿＿＿＿＿＿＿＿＿＿＿＿＿＿＿＿＿＿＿＿＿＿＿

＿＿＿＿＿＿＿＿＿＿＿＿＿＿＿＿＿＿＿＿＿＿＿＿＿＿＿＿＿＿＿＿＿＿＿＿＿

3.

＿＿＿＿＿＿＿＿＿＿＿＿＿＿＿＿＿＿＿＿＿＿＿＿＿＿＿＿＿＿＿＿＿＿＿＿＿

＿＿＿＿＿＿＿＿＿＿＿＿＿＿＿＿＿＿＿＿＿＿＿＿＿＿＿＿＿＿＿＿＿＿＿＿＿

년 월 일

성명＿＿＿＿＿＿＿＿＿

서명＿＿＿＿＿＿＿＿(인)

키(cm)	표준 체중	경도 비만	중등도 비만	고도 비만	키(cm)	표준 체중	경도 비만	중등도 비만	고도 비만
105~105.9	17.5	21.1~	22.8~	26.2~	143~143.9	38.1	45.7~	49.5~	57.2~
106~106.9	18.0	21.6~	23.4~	27.0~	144~144.9	39.3	47.2~	51.1~	59.0~
107~107.9	18.1	21.7~	23.5~	27.2~	145~145.9	40.2	48.2~	52.3~	60.3~
108~108.9	18.6	22.3~	24.2~	27.9~	146~146.9	41.0	49.2~	53.3~	61.5~
109~109.9	19.1	22.9~	24.8~	28.7~	147~147.9	41.2	49.4~	53.6~	61.8~
110~110.9	19.2	23.0~	25.0~	28.8~	148~148.9	42.4	50.9~	55.1~	63.6~
111~111.9	19.6	23.5~	25.5~	29.4~	149~149.9	43.4	52.1~	56.4~	65.1~
112~112.9	20.1	24.1~	26.1~	30.2~	150~150.9	43.6	52.3~	56.7~	65.4~
113~113.9	20.3	24.4~	26.4~	30.5~	151~151.9	45.1	54.1~	58.6~	67.7~
114~114.9	20.7	24.8~	26.9~	31.1~	152~152.9	45.6	54.7~	59.3~	68.4~
115~115.9	21.1	25.3~	27.4~	31.7~	153~153.9	46.8	56.2~	60.8~	70.2~
116~116.9	21.5	25.8~	28.0~	32.3~	154~154.9	47.7	57.2~	62.0~	71.6~
117~117.9	22.0	26.4~	28.6~	33.0~	155~155.9	47.9	57.5~	62.3~	71.9~
118~118.9	22.4	26.9~	29.1~	33.6~	156~156.3	48.8	58.6~	63.4~	73.2~
119~119.9	22.9	27.5~	29.8~	34.4~	157~157.9	49.3	59.2~	64.1~	74.0~
120~120.9	23.2	27.8~	30.2~	34.8~	158~158.9	50.3	60.4~	65.4~	75.5~
121~121.9	23.8	28.6~	30.9~	35.7~	159~159.9	51.0	61.2~	66.3~	76.5~
122~122.9	24.5	29.4~	31.9~	36.8~	160~160.9	51.4	61.7~	66.8~	77.1~
123~123.9	24.8	29.8~	32.2~	37.2~	161~161.9	52.8	63.4~	68.6~	79.2~
124~124.9	25.4	30.5~	33.0~	38.1~	162~162.9	53.4	64.1~	69.4~	80.1~
125~125.9	25.8	31.0~	33.5~	38.7~	163~163.9	54.7	65.6~	71.1~	82.1~
126~126.9	26.3	31.6~	34.2~	39.5~	164~164.9	55.9	67.1~	72.7~	83.9~
127~127.9	27.0	32.4~	35.1~	40.5~	165~165.9	57.7	69.2~	75.0~	86.6~
128~128.9	27.7	33.2~	36.0~	41.6~	166~166.9	58.5	70.2~	76.1~	87.8~
129~129.9	28.5	34.2~	37.1~	42.8~	167~167.9	58.7	70.4~	76.3~	88.1~
130~130.9	29.2	35.0~	38.0~	43.8~	168~168.9	60.1	72.1~	78.1~	90.2~
131~131.9	29.7	35.6~	38.6~	44.6~	169~169.9	60.3	72.4~	78.4~	90.5~
132~132.9	30.4	36.5~	39.5~	45.6~	170~170.9	61.5	73.8~	80.0~	92.3~
133~133.9	30.9	37.1~	40.2~	46.4~	171~171.9	62.1	74.5~	80.7~	93.2~
134~134.9	31.2	37.4~	40.6~	46.8~	172~172.9	63.9	76.7~	83.1~	95.9~
135~135.9	32.5	39.0~	42.3~	48.8~	173~173.9	64.1	76.9~	83.3~	96.2~
136~136.9	33.3	40.0~	43.3~	50.0~	174~174.9	64.4	77.3~	83.7~	96.6~
137~137.9	33.8	40.6~	43.9~	50.9~	175~175.9	65.4	78.5~	85.0~	98.1~
138~138.9	34.3	41.2~	44.6~	51.5~	176~176.9	66.4	79.7~	86.3~	99.6~
139~139.9	35.0	42.0~	45.5~	52.5~	177~177.9	67.1	80.5~	87.2~	100.7~
140~140.9	35.9	43.1~	46.7~	53.9~	178~178.9	67.7	81.2~	88.0~	101.6~
141~141.9	36.9	44.3~	48.0~	55.4~	179~179.9	68.5	82.2~	89.1~	102.8~
142~142.9	37.6	45.1~	48.9~	56.4~	180~180.9	69.7	83.6~	90.6~	104.6~

키(cm)	표준 체중	경도 비만	중등도 비만	고도 비만	키(cm)	표준 체중	경도 비만	중등도 비만	고도 비만
105~105.9	17.4	20.9~	22.6~	26.1~	143~143.9	36.5	43.8~	47.5~	54.8~
106~106.9	17.7	21.2~	23.0~	26.6~	144~144.9	37.9	45.5~	49.3~	56.9~
107~107.9	18.0	21.6~	23.4~	27.0~	145~145.9	39.0	46.8~	50.7~	58.5~
108~108.9	18.2	21.8~	23.7~	27.3~	146~146.9	40.0	48.0~	52.0~	60.0~
109~109.9	18.6	22.3~	24.2~	27.9~	147~147.9	41.0	49.2~	53.3~	61.5~
110~110.9	18.9	22.7~	24.6~	28.4~	148~148.9	42.0	50.4~	54.6~	63.0~
111~111.9	19.4	23.3~	25.2~	29.1~	149~149.9	42.8	51.4~	55.6~	64.2~
112~112.9	19.8	23.8~	25.7~	29.7~	150~150.9	44.0	52.8~	57.2~	66.0~
113~113.9	20.0	24.0~	26.0~	30.0~	151~151.9	45.8	55.0~	59.5~	68.7~
114~114.9	20.6	24.7~	26.8~	30.9~	152~152.9	46.7	56.0~	60.7~	70.1~
115~115.9	21.0	25.2~	27.3~	31.5~	153~153.9	48.6	58.3~	63.2~	72.9~
116~116.9	21.2	25.4~	27.6~	31.8~	154~154.9	49.5	59.4~	64.4~	74.6~
117~117.9	21.5	25.8~	28.0~	32.3~	155~155.9	49.9	59.9~	64.9~	74.9~
118~118.9	21.9	26.3~	28.5~	32.9~	156~156.3	50.9	61.1~	66.2~	76.4~
119~119.9	22.5	27.0~	29.3~	33.8~	157~157.9	51.6	61.9~	67.1~	77.4~
120~120.9	23.1	27.7~	30.0~	34.7~	158~158.9	52.3	62.8~	68.0~	78.5~
121~121.9	23.4	28.1~	30.4~	35.1~	159~159.9	52.9	63.5~	68.8~	79.4~
122~122.9	23.8	28.6~	30.9~	35.7~	160~160.9	53.4	64.1~	69.4~	80.1~
123~123.9	24.6	29.5~	32.0~	36.9~	161~161.9	53.7	64.4~	69.8~	80.6~
124~124.9	25.0	30.0~	32.5~	37.5~	162~162.9	54.9	65.9~	71.4~	82.4~
125~125.9	25.4	30.5~	33.0~	38.1~	163~163.9	55.4	66.5~	72.0~	83.1~
126~126.9	25.9	31.1~	33.7~	38.9~	164~164.9	56.0	67.2~	72.8~	84.0~
127~127.9	26.7	32.0~	34.7~	40.1~	165~165.9	56.7	68.0~	73.7~	85.1~
128~128.9	27.0	32.4~	35.1~	40.5~	166~166.9	57.1	68.5~	74.2~	85.7~
129~129.9	27.8	33.4~	36.1~	41.7~	167~167.9	57.6	69.1~	74.9~	86.4~
130~130.9	28.0	33.6~	36.4~	42.0~	168~168.9	58.7	70.4~	76.3~	88.1~
131~131.9	29.0	34.8~	37.7~	43.5~	169~169.9	59.5	71.4~	77.4~	89.3~
132~132.9	29.8	35.8~	38.7~	44.7~	170~170.9	59.7	71.6~	77.6~	89.6~
133~133.9	30.6	36.7~	39.8~	45.9~	171~171.9	61.3	73.6~	79.7~	92.0~
134~134.9	31.0	37.2~	40.3~	46.5~	172~172.9	61.8	74.2~	80.3~	92.7~
135~135.9	31.7	38.0~	41.2~	47.6~	173~173.9	62.1	74.5~	80.7~	93.2~
136~136.9	32.1	38.5~	41.7~	48.2~	174~174.9	62.9	75.5~	81.8~	94.4~
137~137.9	32.3	38.8~	42.0~	48.5~	175~175.9	63.0	75.6~	81.9~	94.5~
138~138.9	33.5	40.2~	43.6~	50.3~	176~176.9	64.2	77.0~	83.5~	96.3~
139~139.9	34.3	41.2~	44.6~	51.5~	177~177.9	64.7	77.6~	84.1~	97.1~
140~140.9	34.8	41.8~	45.2~	52.2~	178~178.9	65.0	78.0~	84.5~	97.5~
141~141.9	35.7	42.8~	46.4~	53.6~	179~179.9	65.5	78.6~	85.2~	98.3~
142~142.9	36.3	43.6~	47.2~	54.5~	180~180.9	66.0	79.2~	85.8~	99.0~

사항	전혀 그렇지 않다	그렇지 않다	그렇다	매우 그렇다
1. 기분이 나쁠 때 먹는 것으로 기분을 푼다.	4	3	2	1
2. 돈이 생기면 우선 먹는 것부터 산다.	4	3	2	1
3. 방과 후 밖에서 노는 시간보다 집에서 지내는 시간이 더 많다.	4	3	2	1
4. 먹고 싶은 충동을 참지 못한다.	4	3	2	1
5. 조금만 배가 고파도 참지 못한다.	4	3	2	1
6. 항상 곁에 먹을 것을 많이 둔다.	4	3	2	1
7. 체중이 느는 것에 대해 관심이 없다.	4	3	2	1
8. 생활의 즐거움이 먹는 것에 있다.	4	3	2	1
9. 오락이나 TV 시청을 오래 한다.	4	3	2	1
10. 집안일 거들기나 심부름을 잘 한다.	1	2	3	4
11. 식사 후에 배가 불러도 맛있는 것이 있으면 또 먹는다.	4	3	2	1
12. 안 먹다가 한꺼번에 몰아서 많이 먹는다.	4	3	2	1
13. 아침식사를 하지 않는다.	4	3	2	1
14. 저녁을 많이 먹는다.	4	3	2	1
15. 잠들기 전에 야식을 먹는다.	4	3	2	1
16. 군것질을 많이 한다.	4	3	2	1
17. 야채나 나물을 자주 먹는다.	1	2	3	4
18. 고기나 기름진 음식을 자주 먹는다.	4	3	2	1
19. 음식을 가려먹는다.(편식한다.)	4	3	2	1
20. 맵고, 짠 음식을 자주 먹는다.	4	3	2	1
21. 콜라, 사이다와 같은 청량음료를 자주 먹는다.	4	3	2	1

사항	전혀 그렇지 않다	그렇지 않다	그렇다	매우 그렇다
22. 남들보다 음식을 먹는 속도가 빠르다.	4	3	2	1
23. 식사를 규칙적으로 한다.	1	2	3	4
24. 항상 정해진 자리에서 식사를 한다.	1	2	3	4
25. 음식을 오래 씹은 후에 삼킨다.	1	2	3	4
26. 책이나 텔레비전을 볼 때 무엇인가를 먹으면서 본다.	4	3	2	1
27. 외식이나 잔치에 가면 과식을 하게 된다.	4	3	2	1
28. 단 음식(예 : 초콜릿, 케이크)을 자주 먹는다.	4	3	2	1
29. 간식을 많이 먹는다.	4	3	2	1
30. 인스턴트 식품(라면, 3분 카레 등)을 자주 먹는다.	4	3	2	1
31. 패스트푸드(피자, 햄버거 등)를 자주 먹는다.	4	3	2	1
32. 음식을 먹을 때 그릇에 음식을 많이 담아 먹는다.	4	3	2	1
33. 기름에 튀긴 음식이나 볶은 음식을 자주 먹는다.	4	3	2	1
34. 체육 시간에 열심히 운동에 참가한다.	1	2	3	4
35. 운동을 규칙적으로 한다.	1	2	3	4
36. 가까운 거리는 차나 엘리베이터를 타지 않고 걷는다.	1	2	3	4

나의 습관 점수 : ___________점

성별	학년	종목 점수	50미터 달리기 (초)	윗몸 일으키기 (회)	제자리 멀리뛰기 (cm)	앉아 윗몸 앞으로 굽히기 (cm)	오래달리기 -걷기 (분초)
남학생	5학년	5	8.3 이하	48 이상	185 이상	15.3 이상	4′23″ 이하
		4	8.4~9.2	38~47	166~184	10.1~15.2	4′24″~5′24″
		3	9.3~10.1	28~37	148~165	5.0~10.0	5′25″~6′26″
		2	10.2~11.0	18~27	128~147	0~4.9	6′27″~7′27″
		1	11.1 이상	17 이하	127 이하	−0.1 이하	7′28″ 이상
	6학년	5	7.8 이하	49 이상	198 이상	15.5 이상	4′12″ 이하
		4	7.9~8.8	40~48	178~197	10.4~15.4	4′13″~5′08″
		3	8.9~9.6	30~39	159~177	5.3~10.3	5′09″~6′04″
		2	9.7~10.5	21~29	139~158	0.2~5.2	6′05″~7′00″
		1	10.6 이상	20 이하	138 이하	0.1 이하	7′01″ 이상
여학생	5학년	5	8.8 이하	39 이상	167 이상	17.4 이상	5′02″ 이하
		4	8.9~9.7	29~38	149~166	12.3~17.3	5′03″~5′59″
		3	9.8~10.6	20~28	131~148	7.1~12.2	6′00″~6′55″
		2	10.7~11.5	10~19	113~130	2.0~7.0	6′56″~7′51″
		1	11.6 이상	9 이하	112 이하	1.9 이하	7′52″ 이상
	6학년	5	8.7 이하	40 이상	171 이상	19.1 이상	5′02″ 이하
		4	8.8~9.5	31~39	153~170	13.7~19.0	5′03″~5′54″
		3	9.6~10.4	22~30	135~152	8.2~13.6	5′55″~6′46″
		2	10.5~11.3	13~21	117~134	3.3~8.1	6′47″~7′39″
		1	11.4 이상	12 이하	116 이하	3.2 이하	7′40″ 이상

성별	학년	종목 점수	50미터 달리기 (초)	팔굽혀펴기(남) 팔굽혀매달리기(여) (회, 초)	윗몸 일으키기 (회)	제자리 멀리뛰기 (cm)	앉아 윗몸 앞으로 굽히기 (cm)	오래달리기 -걷기 (분초)
남학생	1학년	5	7.3 이하	35 이상	51 이상	223 이상	17.6 이상	7′13″ 이하
		4	7.4~8.3	25~34	42~50	202~222	12.0~17.5	7′14″~8′27″
		3	8.4~9.1	16~24	33~41	181~201	6.4~11.9	8′28″~9′42″
		2	9.2~9.9	6~15	25~32	159~180	0.8~6.3	9′43″~10′56″
		1	10.0 이상	5 이하	24 이하	158 이하	0.7 이하	10′57″ 이상
	2학년	5	6.8 이하	38 이상	54 이상	240 이상	20.0 이상	6′48″ 이하
		4	6.9~7.8	28~37	45~53	217~239	13.9~19.9	6′49″~8′01″
		3	7.9~8.6	18~27	36~44	195~216	7.8~13.8	8′02″~9′13″
		2	8.7~9.4	8~17	28~35	172~194	1.7~7.7	9′14″~10′26″
		1	9.5 이상	7 이하	27 이하	171 이하	1.6 이하	10′27″ 이상
	3학년	5	6.6 이하	41 이상	56 이상	251 이상	22.1 이상	6′36″ 이하
		4	6.7~7.6	31~40	48~55	230~250	15.7~22.0	6′37″~7′42″
		3	7.7~8.3	21~30	39~47	208~229	9.4~15.6	7′43″~8′47″
		2	8.4~9.1	12~20	31~38	187~207	3.0~9.3	8′48″~9′52″
		1	9.2 이상	11 이하	30 이하	186 이하	2.9 이하	9′53″ 이상
여학생	1학년	5	8.5 이하	19 이상	41 이상	182 이상	22.4 이상	6′02″ 이하
		4	8.6~9.3	11~18	32~40	162~181	16.4~22.3	6′03″~7′03″
		3	9.4~10.1	3~10	24~31	142~161	10.5~16.3	7′04″~8′04″
		2	10.2~11.0	1~2	15~23	122~141	5.1~10.4	8′05″~9′05″
		1	11.1 이상	0	14 이하	121 이하	5.0 이하	9′06″ 이상
	2학년	5	8.5 이하	18 이상	41 이상	184 이상	23.8 이상	6′06″ 이하
		4	8.6~9.3	11~17	33~40	164~183	17.6~23.7	6′07″~7′08″
		3	9.4~10.2	3~10	24~32	144~163	11.4~17.5	7′09″~8′10″
		2	10.3~11.1	1~2	16~23	124~143	5.4~11.3	8′11″~9′12″
		1	11.2 이상	0	15 이하	123 이하	5.3 이하	9′13″ 이상
	3학년	5	8.4 이하	19 이상	42 이상	188 이상	25.5 이상	6′10″ 이하
		4	8.5~9.3	11~18	34~41	168~187	19.4~25.4	6′11″~7′11″
		3	9.4~10.2	3~10	25~33	148~167	13.2~19.3	7′12″~8′11″
		2	10.3~11.1	1~2	17~24	128~147	6.7~13.1	8′12″~9′12″
		1	11.2 이상	0	16 이하	127 이하	6.6 이하	9′13″ 이상

생년월일	년 월 일	성별	남/여
1개월 후 목표	키	cm 몸무게	kg
2개월 후 목표	키	cm 몸무게	kg
3개월 후 목표	키	cm 몸무게	kg
6개월 후 목표	키	cm 몸무게	kg
1년 후 목표	키	cm 몸무게	kg

일정		신장 (cm)	체중 (kg)	비만도 (%)	배둘레 (cm)	생활습관 (점수)	체력 검사	섭취열량 (kcal)	실시 운동량 (kcal)	검진결과
1주	사전평가									총콜레스테롤 :
2주										체지방률 :
3주										
4주										
5주										
6주										
7주										
8주										
10주										
12주										
14주										
16주										
20주										
24주										

식품군		식품명(1단위=100kcal)		
초록군	채소	시금치, 당근, 오이, 콩나물, 배추, 무, 연근, 김, 미역, 김치, 버섯, 깻잎, 가지, 깍두기, 고사리, 단무지, 양배추, 쑥갓, 호박, 도라지, 피망, 풋고추, 양파 등의 모든 채소들은 양을 제한하지 않아요!!!		
	우유	보통우유(3/4컵=150g) 전지분유(5숟가락=20g) 뱅어포(3장=30g)	두유(3/4컵=150g) 요플레(1개=100g) 잔멸치(1/2컵=30g)	저지방우유(1컵=200g) 요구르트(2개=130g)
	과일	토마토(2개=500g) 수박(큰 것 2쪽=500g) 포도(30알=160g) 단감(1개=160g) 건대추(16알) 배(1/2개=200g) 그 밖에 다른 주스는 모두 '1컵=200g'	건포도(3큰술=30g) 자두(4개=160g) 레몬(큰 것 1개=400g) 곶감(1개=50g) 복숭아(큰 것 1개=300g) 바나나(중간 것 1개=200g)	귤(2개=200g) 딸기(12개=400g) 참외(1개=240g) 사과(1개=200g) 토마토주스(2컵=400g)
노랑군	어육류	돼지고기(탁구공 크기 2개=80g) 쇠고기(탁구공 크기 2개=80g) 마른오징어(1/2마리=30g) 꽁치통조림(1토막=50g) 프랑크소시지(1개=40g) 오징어(1/2마리=100g)	갈비(1대=30g) 햄(1장=50g) 계란(큰 것 1개=70g) 두부(1/4모=100g) 치즈(1장 반=30g) 새우(1/3컵=100g)	참치통조림(1/5통=40g) 닭고기(닭다리 1개=80g) 비엔나소시지(5개) 검정콩(1/3컵=30g) 런천미트(1쪽=40g) 조갯살(1/2컵=100g)
빨강군	곡류	쌀밥(1/3공기=70g) 삶은 국수(1/2공기=90g) 옥수수(1/2개)	보리밥(1/3공기=70g) 감자(1개=150g) 고구마(1/2개)	식빵(1개=35g) 인절미(1개=50g)
	유지류	마요네즈(1큰술=12g) 마가린(1큰술=12g) 땅콩(2큰술=20g) 땅콩버터(1큰술=12g)	기름(2작은술=10g) 버터(1큰술=12g) 호두(2큰술=15g) 잣(2큰술=15g)	
검정군	단순당	사탕(6개=30g) 잼(2큰술=35g)	콜라, 사이다(1컵=200g) 젤리(6개=30g)	초콜릿(4쪽=20g) 시럽(2큰술=30g)

종류	음식·식품명	분량 (중량)	열량 (kcal)	종류	음식·식품명	분량 (중량)	열량 (kcal)
밥, 죽류	밥	1공기	300	분식	컵라면	1개	300
	오곡밥	1공기	370		육개장 사발면	1개	450
	팥죽	1그릇	200		신라면	1개	500
	흰죽	1그릇	225		물만두	1접시	375
	호박죽	1그릇	225		왕만두	3개	425
	전복죽	1그릇	250		찐만두	1접시	425
	잣죽	1그릇	275	국류	된장국	1그릇	50
	야채죽	1그릇	200		콩나물국	1그릇	50
	닭죽	1그릇	250		미역냉국	1그릇	50
분식	메밀국수	1인분	400		두부 새우젓국	1그릇	50
	우동	1인분	400		조갯국	1그릇	50
	떡볶이	1인분	300		쇠고기무국	1그릇	75
	칼국수	1인분	475		선짓국	1그릇	75
	돌냄비우동	1인분	475		쇠고기 미역국	1그릇	100
	비빔국수	1인분	500		북어국	1그릇	150
	비빔밥	1인분	600		어묵국	1그릇	75
	콩국수	1인분	500		감자국	1그릇	75
	스파게티	1인분	500		토란국	1그릇	50
	유부국수	1인분	525		김치국	1그릇	25
	생생면	1인분	375		동태국	1그릇	75
	짜파게티	1인분	375		두부 된장국	1그릇	100
	물냉면	1인분	410	탕류 (밥 포함)	대구 매운탕	1인분	400
	비빔냉면	1인분	530		복매운탕	1인분	425
	회냉면	1인분	525		꽃게탕	1인분	425

종류	음식·식품명	분량 (중량)	열량 (kcal)	종류	음식·식품명	분량 (중량)	열량 (kcal)
탕류 (밥 포함)	알탕	1인분	450	찜류	찐 고구마 옥수수	1개	200
	육개장	1인분	475		계란찜	1접시	100
	삼계탕	1인분	525		생선찜	1토막	150
	곰탕	1인분	475		갈비찜	1접시	175
	꼬리곰탕	1인분	500		닭찜	1접시	200
	도가니탕	1인분	500		꼬막찜	1접시	125
	보신탕	1인분	650		아구찜	1접시	75
	쇠고기 두부탕	1인분	400	조림류	풋고추 조림	1접시	25
	추어탕	1인분	400		감자조림	1접시	75
	해물잡탕	1인분	400		연근조림	1접시	75
찌개류 (밥 포함)	두부 된장찌개	1인분	400		우엉조림	1접시	100
	김치찌개	1인분	425		콩조림	1접시	100
	청국장찌개	1인분	425		어묵조림	1접시	100
	동태찌개	1인분	450		갈치조림	1토막	125
	순두부찌개	1인분	600		고등어조림	1토막	200
	부대찌개	1인분	640		장조림	1접시	150
	낙지찌개	1인분	425		깻잎조림	1접시	50
	콩비지찌개	1인분	475		오징어야채조림	1접시	125
	오징어찌개	1인분	125		두부조림	1접시	125
전골류 (밥 포함)	곱창전골	1인분	500		메추리알조림	1접시	100
	쇠고기전골	1인분	425	튀김류	맛탕	1접시	100
	불낙전골	1인분	550		프렌치프라이드	1봉지	200
	징기스칸	1인분	500		새우튀김	3개	150
찜류	찐 감자	1개	100		오징어튀김	4개	175

종류	음식·식품명	분량 (중량)	열량 (kcal)	종류	음식·식품명	분량 (중량)	열량 (kcal)
튀김류	야채튀김	4개	200	구이류	삼겹살구이	1접시	200
	냉동돈가스	1장	225		쇠갈비구이	1접시	200
	생선튀김	1토막	150		장어구이	1접시	225
	감자튀김	1접시	125		쥐포구이	1접시	50
	고구마튀김	1접시	150		뱅어포구이	1접시	75
	닭다리튀김	1개	200		돼지갈비구이	1접시	225
	다시마튀김	1접시	75	전류	감자전	1장	150
	닭가슴살튀김	1개	250		굴전	1장	200
	치킨	1마리	3200		계란프라이	1개	100
적류	섭산적	1접시	150		녹두빈대떡	1장	200
	쇠고기산적	1접시	225		두부부침	5개	100
무침류	도토리묵 무침	1접시	75		파전	1장	200
	마늘종 장아찌무침	1접시	75		호박전	5개	100
	곤약무침	1접시	25		달걀말이	4개	125
	골뱅이무침	1접시	100		김치부침개	1장	150
	홍어회무침	1접시	75		풋고추전	6개	175
	탕평채무침	1접시	100		동태전	3개	175
	오징어무침	1접시	100		쇠고기완자전	3개	175
구이류	김구이	10장	25	볶음류	감자야채볶음	1접시	50
	더덕구이	1접시	75		건오징어야채볶음	1접시	125
	생선구이	1접시	100		고사리볶음	1접시	50
	불고기	1접시	150		김치볶음	1접시	100
	쇠고기 로스구이	1접시	175		낙지볶음	1접시	125
	제육구이	1접시	175		쇠고기야채볶음	1접시	150

종류	음식·식품명	분량 (중량)	열량 (kcal)	종류	음식·식품명	분량 (중량)	열량 (kcal)
볶음류	순대볶음	1접시	200	숙채류	시금치나물	1접시	50
	어묵볶음	1접시	125	샐러드류	코울슬로	1접시	100
	잔멸치볶음	1접시	75		야채샐러드	1접시	125
	잡채	1접시	200		옥수수샐러드	1접시	175
	호박볶음	1접시	50		참치샐러드	1접시	175
	닭도리탕	1접시	225		과일샐러드	1접시	180
	도라지볶음	1접시	100	잼류	과일잼	1큰술	50
	미역줄기볶음	1접시	75	스프류	각종 스프	1큰술	50
	마른 새우볶음	1접시	125	젓갈류	각종 젓갈	1종지	25
	소시지야채볶음	1접시	175		각종 계장	1종지	75
	제육볶음	1접시	225	장아찌류	마늘장아찌	8쪽	20
김치류	각종 김치	1접시	25		깻잎장아찌	10장	25
	보쌈김치	1접시	50		오이피클	1종지	25
생채류	무생채	1접시	25	회류	굴, 해삼	1접시	75
	오이생채	1접시	50		생선모듬회	1접시	130
	더덕생채	1접시	75		낙지, 오징어	1접시	75
	도라지생채	1접시	100		새우, 멍개	1접시	100
	무말랭이무침	1접시	50		홍합	1접시	150
	미역초무침	1접시	25	일품요리	떡국	1인분	425
숙채류	가지나물	1접시	25		만두국	1인분	425
	깻잎나물	1접시	50		김치볶음밥	1인분	450
	부추나물	1접시	25		김밥	1인분	500
	숙주나물	1접시	25		초밥	1인분	500
	콩나물	1접시	50		회덮밥	1인분	500

종류	음식·식품명	분량(중량)	열량(kcal)	종류	음식·식품명	분량(중량)	열량(kcal)
일품요리	비빔밥	1인분	525	과일류	바나나	1개	100
	카레라이스	1인분	625		귤	1개	50
	오므라이스	1인분	525		자몽	1개	100
	고기덮밥	1인분	450		딸기	6개	50
	돌솥밥	1인분	400		키위	1개	50
	자장덮밥	1인분	500		수박	1쪽	50
	콩나물밥	1인분	400		사과	1개	100
	해물덮밥	1인분	425		복숭아	1개	75
	도시락	1인분	700		배	1개	200
	수제비	1인분	410		참외	1개	100
육가공품	게맛살	3개	75		감	1개	100
	참치통조림	1통	450		포도	1송이	175
	런천미트통조림	1통	900		방울토마토	7개	25
	베이컨	1개	125		멜론	1개	200
	프랑크소시지	1개	75		대추	10개	25
	순대	1접시	125		건포도	3큰술	75
	제육	1접시	150	견과류	땅콩	20개	90
	편육	1접시	150		잣	2큰술	80
	족발	1접시	200		호두	2개	90
	햄	1장	75		생밤	6개	100
어육가공품	건오징어	1마리	125		아몬드	15개	90
	어묵(핫바)	1개	100		해바라기 씨	1큰술	45
	훈제양념오징어	1마리	200	중국음식	난젠완쯔	1인분	450
과일류	토마토	1개	50		냉채류	1접시	300

종류	음식·식품명	분량 (중량)	열량 (kcal)	종류	음식·식품명	분량 (중량)	열량 (kcal)
중국음식	볶음밥	1인분	475	떡류	인절미	1개	70
	군만두	1인분	475		계피떡	1개	80
	자장면	1인분	500		약식	1개	250
	짬뽕	1인분	500		시루떡	1접시	400
	잡채밥	1인분	500		백설기	1접시	475
	깐풍기	1인분	550		송편	1개	60
	탕수육	1인분	600		꿀떡	1개	40
양식	생선가스	1인분	600		찹쌀떡	1개	50
	돈가스	1인분	500		경단	1개	65
	함박스테이크	1인분	575	빵류	햄버거	1개	350
	안심스테이크	1인분	650		식빵	1개	100
과일 통조림류	복숭아	1통	50		곰보빵	1개	250
	귤	1통	250		마늘바게트	1개	200
	후르츠칵테일	1통	650		(생크림)케이크	1개	300
조미료	마요네즈	1큰술	100		크림빵	1개	250
	쌈장	1큰술	50		애플파이	1개	250
	케첩	1큰술	25		핫케이크	1개	250
	프렌치드레싱	1큰술	25		단팥빵	1개	250
	참깨	1큰술	45		머핀	1개	250
	각종 기름	1작은술	45		핫도그	1개	250
	마가린, 버터	1.5작은술	45		파운드케이크	1개	300
	핫소스	1큰술	125		크루아상	1개	350
떡류	절편	1개	70		건빵	1봉지	500
	호떡	1개	210		페이스트리	1개	270

종류	음식·식품명	분량 (중량)	열량 (kcal)	종류	음식·식품명	분량 (중량)	열량 (kcal)
빵류	새우버거	1개	440	빙과류	아이스바	1개	100
	빅버거	1개	540	생야채	각종 야채	각 적당량	25~50
	치킨버거	1개	440	우유와 유제품	밀크셰이크	1컵	300
	피시버거	1개	400		치즈	1장	70
	햄치즈샌드위치	1개	350		저지방우유	1팩	80~100
	피자	2조각(M)	420		흰 우유	1팩	125
	크로켓	1개	400		딸기, 바나나우유	1팩	150
	햄치즈버거	1개	500		두유	1팩	125
	꽈배기	1개	250		액상요구르트	1개	50
	바게트	1개	150		호상요구르트	1개	125
	모닝롤빵	1개	80	음료수	밀키스	1캔	150
	링도넛	1개	180		미숫가루	1잔	100
	와플	1개	250		콜라, 사이다	1캔	100
	피간파이	1개	400		다이어트콜라	1캔	25
	호빵	1개	200		토마토주스	1캔	25
	찹쌀도넛	1개	180		이온음료	1캔	50~57
	초코도넛	1개	280		과일주스	1캔	100
시리얼	각종 시리얼	1그릇	350		데미소다	1캔	100
	아몬드프레이크	1그릇	375		야채주스	1컵	30
난류	메추리알	1개	15		환타	1캔	145
	계란	1개	75		갈아 만든 배	1캔	150
빙과류	팥빙수	1그릇	250		식혜, 수정과	1캔	125
	아이스콘	1개	350		마하7	1캔	60
	아이스크림	1개	200	차	현미차	1잔	20

종류	음식 · 식품명	분량 (중량)	열량 (kcal)	종류	음식 · 식품명	분량 (중량)	열량 (kcal)
차	꿀차	1잔	50	스낵류	밀크캬라멜	1통	200
	커피블랙	1잔	0		버터링	1봉	430
	커피설탕	1잔	25		버터코코넛	1봉	550
	커피프림	1잔	25		뻥튀기	1접시	185
	커피설탕프림	1잔	50		빼빼로	1통	175
	인삼차	1잔	25		초코아몬드빼빼로	1통	240
	쌍화차	1잔	25		뽀뽀리	1통	325
	유자차	1잔	75		새우깡	1봉	450
	생강차	1잔	25		센베이	1개	25
	율무차	1잔	100		썬칩	1봉	500
	녹차, 홍차	1잔	0		쌀로별	1봉	329
스낵류	푸딩	1개	160		유과	1접시	75
	후레쉬베리	1개	175		애플잼	1개	65
	가나초콜릿	1개	125		약과	1개	140
	강냉이	1접시	20		양파링	1봉	470
	고래밥	1통	250		에이스	1통	810
	카스타드	1봉	100		아이비	1통	370
	칸초	1통	225		영양갱	1개	200
	계란쿠키	1통	440		웨하스	1통	350
	꿀꽈배기	1봉	350		죠리퐁	1봉	370
	깨강정	1봉	650		제크	1통	375
	다이제스티브	1봉	425		초코파이	1개	160
	초코다이제스티브	1봉	475		치토스	1봉	550
	마가렛드	1개	50		칙촉	1통	75

종류	음식 · 식품명	분량 (중량)	열량 (kcal)	종류	음식 · 식품명	분량 (중량)	열량 (kcal)
스낵류	참크래커	1통	650	주류	청주(청하)	1잔(50cc)	65
	캔디	3개	50		막걸리	1잔(200cc)	110
	포테토칩	1봉	310		맥주	1캔(350cc)	150
	팝콘	1봉	240		생맥주	1잔(500cc)	180
주류	소주	1잔(50cc)	90		포도주	1잔(150cc)	130
	샴페인	1잔(150cc)	60		위스키	1잔(40cc)	110

남자			
항목	근력 및 근지구력 (팔 굽혀 펴기, 윗몸 일으키기)	유연성 (앉아 윗몸 앞으로 굽히기)	심폐지구력 (오래달리기, 걷기)	순발력 (50m 달리기, 제자리멀리뛰기)
권장 운동	철봉, 씨름, 태권도, 윗몸 일으키기, 자전거 타기, 볼링, 등산, 축구, 스케이트, 롤러블레이드, 야구	스트레칭, 매트운동, 훌라후프, 댄스, 요가, 공체조, 밴드체조, 무용	수영, 계단 오르기, 걷기, 달리기, 스케이트, 줄넘기, 등산, 축구	헬스, 줄넘기

여자			
항목	근력 및 근지구력 (팔 굽혀 매달리기, 윗몸 일으키기)	유연성 (앉아 윗몸 앞으로 굽히기)	심폐지구력 (오래달리기, 걷기)	순발력 (50m 달리기, 제자리멀리뛰기)
권장 운동	철봉 매달리기, 검도, 태권도, 윗몸 일으키기, 자전거 타기, 볼링, 등산, 축구, 스케이트, 롤러블레이드, 야구, 웨이트트레이닝(헬스)	스트레칭, 매트운동, 훌라후프, 댄스, 요가, 공체조, 밴드체조, 무용	수영, 계단 오르기, 걷기, 달리기, 스케이트, 줄넘기, 등산, 축구	헬스, 줄넘기

※각 항목별로 낮은 평가 점수를 보이거나, 평가의 향상을 보이기 위해서 해당 운동을 권장하도록 한다. 단 아이의 연령, 성별, 동기, 취미, 여건 등을 고려하여 한두 가지를 구체적으로 제시하는 것이 바람직하다.

가벼운 운동 (1분마다 4kcal)	보통의 운동 (1분마다 7kcal)	힘든 운동 (1분마다 10kcal)
느린 박자로 춤추기, 훌라후프, 걷기, 시장 보기, 집안일하기, 볼링, 야구, 배구, 천천히 자전거 타기	배드민턴, 탁구, 태권도, 조금 빠르게 자전거(혹은 고정식 자전거) 타기, 빨리 걷기, 빠른 박자로 춤추기, 천천히 수영하기, 스케이트, 롤러 스케이트(블레이드), 미용 체조, 에어로빅, 윗몸 일으키기, 팔 굽혀 펴기	계단 오르내리기, 줄넘기, 매우 빠르게 자전거 타기, 테니스, 핸드볼, 스쿼시, 달리기(조깅), 등산, 빠르게 자전거(혹은 고정식 자전거) 타기, 빠르게 수영하기, 농구, 축구, 스키

예) 체지방 1kg 소비하는 데 필요한 운동 시간(체중 63kg 남자, 800kcal 소비)

운동 종류	지속 시간	지속 분
① 장거리 수영(원영)	16시간	960분
② 테니스(game, play)	21시간	1280분
③ 자전거 타기(포장도로에서 시속 20km)	21시간	1280분
④ 발레 볼(ballet ball, game, play)	21시간	1280분
⑤ 골프(언덕 27홀 평균)	25시간	1520분
⑥ 배드민턴(game, play)	25시간	1520분
⑦ 하이킹(언덕)	28시간	1680분
⑧ 에어로빅댄스	32시간	1920분
⑨ 야구(팀 평균)	47시간	2560분
⑩ 골프(평지 18홀 평균)	47시간	2560분
⑪ 댄스(가볍게)	47시간	2560분
⑫ 하이킹(언덕 평지)	47시간	2560분

때	언제	어떤 음식	어떤 재료	얼마나(눈대중)	어디서	칼로리
아침과 오전	7시	보리밥	쌀, 보리	2/3공기	집 : 식당	200
		김구이	김, 들기름	김 : 10장(썬 것)		25
				들기름 : 1스푼		
		오징어무침	오징어, 참기름, 양념	오징어 : 1/2마리		70
				참기름 : 1/2스푼		
		김치	배추, 양념	김치 : 5점		20
	11시	우유	흰 우유	1팩(200cc)	학교 : 교실	125
점심	12시 30분	콩밥	쌀, 콩	1공기	학교 : 식당	300
		건새우아욱국	건새우, 아욱, 된장	1그릇		100
		불고기	쇠고기, 설탕, 식용유, 양념	1/2접시		75
		깻잎조림	깻잎, 양념	1/2접시		25
		깍두기	무, 양념	깍두기 : 5점		20
간식	3시	요구르트	이오	1개	친구집	50
		찐 감자	감자	1개(중간 크기)		100
오후와 저녁	6시	보리밥	쌀, 보리	1공기	집 : 식당	300
		두부찌개	두부, 된장, 양념	1/3공기		50
		고등어구이	고등어, 식용유	1토막		50
		시금치나물	시금치, 양념, 참기름	1/2접시		25
		김치	배추, 양념	김치 : 5점		20
		사과	사과(후지)	1/2개(보통 크기)		50

_____년 ___월 ___일

때	언제	어떤 음식	어떤 재료	얼마나(눈대중)	어디서	칼로리
아침과 오전						
점심						
간식						
오후와 저녁						

좋아하는 음식 : _____________________   자주 먹는 음식 : _____________________

싫어하는 음식 : _____________________   일일 섭취 총 열량 : _____________________ kcal

종류	음식·식품명	분량 (중량)	열량 (kcal)	종류	음식·식품명	분량 (중량)	열량 (kcal)
밥, 죽류	밥	1공기	300	분식	컵라면	1개	300
	오곡밥	1공기	370		육개장 사발면	1개	450
	팥죽	1그릇	200		신라면	1개	500
	흰죽	1그릇	225		물만두	1접시	375
	호박죽	1그릇	225		왕만두	3개	425
	전복죽	1그릇	250		찐만두	1접시	425
	잣죽	1그릇	275	국류	된장국	1그릇	50
	야채죽	1그릇	200		콩나물국	1그릇	50
	닭죽	1그릇	250		미역냉국	1그릇	50
분식	메밀국수	1인분	400		두부 새우젓국	1그릇	50
	우동	1인분	400		조갯국	1그릇	50
	떡볶이	1인분	300		쇠고기무국	1그릇	75
	칼국수	1인분	475		선지국	1그릇	75
	돌냄비우동	1인분	475		쇠고기 미역국	1그릇	100
	비빔국수	1인분	500		북어국	1그릇	150
	비빔밥	1인분	600		어묵국	1그릇	75
	콩국수	1인분	500		감자국	1그릇	75
	스파게티	1인분	500		토란국	1그릇	50
	유부국수	1인분	525		김치국	1그릇	25
	생생면	1인분	375		동태국	1그릇	75
	짜파게티	1인분	375		두부 된장국	1그릇	100
	물냉면	1인분	410	탕류 (밥 포함)	대구 매운탕	1인분	400
	비빔냉면	1인분	530		복매운탕	1인분	425
	회냉면	1인분	525		꽃게탕	1인분	425

종류	음식·식품명	분량 (중량)	열량 (kcal)	종류	음식·식품명	분량 (중량)	열량 (kcal)
탕류 (밥 포함)	알탕	1인분	450	찜류	찐 고구마 옥수수	1개	200
	육개장	1인분	475		계란찜	1접시	100
	삼계탕	1인분	525		생선찜	1토막	150
	곰탕	1인분	475		갈비찜	1접시	175
	꼬리곰탕	1인분	500		닭찜	1접시	200
	도가니탕	1인분	500		꼬막찜	1접시	125
	보신탕	1인분	650		아구찜	1접시	75
	쇠고기 두부탕	1인분	400	조림류	풋고추 조림	1접시	25
	추어탕	1인분	400		감자조림	1접시	75
	해물잡탕	1인분	400		연근조림	1접시	75
찌개류 (밥 포함)	두부 된장찌개	1인분	400		우엉조림	1접시	100
	김치찌개	1인분	425		콩조림	1접시	100
	청국장찌개	1인분	425		어묵조림	1접시	100
	동태찌개	1인분	450		갈치조림	1토막	125
	순두부찌개	1인분	600		고등어조림	1토막	200
	부대찌개	1인분	640		장조림	1접시	150
	낙지찌개	1인분	425		깻잎조림	1접시	50
	콩비지찌개	1인분	475		오징어야채조림	1접시	125
	오징어찌개	1인분	125		두부조림	1접시	125
전골류 (밥 포함)	곱창전골	1인분	500		메추리알조림	1접시	100
	쇠고기전골	1인분	425	튀김류	맛탕	1접시	100
	불낙전골	1인분	550		프렌치프라이드	1봉지	200
	징기스칸	1인분	500		새우튀김	3개	150
찜류	찐 감자	1개	100		오징어튀김	4개	175

종류	음식·식품명	분량 (중량)	열량 (kcal)	종류	음식·식품명	분량 (중량)	열량 (kcal)
튀김류	야채튀김	4개	200	구이류	삼겹살구이	1접시	200
	냉동돈가스	1장	225		쇠갈비구이	1접시	200
	생선튀김	1토막	150		장어구이	1접시	225
	감자튀김	1접시	125		쥐포구이	1접시	50
	고구마튀김	1접시	150		뱅어포구이	1접시	75
	닭다리튀김	1개	200		돼지갈비구이	1접시	225
	다시마튀김	1접시	75	전류	감자전	1장	150
	닭가슴살튀김	1개	250		굴전	1장	200
	치킨	1마리	3200		계란프라이	1개	100
적류	섭산적	1접시	150		녹두빈대떡	1장	200
	쇠고기산적	1접시	225		두부부침	5개	100
무침류	도토리묵 무침	1접시	75		파전	1장	200
	마늘종 장아찌무침	1접시	75		호박전	5개	100
	곤약무침	1접시	25		달걀말이	4개	125
	골뱅이무침	1접시	100		김치부침개	1장	150
	홍어회무침	1접시	75		풋고추전	6개	175
	탕평채무침	1접시	100		동태전	3개	175
	오징어무침	1접시	100		쇠고기완자전	3개	175
구이류	김구이	10장	25	볶음류	감자야채볶음	1접시	50
	더덕구이	1접시	75		건오징어야채볶음	1접시	125
	생선구이	1접시	100		고사리볶음	1접시	50
	불고기	1접시	150		김치볶음	1접시	100
	쇠고기 로스구이	1접시	175		낙지볶음	1접시	125
	제육구이	1접시	175		쇠고기야채볶음	1접시	150

종류	음식·식품명	분량 (중량)	열량 (kcal)	종류	음식·식품명	분량 (중량)	열량 (kcal)
볶음류	순대볶음	1접시	200	숙채류	시금치나물	1접시	50
	어묵볶음	1접시	125	샐러드류	코울슬로	1접시	100
	잔멸치볶음	1접시	75		야채샐러드	1접시	125
	잡채	1접시	200		옥수수샐러드	1접시	175
	호박볶음	1접시	50		참치샐러드	1접시	175
	닭도리탕	1접시	225		과일샐러드	1접시	180
	도라지볶음	1접시	100	잼류	과일잼	1큰술	50
	미역줄기볶음	1접시	75	스프류	각종 스프	1큰술	50
	마른 새우볶음	1접시	125	젓갈류	각종 젓갈	1종지	25
	소시지야채볶음	1접시	175		각종 계장	1종지	75
	제육볶음	1접시	225	장아찌류	마늘장아찌	8쪽	20
김치류	각종 김치	1접시	25		깻잎장아찌	10장	25
	보쌈김치	1접시	50		오이피클	1종지	25
생채류	무생채	1접시	25	회류	굴, 해삼	1접시	75
	오이생채	1접시	50		생선모듬회	1접시	130
	더덕생채	1접시	75		낙지, 오징어	1접시	75
	도라지생채	1접시	100		새우, 멍개	1접시	100
	무말랭이무침	1접시	50		홍합	1접시	150
	미역초무침	1접시	25	일품요리	떡국	1인분	425
숙채류	가지나물	1접시	25		만두국	1인분	425
	깻잎나물	1접시	50		김치볶음밥	1인분	450
	부추나물	1접시	25		김밥	1인분	500
	숙주나물	1접시	25		초밥	1인분	500
	콩나물	1접시	50		회덮밥	1인분	500

종류	음식 · 식품명	분량 (중량)	열량 (kcal)	종류	음식 · 식품명	분량 (중량)	열량 (kcal)
일품요리	비빔밥	1인분	525	과일류	바나나	1개	100
	카레라이스	1인분	625		귤	1개	50
	오므라이스	1인분	525		자몽	1개	100
	고기덮밥	1인분	450		딸기	6개	50
	돌솥밥	1인분	400		키위	1개	50
	자장덮밥	1인분	500		수박	1쪽	50
	콩나물밥	1인분	400		사과	1개	100
	해물덮밥	1인분	425		복숭아	1개	75
	도시락	1인분	700		배	1개	200
	수제비	1인분	410		참외	1개	100
육가공품	게맛살	3개	75		감	1개	100
	참치통조림	1통	450		포도	1송이	175
	런천미트통조림	1통	900		방울토마토	7개	25
	베이컨	1개	125		멜론	1개	200
	프랑크소시지	1개	75		대추	10개	25
	순대	1접시	125		건포도	3큰술	75
	제육	1접시	150	견과류	땅콩	20개	90
	편육	1접시	150		잣	2큰술	80
	족발	1접시	200		호두	2개	90
	햄	1장	75		생밤	6개	100
어육가공품	건오징어	1마리	125		아몬드	15개	90
	어묵(핫바)	1개	100		해바라기 씨	1큰술	45
	훈제양념오징어	1마리	200	중국음식	난젠완쯔	1인분	450
과일류	토마토	1개	50		냉채류	1접시	300

종류	음식 · 식품명	분량 (중량)	열량 (kcal)	종류	음식 · 식품명	분량 (중량)	열량 (kcal)
중국음식	볶음밥	1인분	475	떡류	인절미	1개	70
	군만두	1인분	475		계피떡	1개	80
	자장면	1인분	500		약식	1개	250
	짬뽕	1인분	500		시루떡	1접시	400
	잡채밥	1인분	500		백설기	1접시	475
	깐풍기	1인분	550		송편	1개	60
	탕수육	1인분	600		꿀떡	1개	40
양식	생선가스	1인분	600		찹쌀떡	1개	50
	돈가스	1인분	500		경단	1개	65
	함박스테이크	1인분	575	빵류	햄버거	1개	350
	안심스테이크	1인분	650		식빵	1개	100
과일 통조림류	복숭아	1통	50		곰보빵	1개	250
	귤	1통	250		마늘바게트	1개	200
	후르츠칵테일	1통	650		(생크림)케이크	1개	300
조미료	마요네즈	1큰술	100		크림빵	1개	250
	쌈장	1큰술	50		애플파이	1개	250
	케첩	1큰술	25		핫케이크	1개	250
	프렌치드레싱	1큰술	25		단팥빵	1개	250
	참깨	1큰술	45		머핀	1개	250
	각종 기름	1작은술	45		핫도그	1개	250
	마가린, 버터	1.5작은술	45		파운드케이크	1개	300
	핫소스	1큰술	125		크루아상	1개	350
떡류	절편	1개	70		건빵	1봉지	500
	호떡	1개	210		페이스트리	1개	270

종류	음식·식품명	분량 (중량)	열량 (kcal)
빵류	새우버거	1개	440
	빅버거	1개	540
	치킨버거	1개	440
	피시버거	1개	400
	햄치즈샌드위치	1개	350
	피자	2조각(M)	420
	크로켓	1개	400
	햄치즈버거	1개	500
	꽈배기	1개	250
	바게트	1개	150
	모닝롤빵	1개	80
	링도넛	1개	180
	와플	1개	250
	피간파이	1개	400
	호빵	1개	200
	찹쌀도넛	1개	180
	초코도넛	1개	280
시리얼	각종 시리얼	1그릇	350
	아몬드프레이크	1그릇	375
난류	메추리알	1개	15
	계란	1개	75
빙과류	팥빙수	1그릇	250
	아이스콘	1개	350
	아이스크림	1개	200

종류	음식·식품명	분량 (중량)	열량 (kcal)
빙과류	아이스바	1개	100
생야채	각종 야채	각 적당량	25~50
우유와 유제품	밀크셰이크	1컵	300
	치즈	1장	70
	저지방우유	1팩	80~100
	흰 우유	1팩	125
	딸기, 바나나우유	1팩	150
	두유	1팩	125
	액상요구르트	1개	50
	호상요구르트	1개	125
음료수	밀키스	1캔	150
	미숫가루	1잔	100
	콜라, 사이다	1캔	100
	다이어트콜라	1캔	25
	토마토주스	1캔	25
	이온음료	1캔	50~57
	과일주스	1캔	100
	데미소다	1캔	100
	야채주스	1컵	30
	환타	1캔	145
	갈아 만든 배	1캔	150
	식혜, 수정과	1캔	125
	마하7	1캔	60
차	현미차	1잔	20

종류	음식·식품명	분량 (중량)	열량 (kcal)	종류	음식·식품명	분량 (중량)	열량 (kcal)
차	꿀차	1잔	50	스낵류	밀크캬라멜	1통	200
	커피블랙	1잔	0		버터링	1봉	430
	커피설탕	1잔	25		버터코코넛	1봉	550
	커피프림	1잔	25		뻥튀기	1접시	185
	커피설탕프림	1잔	50		빼빼로	1통	175
	인삼차	1잔	25		초코아몬드빼빼로	1통	240
	쌍화차	1잔	25		뽀뽀리	1통	325
	유자차	1잔	75		새우깡	1봉	450
	생강차	1잔	25		센베이	1개	25
	율무차	1잔	100		썬칩	1봉	500
	녹차, 홍차	1잔	0		쌀로별	1봉	329
스낵류	푸딩	1개	160		유과	1접시	75
	후레쉬베리	1개	175		애플잼	1개	65
	가나초콜릿	1개	125		약과	1개	140
	강냉이	1접시	20		양파링	1봉	470
	고래밥	1통	250		에이스	1통	810
	카스타드	1봉	100		아이비	1통	370
	칸초	1통	225		영양갱	1개	200
	계란쿠키	1통	440		웨하스	1통	350
	꿀꽈배기	1봉	350		죠리퐁	1봉	370
	깨강정	1봉	650		제크	1통	375
	다이제스티브	1봉	425		초코파이	1개	160
	초코다이제스티브	1봉	475		치토스	1봉	550
	마가렛드	1개	50		칙촉	1통	75

종류	음식·식품명	분량 (중량)	열량 (kcal)	종류	음식·식품명	분량 (중량)	열량 (kcal)
스낵류	참크래커	1통	650	주류	청주(청하)	1잔(50cc)	65
	캔디	3개	50		막걸리	1잔(200cc)	110
	포테토칩	1봉	310		맥주	1캔(350cc)	150
	팝콘	1봉	240		생맥주	1잔(500cc)	180
주류	소주	1잔(50cc)	90		포도주	1잔(150cc)	130
	샴페인	1잔(150cc)	60		위스키	1잔(40cc)	110

▶ 식사하는 방식을 바꿔야 한다

① 하루 3끼 식사를 균형 있게 규칙적으로 먹는다.

보통 열량 섭취를 줄이기 위해 끼니를 거르는 경우가 많다. 그러나 이는 공복감을 키워서 폭식을 하는 원인이 되고, 불규칙한 식사는 위에서 에너지를 저장하려는 성질을 자극하여 체지방을 늘리는 결과로 이어진다.

② 식사와 식사 사이에 가벼운 간식을 주어 폭식을 하지 않게 한다.

폭식은 오히려 살이 더 찐다. 500kcal의 식사를 두 번에 나누어 먹으면 적정하게 사용해 에너지로 소비되는데 이를 한 번에 먹으면 300kcal만 사용하고 200kcal는 지방으로 바뀌어 저장된다. 즉, 장시간 금식을 하면 영양분을 저장하려 하고 또한 단시간에 기초 에너지로 사용이 안 되기 때문에 비만의 원인이 된다. 또한 폭식은 위장에도 안 좋아 위암이나 위궤양의 원인이 된다. 간식은 하루 2회가 적당한데 2회를 합하여 총 열량의 10~15%를 넘지 않도록 하여야 한다. 지방, 탄수화물로 된 음식보다는 우유, 유제품, 과일, 야채 등이 간식으로 좋다.

③ 조리법을 바꾸고 대체 식품을 찾는다.

- 열량이 적은 음식이나 야채, 채소 등으로 다양한 요리를 개발해 아이가 질리지 않고 먹을 수 있도록 도와준다.

- 기름으로 볶거나 튀기는 음식보다는 찌거나 삶아서 준다.

- 청량음료 대신 우유를, 아이스크림 대신 요구르트, 도넛 대신 머핀, 감자칩 대신 팝콘을 준다.

- 설탕, 꿀 등의 단순 당이 많이 들어 있는 식품(사탕, 탄산음료, 케이크,

초콜릿 등)은 피한다.

  - 비타민과 무기질이 풍부한 채소와 과일을 충분히 섭취하게 한다.

  - 영양은 부족하고 열량이 높은 패스트푸드, 인스턴트 식품, 가공 식품은 적게 먹도록 한다.

  - 열량은 적게 내면서 배부른 느낌을 주는 김, 미역 등 해조류를 많이 먹도록 한다.

  - 음식이 짜거나 매우면 식욕이 더 자극되므로 싱겁게 조리한다.

  ④ 식사 전에 물을 마시거나 과일을 먹으면 공복감을 없애주어 폭식을 방지해 준다.

  ⑤ 다른 일을 하면서 먹지 않는다.

  텔레비전을 보거나 책을 보면서 음식을 먹을 경우에는 무의식중에 불필요한 섭식을 하게 되거나 과식을 하게 된다.

  ⑥ 미리 먹을 만큼 따로 덜어서 먹는다.

  ⑦ 아이가 먹을 것을 요구할 때 정말 배고픈 상태인지를 확인한다.

  ⑧ 식사는 물론 간식도 항상 정해진 장소에서만 먹는다.

  식사하기에 가장 적당하다고 생각하는 장소를 한곳으로 정하여 음식을 먹을 때는 반드시 그 장소에서만 먹으며 다른 일은 일체 그곳에서 하지 않도록 한다. 즉, 오로지 먹는 일에만 사용하는 공간을 정하는 것이다.

  ⑨ 천천히 꼭꼭 씹어 먹는다.

  음식을 먹은 뒤 배가 부르다는 것을 느끼는 것은 몇 분이 지나서다. 따라서 빨리 먹는 습관은 자신의 양보다 훨씬 많이 먹게 만드는 요인이

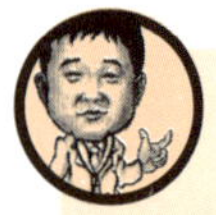

엄마가 꾸며주는 저칼로리 식단

- 육류는 칼로리가 낮은 부위를 선택한다.
- 육류는 기름기가 낮아지도록 요리한다.
- 칼로리가 낮은 조리법을 선택한다.(찜, 구이, 조림)
- 채소나 과일 등 식물성 식품의 양을 늘린다.
- 지방과 당분이 많은 조미료 사용을 줄인다.
- 계란은 흰자로 요리한다.
- 생선을 이용한다.

된다.

⑩ 식사 후에는 곧바로 이를 닦는다.

다음 식사, 간식 시간까지 입안을 청결히 하면 무언가 먹고 싶다는 유혹을 줄일 수 있다.

⑪ 밤늦게 음식을 먹지 않는다.

밤늦은 시간에 먹으면 비만해지기 쉬우므로 저녁식사는 적어도 8시까지 끝내고 그 이후에는 가급적 간식도 하지 않는 것이 좋다.

⑫ 음식은 눈에 보이지 않는 곳에 두고 정해진 시간에만 먹도록 한다.

▶ 가족이 아이를 도와주어야 한다

① 가능한 한 자주 가족이 모여 식사를 한다. 이때 식탁에서의 매너를 바꿔준다. 천천히 꼭꼭 씹어 먹게 하고 수저를 양손에 들지 못하게 한다.

② 장보기와 요리를 함께 한다. 자녀에게 영양을 가르쳐주는 가장 좋은 방법은 같이 장을 보는 것이다. 아이가 고른 것을 집에서 요리하도록 한다. 아이는 스스로 준비한 재료로 요리하는 데 흥미를 느낄 것이다.

③ '절대로 먹으면 안 된다' 는 말을 하지 않아야 한다. 평일에 패스트 푸드를 먹지 않았다면 주말에 1끼 정도는 실컷 먹을 수 있도록 보상을 해준다.

④ 조급한 마음으로 아이에게 스트레스를 주어서는 안 된다. 아이에게 식사 조절이나 운동을 강요하면 오히려 폭식 등 나쁜 습관을 부를 수 있기 때문이다. 약속을 조금 어기더라도 나무라거나 하지 말고 격려와 칭찬을 아끼지 말아야 꾸준한 노력을 할 수 있다.

⑤ 아이 혼자만 다이어트를 하면 실패할 확률이 높고 고통도 커지므로 가족들이 함께 식사와 간식을 조절하고 규칙적인 생활을 하는 등 협력하는 자세가 필요하다. 예를 들자면 아이가 보는 앞에서 군것질을 하지 않는다. 아이는 배가 고프지 않았음에도 맛있게 간식을 먹는 엄마의 모습에 자제력을 잃고 덩달아 먹어 많은 양의 칼로리를 섭취할 수 있다.

⑥ 다이어트를 할 때는 신경이 예민해지고 정서 불안 증상이 나타나기도 하므로 항상 가족들의 관심과 사랑을 표시해 주는 것이 무엇보다 힘이 될 것이다.

▶ 균형 잡힌 식단으로 다이어트에 도전한다

비만한 아이들이 식이요법을 할 때는 아이의 연령과 비만 정도에 따라 음식의 종류를 선택해야 한다. 또 성장에 필요한 양만큼의 단백질과 비타민이 포함되도록 신경을 써야 한다. 저칼로리 식이요법을 할 때라도 3대 영양소의 비율은 대체로 탄수화물 55~60%, 지방 25~30%, 나머지는 단백질로 균형 잡힌 식단이 되도록 한다.

심하지 않은 비만아는 현재의 체중을 수개월간 그대로 유지하고 더 이상 증가시키지 않아도 신장이 커지면서 비만도가 줄어들므로 철저한 체중 감량을 강요할 필요는 없다.

식이요법을 성공적으로 하기 위해서 부모가 해줘야 할 일이 몇 가지 있다.

첫째, 하루 에너지 소비량보다 적은 칼로리의 음식을 계속 먹으면 체중이 반드시 감소하게 된다는 믿음을 아이가 가질 수 있도록 해야 한다.

둘째, 아이가 선호하는 식습관을 알아야 한다. 고지방 고칼로리 음식 섭취와 잦은 군것질은 반드시 피해야 한다는 것을 아이에게 주지시켜야 한다. 학교 급식에서도 가능하면 저칼로리 저지방의 점심을 공급하도록 하며, 학교 주변 자판기의 이용을 줄이도록 하고 자판기 음료를 선택하는 경우라도 칼로리와 염분이 적은 음료를 선택하도록 한다.

식이요법은 저칼로리 식사를 하되 단식이나 아침 등을 거르지 않게 한다. 일반적으로 소아비만을 치료할 때는 갑작스럽게 체중을 줄이는 것을 피해서 합병증이 발생하는 것을 막아야 한다. 소아비만의 식이요법에서 중요한 것은 요령 있게 먹되 음식을 잘 선택하는 것이다.

지방의 칼로리는 체중을 늘리는 데 큰 몫을 담당하기 때문에 적게 먹어야 한다. 밥, 감자, 껍질만 벗긴 곡물로 만든 빵, 과일, 채소 등 지방이 적고 섬유질이 많은 음식을 먹도록 한다. 매일 섭취하는 칼로리의 30% 미만을 지방으로 섭취하도록 한다. 외식을 할 때에도 가능한 튀긴 음식을 피하고 구운 요리를 택한다. 비만아는 식이성 섬유질을 충분히 섭취하는 것이 좋다. 장관 내 대변량을 증가시켜 장의 운동을 활발하게 해주기 때문에 배변을 촉진시키므로 식이요법을 할 때 흔히 발생하는 변비에 도움이 된다.

음식을 먹는 방법도 중요하다. 먹을 때마다 수저를 내려놓고 천천히 씹어 먹도록 해야 한다. 우리 몸은 식사를 하고 20분쯤 지나야 배가 찼다는 것을 감지하고 포만감을 느끼기 때문이다. 아침에 무엇이든지 먹고 하루를 시작하면 군것질을 덜 하게 된다.

에피소드

복부비만은 행동요법 위주로 살을 뺄 수 있다. L군 역시 행동요법을 주로 실시했다. 2주째에 해당하는 프로그램은 운동량과 식사량 조절과 함께 전반적인 행동 수정이 주된 내용이다. L군 역시 균형 있는 식사를 하게 하고, 운동량을 늘려가며 살을 뺄 수 있다는 자신감을 심어주기 위해 노력했다. 차근차근 프로그램에 잘 따라온 L군은 8주 프로그램이 끝날 때쯤 배 둘레가 약 4인치 정도 줄어들 정도로 효과가 큰 편이었다.

약 속 장

나 ____________는 __월 __일부터 __월 __일까지 다음의 약속을 지킬
것을 서약합니다.

1.

____

____

2.

____

____

3.

____

____

년　월　일

성명____________

서명__________(인)

3주 : 발전기

운동량을 늘리자

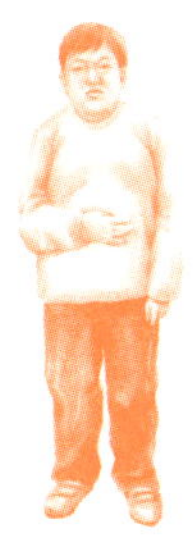

Point

운동을 지속하는 것이 힘들어질 때다.
아이가 지치지 않도록 도와준다.

운동은 체중을 감소시켜 주고, 심폐 기능을 강화시켜 주며 한번 줄어
든 체중이 늘지 않도록 해주는 효과가 있다. 특히 줄어든 체중을 유지
하는 데 더 큰 효과가 있으며 제지방 체중을 증가시킨다. 그러나 운동
은 꾸준히 해야 효과가 크다. 운동을 한 번 할 때 따르는 에너지 소모는
그다지 크지 않기 때문에 규칙적이고 지속적으로 해야 하는 것이다.
운동요법은 유산소 운동과 활동량을 증가시키는 데 있다. 비만 치료에
권장하는 유산소 운동으로는 달리기, 걷기, 자전거 타기, 수영 등 여러
가지가 있다.

(1) 체중 감소에 필수인 운동

어린아이들은 격식에 짜여진 운동은 지루해서 싫어하므로 장기간 지
속하기 어렵다. 일상생활 중에 활동량을 증가시키도록 하는 것이 더

효과적이다. TV 시청 시간을 하루 1~2시간으로 제한하고, 비디오 게임, 컴퓨터 게임 등 앉아서 하는 놀이보다는 실외에서 친구와 같이 놀게 하여 활동량을 증가시켜야 한다. 하루에 1시간 동안 밖에서 활발히 뛰어놀기만 해도 충분한 운동이 된다. 단시간에 피로해지는 운동보다는 장기간 계속할 수 있는 비교적 가벼운 운동이 좋다. 일상생활 속에서 가능한 한 몸을 움직이도록 노력하게 하고, 보행계 활용, 체중 측정, 칼로리 카운터를 사용하도록 한다.

▶ 너무 심하지않은 강도로 시작한다

비만한 아이들이 운동을 할 때 주의해야 할 점은 비만인 아이들은 심폐지구력을 비롯한 체력이 떨어져 있기 때문에 낮은 강도로 시작해 단계적으로 강도를 올려야 한다는 것이다. 고도 비만의 경우 운동 시작 전에 의사의 진찰과 운동 처방을 받은 후 시작하는 것이 바람직하다.

운동을 처음 시작할 때에는 낮은 강도의 저충격 운동으로 200~300kcal를 소모할 수 있도록 운동을 지속시켜 주고, 되도록 매일 하게 한다. 갑자기 신체를 무리하게 움직이는 운동은 좋지 않다. 최대 활동량의 50~60% 정도의 힘을 쏟을 수 있는 운동을 하게 한다. 낮은 강도의 운동일수록 체지방을 에너지로 더 많이 이용하게 된다.

운동 강도를 높이는 것보다는 운동 시간을 늘리는 것이 에너지 소모 면에서 효과적이다. 운동 초기에는 심한 운동 사이사이에 쉬는 시간을 짧게 갖도록 해서 심한 운동을 총 30~60분 실시하도록 하고, 익숙해지면 쉬는 시간 없이 운동을 지속하며 횟수도 하루에 12회로 증가시킨다. 단, 운동 전후에 음료수 및 음식을 바로 먹지 않게 해야 한다.

▶ 처음에는 짧게, 점점 길게

처음에는 15분 정도로 시작해서 1시간이 될 때까지 서서히 증가시킨다. 1일 1시간, 주말에는 등산 등으로 2시간 가량 운동을 하게 한다. 여러 아이들과 집 밖에서 뛰어다니며 놀면 그것만으로도 충분히 운동이 된다.

초기 운동에 대한 아이의 반응과 목표에 따라 강도를 조절해 나간다. 초기 3~5주에는 운동량을 서서히 증가시키고 6~16주에는 더 빨리 증가시켜 17~24주에는 30~60분간 지속적으로 운동할 수 있도록 한다. 즉, 초기에는 5~10분마다 1~2분의 휴식을 갖도록 하고, 3~5주 동안 운동량을 1분 정도씩 더 늘리고 휴식을 갖도록 한다. 6주 이후에는 2~4분씩 운동 시간을 더 길게 하여 결국 30분 동안 쉬지 않고 운동을 할 수 있도록 한다. 이후에는 운동의 강도를 점차 늘려간다.

하루 1시간 이내의 규칙적인 운동은 오히려 식욕을 감소시킨다. 운동은 1주일에 3~5일 매일 1시간씩 규칙적으로 하는 것이 좋다. 규칙적인 운동을 할 수 없는 경우에는 하루에 2시간 정도 실외에서 친구들과 활발히 놀게 하는 것만으로도 충분히 비만을 예방하고 치료할 수 있다.

(2) 도구가 필요 없는 유산소 운동이 좋다

빠르게 걷기, 자전거 타기, 계단 오르기, 에어로빅, 탁구, 배드민턴, 수영, 조깅, 줄넘기, 등산, 농구 등의 유산소 운동과 지구력을 요하는 운동이 좋다. 규칙적인 유산소 운동은 심폐 기능을 향상시키고 안정을 취하거나 운동할 때 고혈압인 아이의 혈압을 낮추는 효과가 있다. 또 심박수와 심근의 산소 요구량이 감소하며, 혈액량과 혈색소량의 증가를 가져온다. 정신적으로 긴장과 불안이 해소되고 우울한 기분이 줄어 자신감을 갖게 된다. 반면 무산소 운동인 역도, 단거리 달리기 등은 근육의 크기와 힘을 향상시키는 데 효과가 있으나 심폐 기능에는 별 효과가 없고 오히려 혈관 저항과 혈압의 상승을 초래하며 심장에 위험한 부담을 줄 수 있다. 게다가 키를 크게 하는 역할은 못하므로 비만아에겐 별로 도움이 안 된다.

요즘 아이들은 바빠서 운동할 시간이 없다고는 하지만, 일상생활에 일어나는 활동들을 이용해서 천천히 시작하는 것이 좋다. 가까운 거리는 걸어가기, 전 버스 정류장에서 내려 걸어가기, 승강기 대신 계단 오르기 등의 방법이 있다. 그리고 엄마가 자주 밖으로 데리고 나가 산책을 시킨다거나 다른 아이들과 실외에서 뛰어놀게 해주면 좋다. 또한 TV와 비디오 시청 시간, 컴퓨터 게임 시간을 하루 한두 시간으로 제한하고 심부름을 시키며 가사를 돕도록 하는 등 신체를 부지런히 움직이도록 유도하는 것도 바람직한 방법이다. 이러한 일상생활을 통한 운동 프로그램이 정형화된 유산소 운동 프로그램보다 효과적이다.

또 본인이 좋아하고 재미있어 하는 운동(어린이 에어로빅)을 주로 하게 한다. 재미있는 운동으로 흥미를 갖고 참여할 수 있도록 하고, 스포츠 단체에 참가시키는 것도 좋다.

(3) 운동에 대한 흥미를 높여준다

운동을 시작한 아이들의 대부분이 중도에 운동을 중지하는 경우가 많다. 지루한 운동은 끈기와 인내를 요구하기 때문에 아이들로서는 계속해 나가기가 쉽지 않은 것이다. 이를 예방하기 위해서는 집이나 학교에서 가까운 곳에서, 단순하고 실현 가능한 수준에서 쉽게 할 수 있는 운동으로 짜여진 개별화된 프로그램이 필요하다.

① 아이가 재미있어 하는 분야를 알아본다

운동을 체중 조절을 위해 어쩔 수 없이 하는 하나의 숙제로 받아들일 경우 꾸준히 하기 어렵다. 억지로 운동을 강요하기보다 아이가 좋아하는 운동을 선택하여 재미있게 하도록 배려한다. 친구나 어른과 함께 하는 운동, 에어로빅이나 댄스, DDR과 같이 아이가 재미있어 하는 운동을 함으로써 운동은 놀이이지 숙제가 아님을 깨닫게 한다. 개개인의 동기 유발이 필요하므로, 감량의 필요성을 아이가 느끼도록 충분히 납득시킨다. 검사를 받은 모든 사람들의 비만 대책을 청소년기부터 시작하고, 구체적으로 식사·운동요법에 행동요법 지도를 더하여 일상생활 행동 전체를 개혁하도록 한다.

② 운동이 좋다는 것을 알게 한다

운동의 장점을 알게 되면 스스로 운동을 하게 된다. 억지로 시키기보다 아이가 느낄 때까지 계속 설득하는 것이 필요하다. 속도를 늦추는 것도 중요하다. 속도광들은 쉽게 지친다. 부드럽고 율동적인 리듬에 맞추어 장기간 동안 하도록 한다. 특히 무릎, 엉덩이 고관절, 발목 등에 무리가 가지 않도록 적당히 해야 한다. 또 날씨에 관계없이 할 수 있는 운동도 계획해서 하루도 거르지 않게 해야 한다.

③ 다양한 운동을 할 수 있게 한다

달리기나 줄넘기 등 1가지만 매달리게 되면 쉽게 지친다. 계절에 따라 다른 운동을 하거나 단체 운동도 경험할 수 있게 도와준다. 여름에는 수영, 겨울에는 에어로빅이나 농구 같은 실내 운동을, 가을에는 조깅, 봄에는 배드민턴 등 여러 가지를 경험하게 한다. 가족이나 친구들과 함께 하는 운동은 아이가 더욱 즐거워할 수 있게 도와줄 것이다. 운동의 장점을 기억하게 한다.

④ 계획이 잘 실행되지 않을 경우에는 계획을 다시 세운다

한번 선택한 운동을 끝까지 고집할 필요는 없다. 생활 리듬이 바뀌거나 1가지 운동이 지루해질 때 즐기면서 규칙적으로 할 수 있는 계획을 세우도록 한다. 질병이나 외상, 이사 또는 여행, 그리고 같이 운동하던 친구가 이사하는 등, 사건이 있으면 운동을 중단하게 된다. 이러한 일로 며칠 동안 운동을 빠지게 되면 그때 이후라도 되도록 빨리, 이전의 운동 습관으로 돌아가도록 한다.

⑤ 수시로 신체 변화를 체크한다

운동 처방의 효과를 느낄 수 있도록 체중 감소나 피하지방 두께 등을 자주 재준다. 조금이라도 줄어든 신체의 수치는 아이들이 훈련을 더욱 열심히 하겠다는 의지를 강화시켜 줄 수 있다. 또한 부모로서는 아이의 변화에 맞춰 다음 훈련을 준비할 수 있는 자료가 된다.

(4) 가족의 도움이 중요하다

가족이 아이에 대한 관심을 높여 계속 관찰해 나가고 예전에 비해 날씬해졌다는 칭찬을 자주 해주는 것이 좋다. 아이가 스스로 목표를 정해 하는 운동을 제대로 하고 있다면 목표를 달성했을 때마다 칭찬이나 포상을 해줌으로써 아이가 스스로 운동을 즐기게 도와주어야 한다. 칭찬과 격려는 운동을 하는 아이의 영양제와 같은 역할이다. 칭찬과 함께 부모나 형제, 자매가 함께 운동을 하는 것이 좋다. 아침에 아빠와 함께 조깅을 하거나 저녁식사 후 온 가족이 45분 정도 산책을 한다.

(5) 매일 운동일지를 쓴다

기록은 매우 중요한 의미를 지닌다. 자신이 한 것과 안 한 것에 대해 비교를 할 수 있고, 했던 것도 어떻게 잘했고, 얼마나 잘못했는지를 한

눈에 알아볼 수 있게 된다. 운동일지를 기록하고 운동의 효과에 대한 표를 보면서 꾸준히 하는 것이 얼마나 중요한지를 깨닫게 해야 한다. 특히 살을 빼는 데 중요한 체지방 분해는 절대로 단시간에 되지 않음을 알려준다. 각 운동 목록을 책상 앞에 붙여놓고 그날그날 다른 운동을 시도하는 것이 좋다. 많은 운동보다는 운동을 했다는 사실을 확인하기 위해서라도 매일 운동일지를 쓰게 한다. 셋째 주 동안은 하루도 빠지지 않고 운동일지를 쓰는 습관을 들인다. 사례를 참고로 하여 구체적으로 기록한다.

(6) 운동을 시작하기 전에 아이의 상태를 확인한다

아이에게 맞는 운동요법을 시작하기 전에 어느 정도로 운동이 부족한지를 알아야 한다. 이를 위해 '일일 생활 활동 조사'를 쓰게 한다. 스스로 하루의 활동을 살피다 보면 자신의 부족한 운동 상태를 정확하게 파악할 수 있다.

건강 검진을 통해 개인 병력을 알아보고, 가계에 유전적인 병은 없는지 가족력을 우선 점검해서 병이 있다면 치료하는 것이 우선이다. 그리고 체력 검사와 임상 검사를 거치고 운동 부하 검사를 실시한다. 이런 검사 결과를 바탕으로 운동 처방을 작성한 후 아이에게 가장 바람직한 형태의 운동요법을 실시할 수 있다. 운동 프로그램을 선정할 때는 운동의 종류, 운동 강도, 1회 운동 시간, 1주당 운동 빈도, 체력 조건을 고려해야 한다. 운동이 치료가 되기 위해서는 운동 자체에 대한 이해

역시 필요하다.

① 일일 생활 활동 조사를 3~7일간 하여 평균치를 알도록 한다.

② 만보계를 사용한다.

③ 칼로리 카운터를 사용하도록 한다.

④ 심박수 연속 기록으로 1일 심박수를 측정한다.

⑤ 개인에게 적당하고, 효율적인 운동을 위해 운동 부하 검사를 한다.

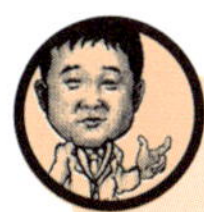

합병증이 있는 비만아들을 위한 운동요법의 예

① 운동 양식(종류) : 유산소 운동

② 운동 강도 : 최대 능력의 50~60%

③ 1회 운동 시간 : 60분

④ 주당 운동 빈도 : 3~5회/주

최저 100kcal 소비하기 위해 1일 3회 정도 운동한다. 보통 200kcal 소비하는 운동을 할 경우 중간중간 50kcal 이상 근육 트레이닝을 하도록 한다. 주당 2000kcal를 소비하도록 조정한다.

경도 · 중등도의 강도 운동에 중점을 둔 프로그램이 적당하며 합병증의 상태와 관련이 없다면 최대 운동량의 50~60%로 유산소 운동을 하도록 하며, 또한 근육량이 적어지지 않도록 저항 운동을 추가한다.

남자			
항목	근력 및 근지구력 (팔 굽혀 펴기, 윗몸 일으키기)	유연성 (앉아 윗몸 앞으로 굽히기)	심폐지구력 (오래달리기, 걷기)	순발력 (50m 달리기, 제자리멀리뛰기)
권장 운동	철봉, 씨름, 태권도, 윗몸 일으키기, 자전거 타기, 볼링, 등산, 축구, 스케이트, 롤러블레이드, 야구	스트레칭, 매트운동, 훌라후프, 댄스, 요가, 공체조, 밴드체조, 무용	수영, 계단 오르기, 걷기, 달리기, 스케이트, 줄넘기, 등산, 축구	헬스, 줄넘기

여자			
항목	근력 및 근지구력 (팔 굽혀 매달리기, 윗몸 일으키기)	유연성 (앉아 윗몸 앞으로 굽히기)	심폐지구력 (오래달리기, 걷기)	순발력 (50m 달리기, 제자리멀리뛰기)
권장 운동	철봉 매달리기, 검도, 태권도, 윗몸 일으키기, 자전거 타기, 볼링, 등산, 축구, 스케이트, 롤러블레이드, 야구, 웨이트트레이닝(헬스)	스트레칭, 매트운동, 훌라후프, 댄스, 요가, 공체조, 밴드체조, 무용	수영, 계단 오르기, 걷기, 달리기, 스케이트, 줄넘기, 등산, 축구	헬스, 줄넘기

※각 항목별로 낮은 평가 점수를 보이거나, 평가의 향상을 보이기 위해서 해당 운동을 권장하도록 한다. 단 아이의 연령, 성별, 동기, 취미, 여건 등을 고려하여 한두 가지를 구체적으로 제시하는 것이 바람직하다.

날짜 (요일)	어떤 운동	얼마나 힘들게			얼마 동안 (단위 : 분)	소비 열량
		가볍게(4)	보통(7)	힘들게(10)		
13일 (수)	학교에서 집까지 걷기	4			20	80
14일 (목)	학교에서 체육 시간에 체조하기		7		20	140
15일 (금)						
16일 (토)	자전거 타기(천천히)	4			20	80
17일 (일)	시장 보기	4			10	40
18일 (월)	학교에서 집까지 걷기	4			20	80
19일 (화)	1) 학교에서 집까지 걷기 2) 점심시간에 공놀이 하기	4	7		10 30	40 210

10분 이상 계속한 운동, 활동, 놀이를 모두 기록

이번 주일에 소비한 총 열량 670kcal

___년 __월 __일 __요일 ~ __월 __일 __요일

날짜 (요일)	어떤 운동	얼마나 힘들게			얼마 동안 (단위 : 분)	소비 열량
		가볍게(4)	보통(7)	힘들게(10)		

10분 이상 계속한 운동, 활동, 놀이를 모두 기록하세요!

이번 주일에 소비한 총 열량 ______kcal

가벼운 운동 (1분마다 4kcal)	보통의 운동 (1분마다 7kcal)	힘든 운동 (1분마다 10kcal)
느린 박자로 춤추기, 훌라후프, 걷기, 시장 보기, 집안일하기, 볼링, 야구, 배구, 천천히 자전거 타기	배드민턴, 탁구, 태권도, 조금 빠르게 자전거(혹은 고정식 자전거) 타기, 빨리 걷기, 빠른 박자로 춤추기, 천천히 수영하기, 스케이트, 롤러 스케이트(블레이드), 미용체조, 에어로빅, 윗몸 일으키기, 팔 굽혀 펴기	계단 오르내리기, 줄넘기, 매우 빠르게 자전거 타기, 테니스, 핸드볼, 스쿼시, 달리기(조깅), 등산, 빠르게 자전거(혹은 고정식 자전거) 타기, 빠르게 수영하기, 농구, 축구, 스키

예) 체지방 1kg 소비하는 데 필요한 운동 시간(체중 63kg 남자, 800kcal 소비)

운동 종류	지속 시간	지속 분
① 장거리 수영(원영)	16시간	960분
② 테니스(game, play)	21시간	1280분
③ 자전거 타기(포장도로에서 시속 20km)	21시간	1280분
④ 발레 볼(ballet ball, game, play)	21시간	1280분
⑤ 골프(언덕 27홀 평균)	25시간	1520분
⑥ 배드민턴(game, play)	25시간	1520분
⑦ 하이킹(언덕)	28시간	1680분
⑧ 에어로빅댄스	32시간	1920분
⑨ 야구(팀 평균)	47시간	2560분
⑩ 골프(평지 18홀 평균)	47시간	2560분
⑪ 댄스(가볍게)	47시간	2560분
⑫ 하이킹(언덕 평지)	47시간	2560분

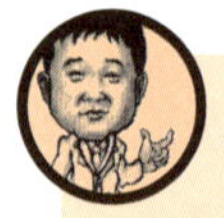

운동으로 인해 다른 증상의 합병증이 나타나는 것을 피하는 방법

① 준비 운동, 정리 운동을 충분히 하게 한다.

② 운동 양식과 운동 강도를 충분히 고려하도록 한다.

③ 너무 덥거나 추울 때는 운동을 하지 않는다.

④ 운동 후 매일 발을 점검하도록 한다.

⑤ 대사 조절이 잘 안 될 때 의사나 운동 지도자와 상의한다.

⑥ 수분을 충분히 보급한다.

⑦ 인슐린(insulin)이나 혈당 강하제를 복용할 때 혈당치를 측정하여 저혈당을 방지한다. 너무 과도한 운동은 피하도록 한다.

⑧ 운동은 즐겁게 하도록 한다.

(7) 어떤 운동을 해볼까?

▶ 걷기

사람의 기본 활동인 보행 운동 없이는 인체의 여러 기능을 정상으로 유지할 수 없다. 따라서 운동 부족을 해소하려면 보행 운동부터 시작하는 것이 좋다. 걷기는 손쉽고 안전하게 운동을 시작하려는 사람에게 적당한 유산소 운동의 일종이다. 뒤로 걷기, 방향 전환, 옆으로 걷기, 언덕 오르기 등 점프(jump)를 혼합했을 때 전체적으로 대사를 높일 수 있고 여러 근육의 힘을 향상시킨다는 것이 보행 운동인 걷기의 장점이다. 운동 중에 어지럽거나 가슴이 답답하거나 발목, 무릎에 통증이 있으면 중지하도록 한다.

1~3일 : 10분간 계속 빠른 걸음으로 시작한다.

맥박수 측정 연습과 함께 1분에 120~130beats/min을 목표로 한다.

4~6일 : 12~15분 빠른 걸음으로 걷는다.

7~10일 : 20~25분 빠른 걸음으로 걷는다.

11~12일 : 30분간 계속하여 빠른 걸음으로 걷는다.

13~14일 : 30분 이상~40분까지 점차 증가시켜 가며 걷는 준비 기간

　　　　　 으로 한다.

15~ : 2주의 연습기가 끝나면 같은 거리에서 맥박이 낮아진다.

이때 속도를 올리도록 30m 조깅을 한 번씩 넣는다.

보행 운동을 할 때 주의할 점

① 발뒤꿈치부터 땅에 닿게 한다.

② 엄지발가락과 엄지와 새끼발가락과의 연결점이 삼각형이 되게 하
　 여 지면을 누르도록 한다.

③ 뒤에 있는 발과 대퇴 근육에 힘을 넣어, 대퇴로 몸이 앞으로 가도
　 록 한다.

④ 힘을 빼 체중을 싣는다.

⑤ 하복부(배)를 위로 힘주어 들어 올린다.

⑥ 목, 어깨를 편하게 갖도록 한다.

▶ 조깅

육상 경기 러닝(running)과는 다르게 전력으로 달리는 것이 아니고 어

느 정도 속도를 갖고 여유 있게 달리는 것으로 보행과 비교하여 운동 강도가 강하므로 비교적 체력이 좋은 중년자용 운동이다. 주행 거리는 1회 10km 이하로 한다.(130m/min 속도) 시험 대상자 6명을 1년간 주 5일 이상 4km씩 각자의 페이스로 조깅을 실시시킨 결과 인슐린 감수성은 현저하게 항진되었다고 한다. 즉, 신체 훈련의 지속은 인슐린 감수성을 높여주며 인슐린 저항성에 의한 고인슐린혈증을 감소시키는 치료 수단인 것이다.

▶ 수영

수영은 물을 이용하는 전신 운동이다. 물 속에서는 공기에서보다 5～40배까지 저항이 증가하기 때문에 수중에서의 활동 자체는 전신 근육을 강화시켜 주는 효과가 있다. 수영은 충격이 적은 운동이면서도 전신 근육을 강화시켜 준다. 어린아이들의 경우 면역력도 키울 수 있는 장점이 있다.

짧은 시간에 수영을 중단하지 않고 300～500m를 연속해서 하도록 하며, 여러 영법을 복합해서 하도록 한다. 수영의 적절한 강도는 숨이 조금 찰 정도다. 운동을 하면서 30초～1분 정도의 가벼운 휴식을 취하며 무리하지 않도록 한다.

▶ 에어로빅댄스

음악에 맞춰 몸을 움직임으로써 오랜 시간에 걸쳐 심장이나 폐의 기능을 자극하므로 신체 내부에 유익한 효과를 내게 하는 운동이다. 에어로빅은 주로 1회에 45~90분 정도 하므로 운동 효과가 충분하다.

걷고, 달리고, 뛰는 동작을 기본으로 각종 스텝을 통해 하지의 대근육을 움직이고 여기에 여러 가지 팔의 움직임을 조화시킨 유산소 운동으로, 큰 이동 없이 할 수 있고 좁은 장소에서도 많은 사람이 참가할 수 있다. 스트레칭이나 특정한 근육 훈련 프로그램 속에 포함시키는 것이 많고 음악에 맞춰 동작하므로 즐겁게 지속할 수 있다. 어떤 체력 수준에서도 적용이 가능한 목표 심박수의 달성에 강도를 맞추어 실시하는 것이 요구된다.

(8) 효율적인 운동 강도는 어느 정도일까?

일본 후생성이 건강을 유지하기 위해서는 운동이 필요하다는 연구 결과를 발표한 적이 있다. 그만큼 운동이 건강 유지에 도움이 되지만 자칫 강도를 잘못 조절하게 되면 반대 효과가 나타날 수 있으므로 주의해야 한다.

바람직한 운동 강도는 유산소 운동을 할 때 최대 운동 강도의 50~60%, 운동 시간은 1회에 달리기, 수영, 자전거 20~30분, 보행 40~60분 동안 한다. 1회 에너지 소비량은 300kcal, 운동 빈도는 주 3회 이상을 한다.

(9) 셋째 주의 식이요법

프로그램을 시작한 지 벌써 3주가 됐다. 이젠 식사량과 함께 간식도 줄이도록 한다. 식습관을 조금씩 바꿔서 아이가 느끼지 못하는 사이에 서서히 간식을 줄여간다. 조리법을 바꾼다면 더욱 효과적일 것이다. 튀김이나 볶음 등 기름이 들어간 것보다는 구이나 찜처럼 담백한 음식 위주로 식단을 짜는 것이 좋다.

▶ 규칙적인 식사 스케줄을 짠다

하루 3끼니에 오전, 오후로 나눠 간식을 1회씩 준다. 오전에는 우유 1개 정도로, 오후에는 공복감을 비워줄 수 있는 간식을 먹인다. 간식은 가급적 집에서 조리한 것이 좋다. 인스턴트나 패스트푸드는 열량이 높고 화학 성분이 많아 건강에도 좋지 않다.

식사 횟수를 규칙적으로 하되 한 번에 먹는 양은 줄이지 않도록 한다. 많이 먹어도 되는 식품은 아이가 실컷 먹게 해주는 것이 좋다. 식사나 간식을 먹은 후에는 식사일지를 쓰고 빨간 색연필로 체크한다. 이처럼 생활하다 보면 원칙을 지켜 나가는 것이 그다지 어렵지만은 않다는 것을 깨닫게 될 것이다. 식습관이 바뀌면 아이는 자연스럽게 스스로 먹는 것을 조절할 수 있는 능력이 생기게 된다. 식이요법을 실시하는 초기에 아이가 먹고 싶은 것을 참기 힘들어한다면 그에 관해 이야기를 나누어보자. 힘들 때면 어떻게 하는 것이 좋을지 토의하는 과정에서 아이 스스로 절제할 수 있는 힘을 갖게 된다.

_____년 ___월 ___일

때	언제	어떤 음식	어떤 재료	얼마나(눈대중)	어디서	칼로리
아침과 오전						
점심						
간식						
오후와 저녁						

좋아하는 음식 : ____________________

싫어하는 음식 : ____________________

자주 먹는 음식 : ____________________

일일 섭취 총 열량 : ____________________kcal

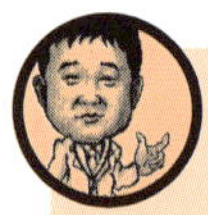

먹는 것을 대신할 수 있는 아이디어

① 밖으로 나가서 논다.(혹은 운동한다.)　② 눈에 안 보이는 곳으로 치운다.

③ 냉장고에 넣어두었다 내일 먹는다.　④ 물을 한 컵 마신다.

⑤ 오이(혹은 당근)를 1개 먹는다.　⑥ 친구에게 전화해 수다를 떤다.

⑦ 만화책을 본다.　⑧ 껌을 하나 씹는다.

⑨ 음악을 듣는다.　⑩ 동생(혹은 친구)에게 줘버린다.

⑪ 오락(혹은 게임놀이)을 한다.　⑫ 운동(구체적인 운동의 종류)을 한다.

▶ 간식을 줄인다

위와 같이 식사 스케줄에 맞춰 규칙적으로 식사를 한 후에는 되도록 열량이 많은 간식은 줄인다.

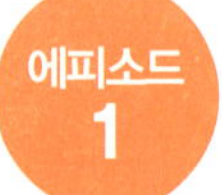

에피소드 1

운동 부족형인 H군은 프로그램 중 특히 3주차의 운동요법을 집중 실시했다. 운동을 싫어할 뿐 아니라 움직이는 것 자체를 싫어했기 때문에 움직임을 유도할 행동요법을 함께 병행했다. 기초 체력이 약한 H군은 유산소 운동을 통해 근력을 키우는 것에서 시작해 서서히 운동량을 늘려갔다.

가장 힘들었던 부분은 움직이기를 싫어하는 H군을 규칙적으로 운동하게 하는 것이었다. 체력이 떨어진 상태였기 때문에 조금만 운동을 해도 머리가 아프다며 주저앉곤 해서 지도하기가 쉽지 않았다. 그러나 부모도 함께 운동 프로그램에 참여하는 것으로 어느 정도 해소되었다. 아이와 집 앞을 함께 산책하고, 아빠와 축구를 함께 하는 등 매일 일정 시간을 무의식중에 움직이도록 했던 것이다. 소아비만의 치료는 가족 모두가 함께 해야 함을 입증한 셈이다.

현재 H군은 기초 체력이 상당 부분 향상된 상태다. 운동에 적극 참여하면서 처음에 비해 상태도 빠르게 좋아지고 있다. 그보다 더욱 좋아진 점은 학교 친구들과 함께 어울리며 성격이 밝아졌다는 것이다. 소아비만은 아이의 성격도 바꾼다. 아이가 소극적이라거나 게으르다는 힐책보다는 H군의 부모처럼 함께 아이와 운동하고 대화를 나누며 문제를 함께 풀어가는 자세가 필요할 것이다.

에피소드 2

K군은 운동을 할 때 근육을 많이 키울 수 있는 무산소 운동을 많이 했다. 달리기를 하고 난 후 역기 들기를 시켜가며 조금씩 근육을 키웠다. 빠른 달리기보다 경보에 가까운 정도로 가볍게 뛰기를 시켰기 때문인지 하루 1시간 가까이 운동을 할 수 있었다. 지금도 매일 저녁 학교 운동장을 30분 이상 뛴다고 한다. 이처럼 운동을 계속한다면 K군은 몇 개월 지나지 않아 정상 체중을 찾을 수 있을 것이다.

4주 : 성숙기

나쁜 버릇을 고치자

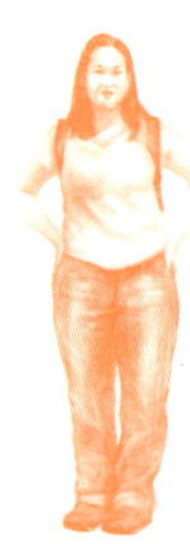

Point

교정된 식습관이 흔들리기 쉬운 시기다.
식습관을 바로잡을 수 있도록 신경 쓴다.

8주 프로그램의 중반인 지금쯤은 어느 정도 먹는 것과 운동에 익숙해져 가는 시기다. 이를 바탕으로 평소 생활 습관이나 식습관 등을 교정해 줄 필요가 있다. 특히 각 음식의 열량을 알려주는 영양 사전을 익혀두면 식이요법의 효과를 더욱 높일 수 있다. 영양 사전을 숙지하여 나쁜 식습관을 고치는 데 중점을 둔다.

감량을 위해 식사량을 줄이다 보면 성장기 아이들에게 영양이 부족할 우려가 있다. 4가지 식품군을 골고루 배합해 영양이 부족하지 않게 주의해야 한다. 특히 부모가 이를 익혀두고 아이의 식단에 신경을 많이 쓰도록 한다.

(1) 운동을 좀더 늘리고 필요 없는 운동은 하지 말자!

그동안 해왔던 프로그램을 평가해 본다. 혹시 과대평가한 부분은 없

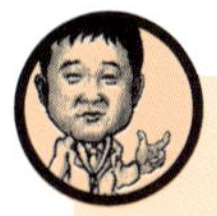

식사 태도를 교정하기 위한 구체적인 행동요법

① 먹기 전 자세를 편안히 한다. 먹기 전 5분간 심호흡을 한다.

② 먹을 때는 앉아서 먹는다. 냉장고 문을 열고 선 채로 케이크나 주스를 먹는 것은 과식을 유발한다.

③ 직접 상을 차린다. 자신을 특별 손님으로 초대한 것처럼 예쁘게 차린다.

④ 먹는 동안 다른 일은 하지 않는다. TV나 책을 보면서 먹는 것은 금물이며, 먹는 때만큼은 다른 곳에 신경 쓰지 않고 순수하게 먹는 즐거움을 만끽해야 한다.

⑤ 천천히 먹는다. 만복감 신호가 뇌에 전달되기까지는 20분이 필요하다.

⑥ 조금씩, 한 숟가락씩만 먹는다.

⑦ 한 숟가락, 한 숟가락을 음미하면서 먹는다.

는지, 계획대로 해온 것인지를 점검한 후 부족한 것은 보충하고 잘못된 부분은 바로잡는 시간을 갖는다. 여러 운동 중 자신에게 필요한 것은 시간과 양을 늘리고, 불필요한 운동은 줄여간다. 아이의 체력 중에서 키워야 할 부분이 어디인지 체크하고, 그에 맞는 운동을 주로 한다.

또 다음 주 운동에 대한 목표를 설정해야 할 때이기도 하다. 그동안 해왔던 운동보다 약 200~300kcal를 더 올린다.

이제부터는 매일 아침마다 그날 할 운동과 생활 목표에 대한 계획일지를 쓰고, 잠자리에 들기 전 실천일지를 쓰며 하루를 반성하게 한다.

(2) 내 아이에게 맞는 특화된 운동을 찾는 요령

　지방은 사람마다 주로 특정 부위에 축적되는 경우가 많은데 그 기전과 원인은 아직까지 밝혀지고 있지 않다. 따라서 그만큼 치료도 어렵다. 전체적으로는 전혀 비만이 아니면서 특정 부위에만 살이 찐 경우에는 다음의 몇 가지를 먼저 고려해 보아야 한다. 첫째, 특정 부위가 비대한 원인이 지방 때문인지, 아니면 근육이나 뼈대 때문인지 알아보아야 한다. 근육이나 뼈대인 경우에는 부위별 체형 교정술을 하지 않는 한 좀처럼 살을 빼기 어렵다. 둘째, 본인이 자신의 체형에 대해 너무 강박적인 기준을 적용하고 있지 않은지에 대해 생각해 보아야 한다. 남들이 보기에 혹은 평균적으로 전혀 비대하지 않음에도 불구하고 본인 스스로는 해당 부위에 과도한 콤플렉스를 느끼는 경우라면, 그렇게 느끼는 심리적 갈등부터 해결해야 하기 때문이다.

　전신비만이면서 신체의 특정 부위에 상대적으로 더 많은 지방이 축적되어 있는 경우에는 전신비만의 관리와 함께 부위별로 지방을 제거하는 방법을 함께 사용하는 것이 필요하다. 전신비만을 고려하지 않고 특정 부위의 살만을 빼려고 하는 것은 매우 비효과적인 방법이다. 전신비만이 치료되면서 해당 부위에 축적된 지방도 자연스럽게 줄어드는 경우가 대부분이기 때문이다. 따라서 부분에 집착하기보다 전체적인 신체 건강을 고려하는 자세를 갖도록 한다.

▶ 윗배가 많이 나온 아이

　윗배가 나온 경우는 소화가 잘 되는지 살펴본다. 특히 채식 위주의 생활을 하는 사람은 위하수증이 있어 윗배가 나올 수 있다. 이런 타입의 사람은 먼저 소화 기관을 검사해야 하며, 문제가 있다면 치료해서 건강하게 만든 후에 살을 빼야 한다. 그러나 많은 경우 소망(omntum, 복강을 덮고 있는 가죽 같은 덮개가 상복부에 있는 것)에 지방이 많이 축적된다. 이곳의 지방은 우리 몸에서 대사적으로 가장 활발한 기능을 갖고 있어 가장 나쁘다고 한다. 일반적인 비만 치료를 통해 체중을 감량해야 빠진다.

▶아랫배가 많이 나온 아이

아랫배의 살을 잡았을 때 손으로 잡히는 배는 피하지방이고, 피하지방이 얇게 잡히면 복강 내 대망이나 내장 사이에 끼는 지방이다. 복강 내 지방은 배를 흔들고 AB 슬라이드를 한다고 해서 줄어드는 것이 아니고 역시 일반적인 식이요법과 운동요법을 해야 한다. 피하지방형인 경우는 윗몸 일으키기 등의 복부를 강화시키는 운동을 하면 복근이 피하지방을 당겨주는 효과가 있어 배가 좀 들어갈 수 있다. 뱃살빼기 운동의 목표가 되는 근육은 복직근, 복사근, 장요근 등의 근육인데 이를 강화하기 위한 운동은 윗몸 일으키기, 의자 위에 다리 올려놓고 윗몸 일으키기, 누워서 다리 들어 올리기가 있으며, 옆구리의 피하지방을 빼는 데에는 허리(몸통) 돌리기, 골프나 야구에서의 스윙, 똑바로 서서 팔을 약간 벌리고 몸통 돌리기, 훌라후프 등이 효과가 있다.

▶ 엉덩이 살이 많이 찐 아이

젊을 때는 지방을 저장하는 효소가 엉덩이에 많이 분포되어 있다. 따라서 사춘기 때의 비만은 주로 하체에 지방이 축적되어 생긴다. 그러나 근육도 많이 분포되어 있어 근육인지 피하지방인지를 구분하는 것이 중요하다. 역시 손으로 잡히는 부위는 피하지방이라고 간단히 판단할 수 있다. 주로 남자보다 여자에게서 더 많이 나타난다. 피하지방을 줄이기 위한 간단한 운동으로 엎드려 다리 들어 올리기, 서서 다리 들어 올리기, 서서 옆으로 다리 들어 올리기, 옆으로 누워 다리 들어 올리기, 엉덩이 스트레칭 등이 도움이 될 수 있다. 엔도몰로지(endomology)나 저주파 초음파 등이 도움이 되지만 이는 어디까지나 비만 치료를 위한 것이 아니라 체형 관리를 위한 것이라고 할 수 있다.

▶ 내장에 지방이 많이 낀 아이

물론 우리가 살을 빼고자 하는 이유는 건강상의 이유다. 비만이 되면 성인병이라고 일컫는 당뇨병, 고혈압, 동맥경화증, 고지혈증, 퇴행성관절염 등을 일으켜 정상인보다 2~4배 이상의 사망률을 야기하기 때문이다. 만병의 근원이라 할 수 있겠다. 그러나 최근에는 비만을 질병의 관점이 아니라 미용상의 문제로 인식하는 경향이 많아졌으며, 필자는 이에 대해 반대하지는 않는다. WHO의 건강에 관한 선언문에서도 보여주는 것처럼 건강(health)이란 육체뿐만 아니라 정신적인 건강도 포함하기 때문이다. 쌍꺼풀 수술이나 주름살 제거 수술의 경우, 질병이 아니어도 많은 사람이 이 수술을 받은 후 행복을 느끼는 것이 그 예라

할 수 있을 것이다. 그러나 살을 빼다가 오히려 손해를 보는 경우가 많기 때문에 이런 관점에서 2명의 사례를 얘기해 보겠다.

고등학생인 P군은 18세로 169cm, 78kg이다. 뚱뚱하다는 얘기를 심심찮게 듣던 터에 체질량지수가 27.3kg/m², 이상 체중의 126%나 되는 것을 알게 된 후 체중 감량을 하고자 왔다. P군은 체질량지수나 외형이 비만이지만, 어려서부터 운동을 좋아해서 테니스, 수영, 등산 등 못하는 운동이 없을 정도로 만능 스포츠맨이다. 종합 검사 결과 당뇨, 고혈압도 없었고 다른 종합 피검사에서도 모두 정상으로 나왔다. 체지방 검사를 해보았지만 체지방도 23%로 정상이었다. P군은 전혀 살을 뺄 필요가 없는 사람이라고 판단되어, 이대로 운동을 규칙적으로 하면 문제없다고 얘기한 후 돌려보냈다. 실제로 P군은 허리가 35인치로 두꺼웠지만 CT 촬영 결과 대부분이 피하지방이고 내장지방은 많지 않았다. 이런 유형이 바로 일본의 스모 선수들이다. 이들은 엄청난 비만 환자지만 어릴 때부터 운동과 더불어 체중을 늘려왔기 때문에 대부분 피하지방으로 구성되어 있다. 지방은 피하지방과 내장지방이 있는데 대사적으로 문제가 되는 것은 내장지방이며, 피하지방은 잘 빠지지 않는 특징이 있다. 만약 이런 학생이 금식을 통해 살을 뺀다면 소중한 근육만 잃어버리고 별로 나쁘지도 않은 피하지방을 조금 빼내어 실제로는 건강만 상하게 될 것이다. 요즘 많이 하는 지방흡입술은 피하지방만을 빼내는 것이기 때문에 건강상 별로 도움이 못 되고, 미용상의 효과만을 조금 얻게 될 뿐이다.

16세인 K양은 키 157cm, 몸무게 56kg으로 체질량지수가 22.7kg/m²,

이상 체중의 107%로 정상 범위 몸무게를 갖고 있었으나, 허리둘레가 32인치로 배가 조금 나왔다. K양은 시골에서 태어났는데 출생 때 체중은 2kg이 조금 넘는 미숙아였고, 중학교 졸업 때까지 비쩍 마르고 병치레를 많이 했다고 한다. 그러나 이후 보약과 좋은 음식을 많이 먹은 후에 조금씩 배가 나오는가 싶더니 최근 당뇨병이 있는 것을 발견하고 병원을 찾았다. K양은 배가 자꾸 나와서 몇 차례 다이어트로 체중 조절을 하려 했으나 번번이 실패했다고 한다. 체지방 측정 결과 체지방이 32%나 되었고 근육량은 평균 이하였다. 필자는 K양에게는 적극적으로 체중을 감량할 것을 제안하였다. 운동을 통해 근육량을 늘리고 균형 있는 식사를 통해 양질의 단백질과 섬유소를 섭취할 것을 처방하였으며, 약간의 성장호르몬요법도 실시하였다. 이 환자는 태아기에서부터 청소년 시기까지 영양 결핍이었기 때문에 근골격계 및 췌장 등의 장기가 제대로 발달하지 않은 상태에서 과잉의 영양 섭취로 배가 나와 당뇨병까지 조기에 발병한 것이다. 전형적인 거미 같은 타입의 체형이다.

요즘 TV에 단시간에 살을 많이 뺀 사람의 무용담이 많이 나오는데 필자는 건강한 몸이 괜히 상하지는 않았을까 걱정이 많이 된다. 자신의 비만 원인을 정확히 판단하지 않은 상태에서 무모하게 체중을 감량하면 건강에 치명적으로 안 좋은 경우가 많기 때문이다.

▶ 허벅지 살이 많이 찐 아이

엉덩이와 마찬가지로 허벅지에도 젊은 시기에 지방이 많이 축적된다. 그러나 근육도 많이 생기는 곳이다. 따라서 근육과 지방이 어느 정도인지를 알아보기 위하여 컴퓨터 단층 촬영을 하는 것이 좋다. 특히 남자는 근육인 경우가 많고 여자는 피하지방이 축적된 경우가 많다. 근육은 근력 강화 운동이나 고강도 운동을 할 경우 오히려 늘어나기 때문에, 달리기나 육체미 운동을 할 경우 근육을 오히려 강화시켜 허벅지를 더욱 두껍게 할 수 있다. 이때는 간단한 유산소 운동을 하는 것이 좋다. 허벅지 앞뒤 쪽 군살을 빼는 데에는 앉았다 일어났다 하는 동작을 반복하는 운동이나 의자에 앉아서 무릎을 접었다 폈다 하는 운동은 도움이 될 수 있지만 무거운 것을 매달고 무릎을 펴는 것은 근육을 늘리는 운동이고 군살을 빼는 데는 별로 도움이 안 된다. 다리를 들고 좌우로 흔들면 허벅지 안쪽, 바깥쪽의 군살을 빼는 데 도움이 된다. 최근에 바르는 약이 많이 팔리고 있는데 그 효과에 대해서는 아직까지 정확한 연구 결과가 발표되어 있지는 않다. 엔도몰로지와 같은 체형 관리기가 도움이 될 수 있다. 그러나 이 경우에도 전체적인 칼로리의 제한이 필수적으로 동반되어야 한다.

▶ 종아리 살이 많이 찐 아이

특히 종아리가 불룩 튀어나와 있는 경우 많은 여자들은 치마 입기를 꺼릴 뿐만 아니라 심한 콤플렉스를 갖는 경우가 많다. 종아리가 두꺼운 경우 역시 허벅지와 마찬가지로 지방이 많이 축적되어 있거나, 근육이 많은 장딴지가 두꺼운 형이 있다. 이를 구분하기 위해서는 컴퓨터 단층 촬영을 해보아야 한다.

① 피하지방형

종아리에 지방이 많이 축적된 경우, 다리에 힘을 주면 피하지방이 잡히기도 한다. 이때 주의할 점은 살이 말랑거린다고 해서 다 지방이라고 생각해서는 안 된다는 것이다. 만일 지방 축적형이라면 가벼운 운동을 통해 지방만을 빼도록 해야 한다. 절대 무겁게 운동을 하면 안 되고 가볍게, 힘을 많이 들이지 않고 율동적이고 반복적으로 운동시켜 주는 것이 좋으며, 의자에 앉아 다리를 좌우로 흔들거나, 발목을 젖혔다 뻗치는 동작을 빠르게 반복하거나, 종아리 근육 스트레칭을 하면 도움이 된다. 단순한 달리기 운동이나 근력 강화 운동은 오히려 근육만 크게 할 뿐이다. 피하지방 흡입술이 약간은 도움을 줄 수 있는데 조심스럽게 해야 한다. 이때 식이요법이 동반되어야 함은 물론이다.

② 근육형

지방의 축적보다는 근육이 발달한 형은 다이어트나 운동요법으로는 거의 해결할 수 없다. 운동으로 인해 젖산이 축적되거나 근육이 늘어나면 오히려 더 두꺼워질 수 있으니 주의해야 한다. 사실 근육형이라면 굳이 치료할 필요가 없다고 필자는 생각하는데 미용상의 이유로 굳이 해야겠다면 근퇴축술로 해결이 가능하다. 근퇴축술이란 장딴지 근육(외측갈래와 내측갈래)에 분포하는 신경을 끊어 스스로 퇴화하게 하는 방법을 말하며 시술은 간단하고 2~3년 정도 후에는 근육이 완전히 퇴화해 예쁜 종아리를 만들 수 있다. 그러나 하나님은 우리 몸에 필요 없는 것은 거의 만들어놓지 않았다. 이 근육도 어딘가에 쓸모가 있을 것이라고 필자는 생각한다. 따라서 향후 이에 대한 오랜 평가와 연구 결과가 나와야 이 시술의 결과를 정확히 평가할 수 있을 것이다. 특히 무용수나 하지 근육을 많이 사용하는 경우는 삼가는 것이 좋다. 근퇴축술은 비만 치료술이 아니라 미용 수술인 것이 분명하다.

③ 부종형

주로 저녁이 되면 부어서 장딴지 주위가 단단해지는 경우가 있는데 젖산의 축적과 혈액 및 림프액 순환 장애에 의한 부종 때문에 생긴다. 이러한 경우 하체 운동은 하지 않는 것이 좋으며 오래 서 있어야 하는 직업은 틈나는 대로 근육을 풀어주어야 한다. 밤에 탄수화물의 섭취를 줄여 부종을 막고, 다리를 올리고 자거나 맥주병을 발목 아래에 놓고 문지르는 것도 좋다. 물론 이러한 치료를 하기 전에 콩팥 기능 검사나 간 기능 검사 및 소변 검사를 해서 다른 병이 없는가를 먼저 확인해야 한다.

▶ 팔뚝이 굵은 아이

우리나라에는 굵은 다리로 고민하는 여성도 많지만 굵은 팔뚝으로 고민하는 여성도 꽤 많다. 한데 굵은 팔뚝의 많은 경우, 근육으로 되어 있다. 손바닥을 앞으로 해서 팔을 뻗었을 때 앞쪽에 상완근, 상완이두근(이두박근), 뒤쪽에 상완삼두근(삼두박근)이 있는데 이 근육들은 선천적으로 정해지는 경우가 대부분이고, 또한 운동을 하면 많이 커질 수 있다. 여성들은 근육 외에도 지방이 국소적으로 많이 축적되어 있는 경우도 많다. 이때 이곳에 축적된 지방은 무리하지 않은 운동을 통해 지방 제거를 할 수 있다. 가벼운 아령을 이용해 운동하는 것이 좋으며,

무거운 아령을 하면 근육이 발달하게 된다. 이와 더불어 가벼운 아령을 들고 팔꿈치를 접었다 폈다 하거나, 팔꿈치를 뒤로 접었다 폈다 하는 운동도 좋다. 물론 지방흡입술을 통해 지방을 줄이거나 엔도몰로지 기계를 이용해 지방을 분산시키는 것도 하나의 방법이 될 수 있으나 반드시 좋은 결과를 나타낼지는 확신할 수는 없다.

▶ 비만으로 가슴이 큰 아이

　최근 상체 비만을 호소하는 사람 중에 가슴이 너무 크고 탄력이 없다며 불평하는 경우가 많다. 유방은 젖샘 조직과 지방 조직으로 되어 있으며, 유방 자체에는 근육이 없다. 젖샘 조직은 질기고 단단하며, 지방 조직은 부드럽고 말랑말랑한데, 지방 조직은 주로 젖꼭지를 기준으로 아래쪽에 많이 분포하므로 젖꼭지 아래쪽은 풍만하고 부드러우며, 젖꼭지 위쪽은 젖샘 조직이 있어서 딱딱하다. 그런데 유방은 지방 조직이 대부분이기 때문에 오히려 쉽게 조절할 수 있다. 실제로 운동을 격하게 많이 하는 운동 선수들은 대부분 가슴이 아주 작다. 이는 지방이 많은 유방은 체중이 늘거나 줄어듦에 따라서 그 크기가 아주 예민하게 변하기 때문이다. 따라서 식사를 조절하면서 저강도 유산소 운동을 계속하면 전신의 지방살이 빠지면서 유방의 크기도 우선 줄어든다. 이와 더불어 유방은 대흉근, 소흉근이라는 근육 위에 얹혀 있는 지방살이기 때문에 가벼운 팔 굽혀 펴기, 양팔을 벌리고 팔을 90도로 접어 올린 후 팔을 뒤로 벌렸다 젖혔다 하면 균형 있는 모습으로 변할 수 있다.

▶ 얼굴 살이 많은 아이

실제로 많은 사람은 얼굴의 크기 때문에 콤플렉스를 갖는 경우가 많다. 특히 TV에 나오는 연기자들의 작은 얼굴 때문에 더욱 열등감을 느끼기도 한다. 그러나 얼굴에 있는 지방은 지방 분해 효소의 활성이 활발하기 때문에 쉽게 빠진다. 실제로 체중이 조금만 빠져도 얼굴이 금방 작아지는 것은 이런 이유 때문이다. 얼굴의 지방살을 빼려면 얼굴의 근육을 마사지해 주면 좋은데, 우선 입을 가볍게 벌렸다 다물었다 하는 운동이나, 이빨을 부딪치면서 딱딱 소리나게 하거나, 입을 크게 벌리면서 아·에·이·오·우를 계속 반복하는 것도 도움이 된다.

그러나 많은 경우 태어날 때부터 얼굴이 큰 것은 골격이 크기 때문이다. 이 경우는 비만 치료를 아무리 해보았자 별다른 성과가 있을 수 없다. 정 보기 싫다면 비만클리닉보다는 성형외과를 가서 상담하는 것이 좋다. 골격 외에도 얼굴이 자주 붓는 경우도 있는데 특히 아침에 붓다가 저녁이 되면 빠지는 양상을 보인다. 이는 부종이 원인이다. 이 경우 반드시 병원에서 소변 검사를 해 단백뇨가 나오는지를 확인해야 한다. 콩팥의 문제가 아니라면 생리적인 부종이라고 하는데 이는 밤사이에 콩팥에서 수분을 예민하게 흡수하기 때문이다. 이런 아이들은 밤늦은 식사를 금지하고 싱겁게 먹는 것으로 충분히 예방할 수 있다. 드물지만 보름달처럼 얼굴이 둥글게 갑자기 살이 찌면 쿠싱증후군이 아닌지 검사해 보아야 한다. 이 경우는 고혈압이 동반되기도 하고 쉽게 멍이 들며 체중이 보통 5~6kg이나 증가한다. 얼굴 살 역시 전신비만 치료와 더불어 잘 빠지기 때문에 비만 치료가 우선이고 그래야 달걀형의 갸

름하고 예쁜 얼굴이 될 수 있다.

(3) 꾸준히 운동하기, 친구와 놀기

아령 등 근육을 발달시켜 주는 운동도 대사 작용이 활발해져서 체중 조절에 도움이 된다. 어린이에게 알맞은 무게의 아령과 운동 방법을 택하고 서서히 아령의 무게와 드는 횟수를 늘려간다. 몸을 유연하게 하기 위해 운동 전후에 몸을 쭉 펴주는 것도 도움이 된다.

운동은 얼마나 격렬하게 하느냐보다는 얼마나 꾸준히 하느냐가 더 중요하다. 처음 운동을 시작할 때는 이튿날까지 피로나 통증이 남지 않을 정도의 강도를 지닌 운동을 해야 한다.

평소 생활 속에서 걷기를 많이 하고, 간혹 계단을 두 계단씩 오르도록 한다. 집 안에서 놀 수 있는 놀이보다는 집 밖에서 친구들과 어울리며 놀 수 있도록 해야 한다. 아이가 아직 어려서 친구가 별로 없다면 엄마 가 먼저 이웃과 사귀려는 노력도 필요하다. 아이들은 친구가 생기면 밖에서 많이 놀게 된다. 아이에게 나가서 놀라고 강요하는 대신 친구 를 만들어줄 수 있는 방법을 생각해 본다.

(4) 운동요법만으로는 안 된다

규칙적인 운동은 체중 조절에 필수적이다. 더욱이 비만은 단기적인 감량은 쉬워도 장기적인 재발이 문제가 되는데 운동은 장기적인 체중 조절에 특히 효과가 있다. 소아비만 치료에서는 운동이 특히 중요하다. 신체 발육과 성장에 지장을 주지 않기 위해 적극적인 열량 제한을 할 수 없으므로 운동의 역할이 상대적으로 중요해지는 것이다.

그러나 식사 조절 없이 운동만으로 체중을 조절하는 것은 어렵다. 이는 30분을 걸어도 우유 1팩의 열량밖에 소모하지 못하고, 30분을 뛰어도 피자 1조각의 열량밖에 소모하지 못하기 때문이다. 중등도 강도의 운동을 하는 경우 하루 열량 소모량은 200~400kcal가 증가하는 정도에 지나지 않는다. 그러므로 식사 조절을 해야만 뚜렷한 감량 효과가 나타난다.

특히 운동 후에는 공복감 때문에 고칼로리 음식이나 청량음료 등 단 음료수를 많이 먹을 수 있으니 주의해야 한다. 자칫하면 운동으로 에너지를 소모한 것보다 더한 열량을 섭취하게 되기 때문이다. 음식은 적어도 30분 후에 먹고 탄수화물이나 지방보다는 우유나 과일 등 수분이 함유된 음식을 먹도록 하는 것이 좋다. 식이요법과 규칙적인 운동으로 비만을 해결할 뿐 아니라 체력의 향상을 가져올 수 있다.

(5) 식이요법만으로는 안 된다

생체 에너지 소비는 기초대사율, 식사의 발열 효과, 항온성 유지를 위한 열 생산과 운동의 발열 효과로부터 유지된다. 기초대사율은 섭취 에너지의 감소에 보조를 맞추어 저하하기 때문에 식이요법만으로 체중을 감소시킨다는 것은 한계가 있다. 즉, 운동은 하지 않고 먹는 것만을 줄여 섭취 에너지의 제한을 무리하게 할 경우 제지방 체중은 감소하고, 오히려 체지방률은 증가하는 결과를 초래하게 된다. 그러므로 이론적으로 식이요법만으로 소아비만 치료는 성공할 수 없다. 적절한 섭취 에너지의 제한과 운동요법을 병용시키는 것이 효과적인 체중 감소를 위한 치료법이다.

운동을 하면 비만으로 저하되어 있는 근육을 중심으로 한 말초 조직의 인슐린 감수성을 개선할 수 있다. 인체의 인슐린 감수성 개선은 지방 조직량을 감소시키고 제지방량인 활동 조직을 증가시키는 것이다. 지속적인 운동은 카테콜라민, 에피네프린 분비를 증가시켜 근육에서 유리지방산의 이용률을 높여준다.

또한 몸을 실컷 움직임으로써 성장기 아이들에게 스트레스를 해소할 수 있는 기회를 주게 된다. 유산소 운동을 통해 심폐 기능을 중심으로 한 체력의 증가 효과 또한 무시할 수 없다. 이처럼 규칙적인 운동과 식사 조절을 하게 되면 체력이 향상되는 것이다. 심폐 기능, 근골격계를 유지·증강시켜 비만인의 지구성 활동력이 증가되며, 뇌신경 기능의 부활, 스트레스 해소, 면역력의 향상 등으로 사회적 적응력을 증가시킨다.

(6) 체력을 증진시키기 위한 운동요법

하루 300kcal를 사용할 수 있도록 개인의 적성에 맞는 운동 프로그램을 정한다. 움직임이 많은 동적인 운동과 유연성, 조정력을 강화하는 체조, 근력, 근지구력을 위한 중량 운동, 저항 운동 등으로 구성해야 한다.

한 번 운동을 할 때면 1회에 100~200kcal 정도 소모되는 운동을 한 후 생리적인 피로감을 느끼지 않는다면 2~3회로 나누어 500kcal가 소모되도록 운동을 한다. 운동의 종류에 따라 얼마나 오랫동안 할지를 결정하지만 어떤 것이든 하루 1~3회, 1주일에 3~5회 정도는 해야 한다.

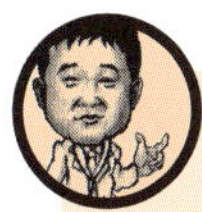

바른 체형을 만들어주는 행동 교정법

① 음식은 식탁에서만 먹고 공부방에서나 TV를 보면서 먹지 않도록 한다.

② 식사와 간식은 정해진 시간에만 한다.

③ 식사 전에 물이나 국물을 마신다.

④ 음식을 여러 번 씹고 천천히 먹도록 한다.

⑤ 고칼로리의 드레싱이나 소스를 적게 사용한다.

⑥ 음식을 먹자마자 식탁에서 일어난다.

⑦ 먹고 싶은 음식을 참거나 체중을 감량했을 때 상을 주거나 칭찬한다.

⑧ 매일 먹은 음식의 종류, 양, 맛, 먹은 장소에 대한 일지를 쓴다.

⑨ 냉장고나 식탁 위 등 눈에 띄는 곳에 과자나 음식을 놓지 않는다.

⑩ 과식할 기회를 줄인다.(최소량의 음식만 적은 그릇에 담아준다. 뷔페는 피한다.)

⑪ 패스트푸드를 먹지 않도록 한다.

⑫ 어린이 생일 파티를 음식점에서 하지 않는다.

⑬ 선물로 과자 초콜릿 등의 음식을 주지 않는다.

⑭ 어린이가 직접 상점에서 과자나 캔디류를 사먹는 것을 줄인다.

⑮ 음식을 먹은 후에 상점에서 식품을 사오도록 한다.

⑯ TV에서 먹는 광고가 나오면 다른 채널로 돌리도록 한다.

⑰ 군것질을 줄이고 집에서 하도록 하며 자판기를 이용하는 버릇을 없앤다.

⑱ 될 수 있으면 많이 움직이도록 유도한다.(심부름을 시키는 등)

⑲ 운동을 좋아하는 친구와 사귀도록 한다.

⑳ 매일 운동의 종류, 운동 시간, 운동 강도를 일지로 기록한다.

(7) 먹고 싶은 충동을 예방해야 한다

가장 괴로운 것이 먹고 싶은 것을 먹지 못할 때다. 먹는 것을 좋아했던 아이로서는 더할 것이다. 먹고 싶은 충동을 조절하는 아이만이 비만 치료에 성공할 수 있다.

① TV 끄기

TV를 보면서 자기도 모르게 먹게 되거나 음식 선정에 유혹을 받게 된다. TV 보는 시간을 1시간 정도로 스스로 제한한다. 이것이 안 된다면 완전히 TV를 끄는 것도 한 방법이다.

② 부엌에서 나오기

음식물로 가득 찬 부엌에 있다 보면 음식을 더 먹고 싶어진다. 식사 시간을 제외하고는 부엌에 들어가지 않도록 평소에는 부엌문을 닫아 두고 전등도 꺼두어 아이가 자주 들어가지 않게 한다.

③ 오후부터 저녁식사 때까지 바쁘게 움직이기

오후 3시와 6시 사이는 느슨해지게 마련이다. 이때는 배고프고, 피곤하고, 지루하고, 외롭고, 지치기 때문에 일반적으로 과식을 하게 된다. 즐거운 음악을 듣거나 축구, 춤, 테니스 등을 하면서 오후 시간을 바쁘게 움직이도록 한다.

④ 하루에 1시간 '나만의 시간' 갖기

하루 중 나만의 시간을 계획해서 스트레스로 인해 먹게 되는 원인을 막는다. 나만의 시간에는 마음을 진정시키고 재미있는 만화나 소설을 읽거나, 긴장을 풀어주는 운동을 하거나, 따뜻한 물로 목욕을 하는 것도 좋다.

⑤ 먹는 것 대신 나가서 활동하기

집 안에서 친구, 가족과 함께 있으면서 무언가를 먹는 시간을 줄여야 한다. 집 밖으로 나가서 할 수 있는 활동을 계획해 본다.

⑥ 과식하는 친구와는 이제 안녕

주로 만나기만 하면 먹는 친구가 있다면 당분간은 좀 멀리하는 것이 좋을 것이다. 의지가 약할 때 그런 친구를 만나면 먹고 싶은 충동을 이기는 데 장애가 된다. 가급적 집 밖에서 뛰어노는 친구를 가까이한다.

⑦ 충분히 자기

너무 힘들고 지치면 배고프지 않을 때에도 계속 먹게 된다. 개운한 기분으로 아침에 일어나 힘차게 활동하기 위해서는 밤늦은 시간에 돌아다니거나 책을 읽거나, 가족과 잡담을 나누지 않도록 한다.

⑧ 멈추기

아무리 조절하려 해도 자신도 모르게 습관적으로 먹고 있을 때가 있다. 자신이 먹고 있다는 것을 깨닫는 순간 멈추도록 한다. 이것을 먹는 것이 프로그램에 큰 영향은 없는지 한번쯤 생각해 보고 다시 선택하는 것이 좋다.

⑨ 미루기

먹고 싶은 생각이 들 때 당장 먹지 않고 다른 활동을 하면서 먹는 것을 한 번쯤 미루도록 한다. 만일 10분이 지난 후에도 계속 먹고 싶은 생각이 든다면 그때 먹는다. 아마 처음보다 반으로 양이 줄 것이다.

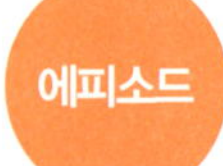

K양은 부위별 체조를 통해 자신이 원하는 부위의 살을 집중적으로 빼도록 했다. 스스로 살을 빼겠다는 의지가 강했기 때문에 비교적 수월한 편이었다. K양은 지방 축적형이어서 가벼운 운동을 주로 했다. 의자에 앉아 다리를 좌우로 흔들거나, 발목을 젖혔다 뻗쳤다를 빠르게 반복하거나, 종아리 근육 스트레칭을 했다. 공부하면서도 계속 같은 운동을 반복했는데, 8주째에는 종아리가 약 2cm 정도 줄어 있는 것을 확인할 수 있었다.

_____년 ___월 ___일

때	언제	어떤 음식	어떤 재료	얼마나(눈대중)	어디서	칼로리
아침과 오전						
점심						
간식						
오후와 저녁						

좋아하는 음식 : _____________________ 자주 먹는 음식 : _____________________

싫어하는 음식 : _____________________ 일일 섭취 총 열량 : _____________________kcal

_____년 ___월 __일 __요일 ~ __월 __일 __요일

날짜 (요일)	어떤 운동	얼마나 힘들게			얼마 동안 (단위 : 분)	소비 열량
		가볍게(4)	보통(7)	힘들게(10)		

10분 이상 계속한 운동, 활동, 놀이를 모두 기록하세요!

이번 주일에 소비한 총 열량 _______kcal

5주 : 중간 점검기

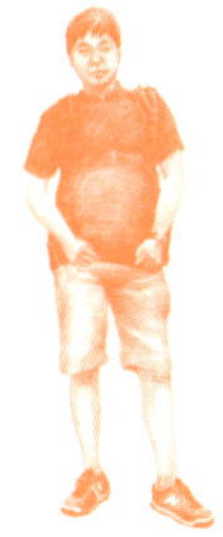

이번 주 과제 :
1. 신체 계측을 다시 하기
2. 건강 생활 습관 조사를 다시 하기
3. 체중 그래프를 그리기
4. 현재 몸무게를 1년간 유지하는 목표 세우기
5. 운동 강도를 높이기
6. 스트레스를 받지 않도록 노력하기

Point

비만 치료가 힘들고 지겨워지기 시작한다.
왜 살을 빼야 하는지 아이 스스로 느낄 수 있도록 대화를 많이 나누도록 한다.

프로그램이 벌써 중반기를 넘어서고 있다. 어느 정도는 프로그램에 적응하고 있겠지만 생활을 바꾸느라 스트레스에 시달리고 있을 것이다. 비만한 아이들은 스트레스를 받으면 먹고 싶은 충동을 더욱 느끼게 된다. 아이들이 스트레스를 받지 않도록 부모가 아이의 주변을 잘 살펴보아야 할 때다.

(1) 프로그램을 점검한다

그동안 프로그램의 결과가 어떠한지 알아보기 위해서 신체 계측을 해보고 건강 생활 습관 조사를 다시 해보자. 결과를 1주 때와 비교해서 좋아진 점과 고쳐야 할 점 등을 살펴본다.

만약 전반적으로 잘 되고 있다면 끝까지 해내는 데 무리가 없을 것이다. 그렇다면 이제 새롭게 계획을 세워야 할 때다. 앞으로 1년간 체중을 그대로 유지하는 것으로 목표를 새로 세워본다. 체중 그래프를 그리며 1주와 현재 체중의 변화를 눈으로 확인할 필요가 있다.

만약 체중이 늘었다면 이제부터는 얼마까지 늘지 않게 하겠다는 마지막 노선을 현재 체중에서 약 1~3kg 위로 정하여 빨간 펜으로 표시하고 반드시 지키기 위해 노력해야 할 것이다.

(2) 다섯째 주의 식이요법

식사량을 줄이는 데 성공한 아이라면 그것을 계속 유지하기 위해 노력해야 한다. 간혹 그동안 체중이 줄어든 것보다 더욱 줄이려고 욕심을 내서 먹는 양을 더 줄이는 아이도 있을 것이다. 그러나 성장기 아이들이 영양 섭취를 너무 줄이면 성장에 지장을 주게 되므로 부모가 적절하게 지도해 주어야 한다. 몸무게가 빠져서 외모가 보기 좋아지는 것만큼 중요한 것은 체력을 기르는 것임을 분명하게 인식시켜야 한다.

▶ 균형 있는 식사를 꾸준히 해야 한다

서양식 식사는 우리 식사에 비해 탄수화물과 식이 섬유소 양이 적고 지방의 양이 훨씬 많다. 그래서 서양식 식탁을 차리는 경우, 아이가 먹어야 할 양이 엄청나게 줄어든다. 이는 비만한 아이들에게 더욱 큰 스트레스다. 서양 사람에 비해 우리나라 사람들이 더 많이 먹는 것 같은데도 살이 덜 찐 이유가 바로 영양 성분의 차이다.

① 먹는 양을 지나치게 줄이지 않는다

통상 비만 다이어트의 기본은 저열량 다이어트다. 그러나 전체적인 칼로리를 줄이는데 어디에 중점을 두느냐에 따라 저당질 위주의 식사에 고단백 식사를 첨가하기도 하고, 고지방 식사를 첨가하기도 한다. 저열량 다이어트는 하루 섭취 칼로리를 800~1200kcal로 줄이고 이 중 탄수화물이 55~60%, 지방이 25~30%, 나머지는 단백질로 섭취하는 것이다. 일반적으로 우리가 비만 다이어트라 하면 이러한 형태를 말한다. 한데 이렇게 에너지 섭취량을 줄이고 운동으로 체지방을 연소하는 경우 발생하는 가장 큰 문제는 배고픔, 전신쇠약, 정상적인 생활의 영위가 부진하여 대부분 실패하게 된다. 개인의 의지와 굳은 결심을 요구하는 저열량 다이어트는 2년간 감량한 체중을 유지하는 경우가 5% 미만이라고 보고될 정도로 어려운 일이다.

② 7C를 엄수하는 것이 성공의 지름길

비만 다이어트를 시행할 때 7가지의 요소를 고려해야 하는데 C로 시작하기 때문에 7C로 불리기도 한다. 열량(calory), 균형 잡힌 영양 요소(Composition), 비용(Cost), 치료자와의 친숙성(Consumer friendliness), 건강상의 문제가 있는 사람에 대한 적용성(Coping with coexisting health problems), 좋은 관리 프로그램의 구성 요소를 가지고 있는가(Components of sound management program), 장기간의 체중 유지 효과(Component provisions for long-term weight maintenance)가 있는가 등을 고려해야 한다는 의미다.

이런 원칙에 근거했을 때 이건희 삼성 회장이 했다고 한때 유행하던 황제 다이어트는 열량을 줄인다는 점을 제외하고는 문제가 있는 방법이다. 일단 황제 다이어트는 단기간의 체중 감량 효과 면에서는 인정받고 있다. 그러나 실질적인 체지방 감소 효과인지 여부와 장기간 사용할 때의 안전성에 대한 평가와 다른 식이요법과의 차별화된 우수성 여부에 대해서는 논란의 여지가 있다. 고단백 식이요법을 할 때 케톤산증 현상이 일어나고 이에 따른 이뇨 작용과 수분 손실, 전해질 소실이 일어나 처음 3~4일간 탈수에 의한 체중 감소가 일어난다. 이는 엄격히 말해 체지방 분해에 의한 체중 감량이 아니며, 오히려 탈수에 의한 근무력, 기립성 저혈압이 나타날 수 있다. 또한 탄수화물 섭취 감소에 따라 기억력 감소와 피로감이 생길 수 있다. 그 외에 요산이 증가해 고뇨산혈증이 있을 수 있으며, 단백질 속에는 지방도 많이 함유되어 있기 때문에 고지혈증이 동반되기 쉽다. 단백질 섭취를 전체 칼로리에서 15~20%까지 증가시켜도 무방하지만 이보다 더욱 증가시켜 고단백질 식사만으로 살을 빼려는 것은 비용 측면뿐 아니라 효과 면에서도 그 유용함을 보장하기 어렵다.

③ 신토불이 전통 식사가 가장 좋은 다이어트

한국 정식은 밥, 국, 김치, 고기, 생선 반찬이 차려진 식탁으로 탄수화물과 식이 섬유소의 양이 많고 육류도 적당히 있다. 고추 다이어트라는 것이 있듯이 매운 김치가 살을 덜 찌도록 도와주고, 유산균을 제공해 변비도 방지할 수 있는 것이다. 식사를 할 때는 우리나라 전통식이 가장 좋은 다이어트 식단이라 할 수 있을 것이다.

(3) 운동의 강도를 높인다

운동이 부족했던 아이들도 프로그램에 따라 제대로 운동을 해왔다면 이젠 제법 운동에 익숙해졌을 것이다. 계속 같은 운동을 하기보다 좀더 강도 높은 운동을 하거나 같은 운동이라도 강도를 높여주어야 한다.

운동의 횟수를 늘리고, 운동 시간도 늘려준다. 그동안 운동으로 소모했던 칼로리에서 30~40% 정도를 더 해야 한다.

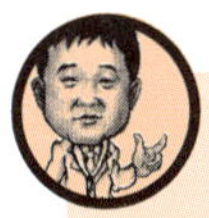

잘못된 식사 습관을 바로잡기 위한 행동요법

① 식사와 무관한 다른 행동은 일체 금지한다.

② 한곳에서만 식사를 한다.

③ 식사 시간 외에는 먹지 않도록 정해진 때만 먹는다.

④ 음식을 남김없이 먹어 치우지 않는다.

⑤ 입 속에 뭔가를 씹으면서 다른 반찬(음식)에 젓가락질을 하지 않는다.

⑥ 한 번에 1가지 음식을 먹고, 꼭꼭 씹고 나서 삼킨다.

⑦ 여유를 갖고 식사를 한다.

⑧ 배가 부르게 먹지 않는다.

⑨ 먹고 나면 곧바로 식탁에서 일어선다.

⑩ 탁자에서 음식을 치워놓는다.

(4) 스트레스와 비만

일반적으로 사람들, 적어도 비만인 사람들은 스트레스가 쌓이면 식욕이 증가하여 더 많은 양의 음식을 섭취한다고 생각하기 쉽다. 그러나 여러 연구들에 의하면, 스트레스와 식욕은 결코 일정한 관련성을 갖고 있지 않다고 한다. 즉, 스트레스를 받았을 때 식욕이 증가하는 사람들이 있는가 하면, 수적으로 그와 비슷한 정도의 사람들은 스트레스를 받았을 때 식욕이 감소한다는 것이다. 물론 스트레스의 종류, 정도, 기간 등에 따라 식욕의 증감 여부나 정도도 달라지며 이러한 현상은 정상적인 아이와 마찬가지로 비만한 아이에게서도 나타나는 것으로 알려져 있다.

우리도 일상생활에서 최근의 스트레스로 살이 빠졌다고 하는 사람들의 이야기가 있는가 하면, 살이 쪘다고 하는 사람의 경험담도 쉽게 들을 수 있었을 것이다. 일반적으로 급성적이며 강하지만 일시적인 스트레스는 단기적으로 식욕을 현저히 억제하는 경향이 있는 반면, 만성적으로 지속하는 일상적 스트레스는 장기적으로 식욕을 증가시키는 경향이 있다는 견해도 있다. (급성적인) 스트레스를 받았을 때에는 교감신경의 작용에 의해 소화액 분비 및 위장 운동 기능이 감소하므로 결과적으로 덜 먹게 된다. 그러나 우리 몸이 (만성적으로) 스트레스를 받으면 코티졸이라고 하는 스트레스 호르몬이 분비되는데 코티졸은 특히 복부에서 지방의 생성과 축적을 증가시키는 것으로 알려져 있으며, 뇌에서 '부신피질자극호르몬, 유리호르몬' 의 분비를 억제함으로써 식욕의 증가를 초래하는 것으로도 알려져 있다. 이와 같은 스트레스와 식욕과의 생리적 관계는 많은 동물 실험을 통해 비교적 일관성 있게 증명되고 있다.

그러나 인간의 경우 섭식에 대한 학습 경험이나 배고픔에 대한 인지와 대처 방법에 있어서 개인차가 있으며, 공복감이나 포만감 등과 같은 내적 인자뿐 아니라 시각, 미각, 후각 등과 같은 외적 인자에 의해서도 섭식이 조절된다. 또한 의식 혹은 무의식적인 식이 제한에 대한 반동 현상으로 참거나 굶주리다가 불유쾌한 자극(즉, 스트레스)에 의해 탈억제가 유발되면 식욕이 억제되지 않아 평소보다 더 먹게 되는 경향이 발생하기도 한다. 안 먹다가 한꺼번에 몰아 먹는 유형의 경우, 생활상 스트레스가 증가하면서 몰아 먹을 때 식욕이 더욱더 증대하는 현상을 생각해 보면 쉽게 이해가 갈 것이다.

인간만이 의식적, 무의식적인 다이어트(식이 제한)를 한다는 사실을 생각하면 스트레스와 식욕과의 관계가 결코 단순하지 않으며 수많은 변수들에 의해 영향을 받을 수 있다는 점은 너무나 당연한 결과일 것이다.

▶ 스트레스를 받는다고 모두 비만이 되는 것은 아니다

스트레스와 섭식 행위가 여러 가지 측면에서 관련성을 갖고 있기는 하지만 모든 비만인이 스트레스를 많이 받거나 스트레스에 취약한 것은 아니다. 사회적인 일부 편견과는 달리 전반적으로 비만인의 정신 건강 수준은 비만이 아닌 사람들과 별다른 차이를 보이지 않는다고 한다. 다소간의 우울증이나 불안한 성향을 보이기도 하지만 비만이 아닌 사람과 비교하여 유의할 만한 차이도 아니며, 특히 다른 건강상의 문제를 갖고 있는 환자들과 비교하면 비슷한 수준에 불과하다. 비록 체중이나 외모에 대한 만족도와 자신감이 낮기는 하지만 그렇다고 해서 전체적인 생활 만족도나 자아 존중감이 낮은 것도 아니라고 한다.

단지 폭식형 비만인 경우, 복부비만인 경우, 치료를 위해 전문가를 찾는 경우, 체중의 변화가 심한 경우 등은 일부에서 다소간의 정신병리 현상이 발견되기도 한다.

한편 다이어트가 정신 건강에 미치는 영향도 있다. 다이어트를 해야 한다고 생각할 때에는 강박감을, 다이어트에 일단 성공했을 때에는 달라진 역할에 대한 심리적 갈등을, 줄어든 체중을 유지할 때에는 부담감을, 체중이 다시 증가할 때에는 좌절감과 우울, 분노 등을 겪을 수 있으며, 이들의 기복이 너무 과도하게 되면 정신 질환으로까지 진행될 수도 있다. 물론 정신 질환을 진단받을 정도로 격렬한 정신병리 현상을 경험하는 경우는 극소수에 불과하지만, 심하지는 않아도 다소간의 심리적 문제들을 경험하는 경우는 적지 않다.

때	언제	어떤 음식	어떤 재료	얼마나(눈대중)	어디서	칼로리
아침과 오전	7시	보리밥	쌀, 보리	2/3공기	집 : 식당	200
		김구이	김, 들기름	김 : 10장(썬 것)		25
				들기름 : 1스푼		
		오징어무침	오징어, 참기름, 양념	오징어 : 1/2마리		70
				참기름 : 1/2스푼		
		김치	배추, 양념	김치 : 5점		20
	11시	우유	흰 우유	1팩(200cc)	학교 : 교실	125
점심	12시 30분	콩밥	쌀, 콩	1공기	학교 : 식당	300
		건새우아욱국	건새우, 아욱, 된장	1그릇		100
		불고기	쇠고기, 설탕, 식용유, 양념	1/2접시		75
		깻잎조림	깻잎, 양념	1/2접시		25
		깍두기	무, 양념	깍두기 : 5점		20
간식	3시	요구르트	이오	1개	친구집	50
		찐 감자	감자	1개(중간 크기)		100
오후와 저녁	6시	보리밥	쌀, 보리	1공기	집 : 식당	300
		두부찌개	두부, 된장, 양념	1/3공기		50
		고등어구이	고등어, 식용유	1토막		50
		시금치나물	시금치, 양념 참기름	1/2접시		25
		김치	배추, 양념	김치 : 5점		20
		사과	사과(후지)	1/2개(보통 크기)		50

_____ 년 ___ 월 ___ 일

때	언제	어떤 음식	어떤 재료	얼마나(눈대중)	어디서	칼로리
아침과 오전						
점심						
간식						
오후와 저녁						

＊앞의 사례를 보고 각 음식의 재료를 써보세요!

좋아하는 음식 : ___________________ 자주 먹는 음식 : ___________________

싫어하는 음식 : ___________________ 일일 섭취 총 열량 : ___________________ kcal

___년 __월 __일 __요일 ~ __월 __일 __요일

날짜 (요일)	어떤 운동	얼마나 힘들게			얼마 동안 (단위 : 분)	소비 열량
		가볍게(4)	보통(7)	힘들게(10)		

10분 이상 계속한 운동, 활동, 놀이를 모두 기록하세요!

이번 주일에 소비한 총 열량 ______kcal

6주 : 성숙기

음식의 유혹을 이겨내자

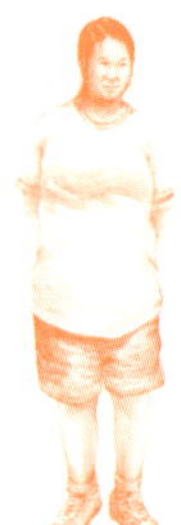

Point

이번 주 과제 :
1. 음식의 유혹을 이겨내기
2. 천천히 먹기
3. 하루에 필요한 칼로리 처방하기
4. 칼로리에 맞게 식품군별로 처방하기
5. 하루나 1주일 동안 몇 칼로리의 운동을 할지 목표 정하기

비만 치료에 대한 각오를 다시 한번 다지자.

6주째에 접어들면서 프로그램에 대한 지겨움을 느낄 수 있다. 몸무게를 눈에 띄게 빼기보다 건강한 몸을 갖기 위한 프로그램인 만큼 외형적인 자극이 없기 때문에 더욱 지치기 쉽다. 그러나 프로그램을 자신에게 맞게 제대로 운용했다면 체중도 꽤 줄고, 몸이 건강해진 것을 느끼고 있을 것이다. 체중 감량 프로그램은 중간에 포기하고 싶은 유혹을 이겨내느냐, 못하느냐에 따라 성공이 좌우된다.

아이가 힘들어할 때일수록 가족의 도움이 더욱 필요하다. 아이가 계속 프로그램을 따라갈 수 있도록 격려하고, 프로그램을 함께 하는 모습을 보여주는 것이 좋다.

(1) 여섯째 주의 식이요법

맛있는 음식은 모든 사람에게 유혹적인 존재다. 하물며 어린아이들로서는 더할 것이다. 그동안 패스트푸드나 기름진 음식, 단 음식에 입맛이 길들었는데 두 달도 안 돼 완전히 사라진다는 것은 힘들다.

어느 정도 살이 빠진 후 음식 조절을 잘 못해 다시 살이 찌는 요요현상을 없애기 위해서는 음식의 유혹을 이겨낼 수 있는 방법을 미리 강구해 두어야 한다. 프로그램이 진행되는 동안은 참다가도 끝남과 동시에 다시 폭식과 과식을 하지 않으려면 지금부터 생활 습관을 바꿀 수 있도록 미리 준비해 두는 것이 필요하다.

▶ 먹고 싶은 생각을 미리 없앤다

견물생심이라는 말이 있다. 눈에 보이면 먹고 싶어지게 마련이다. 먹고 싶은 생각 자체를 없앨 수는 없지만 그 생각을 최대한 하지 않도록 도와주어야 한다. 가장 좋은 방법은 살찌는 음식을 아이 눈에 띄지 않도록 숨겨놓는 것이다. 먹고 싶어도 먹을 것이 눈에 보이지 않으면 참을 수밖에 없다. 살찌는 음식은 가족도 먹는 것을 가급적 피하고, 특히 아이 손이 잘 닿지 않는 곳에 숨겨놓는다.

또 식사를 할 때나 함께 요리를 할 때가 아니라면 부엌 근처에는 얼씬도 못하게 한다. 아이가 살을 빼야겠다는 생각을 할 때 미리 약속을 받아내지 않으면 부모와 아이 간에 괜한 다툼을 일으킬 수 있으므로 주의한다.

먹는 장소도 중요하다. 아무데서나 먹다 보면 아무래도 계획보다 더 먹게 된다. 먹을 때는 항상 일정한 장소에서만 먹게 한다. 식사 위주의 식단이 될 것이므로 가급적 식탁에서만 먹게 한다. 간식을 먹을 때도 식탁에서 먹고, 우유 한 잔을 마실 때도 식탁에 앉아서만 먹는 습관을 들인다.

▶ 천천히 먹는다

음식을 꼭꼭 씹어 먹으면 포만감을 잘 느끼게 되므로 덜 먹게 된다. 대부분 비만한 아이들은 음식을 급하게 먹는 편이다. 음식물이 입에 들어가고 약 20분이 지나야 포만감을 느끼는데 급하게 식사를 하다 보면 아무래도 계속 밥을 먹을 수밖에 없다. 한 숟가락을 먹더라도 오래 씹어서 음식의 맛도 느끼고, 포만감도 느낄 수 있게 해야 한다. 입에 음식이 들어가면 10번 이상 의식적으로 씹게 한다.

아이가 무의식중에 금세 삼키지 않도록 가족이 모두 둘러앉아 오래 씹는 것을 보여주면 좋다. 빨리 먹는다고 혼을 내기보다 아이에게 이야기를 많이 시키는 것이 더 낫다. 하루 종일 어떤 일이 있었는지 물어보고, 음식을 조절하는 데 힘든 것을 묻다 보면 밥 먹는 것에만 집중하지 않으므로 자연스럽게 천천히 먹게 된다.

또 작은 수저로 먹는 것도 한 방법이다. 많은 양을 한꺼번에 먹지 못하도록 수저를 작은 것으로 준비한다. 아이가 평소 담는 양보다 적어지기 때문에 식사 속도가 느려질 수 있다.

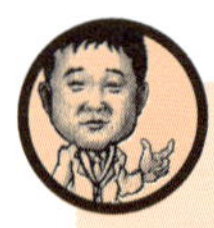

비만한 아이에게 좋은 음식과 피할 음식

아이가 먹으면 좋은 음식과 나쁜 음식을 미리 메모해 두고 냉장고에 붙여둔 후 조리할 때마다 참고한다. 피할 음식의 특징은 튀기거나 지지고 볶거나 부치는 등 기름기가 많은 재료를 사용하는 음식들이다.

	피하세요!	대신 선택하세요!
쇠고기를 고를 때	갈비, 꼬리, 우설	살코기, 장조림, 사태찜
돼지고기를 고를 때	삼겹살, 머리, 족발	살코기
닭고기를 먹을 때	껍질, 튀김	살코기, 백숙
생선을 고를 때	뱀장어, 통조림	흰 살 생선, 등 푸른 생선
달걀을 요리할 때	계란프라이	계란찜, 삶은 계란
우유를 고를 때	고지방우유	저지방우유
외식을 할 때	탕, 패스트푸드, 양식, 중국음식	비빔밥, 생선초밥, 국수

▶ 주의할 것, 마음대로 먹을 것을 따져보자

"주의하라는 것 치고 맛없는 것 없고, 마음껏 드시라는 것 치고 맛있는 것 없다."라는 푸념을 하는 경우가 많다. 그러나 잘 살펴보면 마음껏 먹어도 되는 음식 중에 의외로 맛있는 것도 많다. 특히 기름기 걸어낸 맑은 고깃국물, 채소국물은 얼큰하고 시원하며 한 대접 먹으면 배도 두둑해져서 권할 만한 품목이다.

밥의 양을 줄여서 반 공기 이하로 먹게 되면 밥공기에 젓가락 넣고 몇 번 끼적거리다 보니 비었다고 하소연할 수가 있다. 이럴 때 엄마의 지혜가 필요하다. 밥을 지을 때 콩나물, 무, 가지 등을 듬뿍 넣는다. 밥과 함께 부수적으로 들어간 야채를 많이 먹게 되어 1공기를 다 먹을 수도 있다. 그러나 이때 감자나 고구마, 옥수수를 넣으면 곤란하다.

주의하세요!	마음껏 드세요!
설탕, 사탕, 꿀, 껌, 잼, 엿, 술, 단 쿠키, 파이류, 케이크, 초콜릿, 양갱, 젤리, 과일 통조림, 시럽, 조청, 모과차, 유자차, 초코와 딸기우유, 가당 연유, 가당 요구르트, 약과, 꿀떡, 청량음료, 드링크류, 말린 과일, 닭껍질, 젓갈류, 돼지기름	홍차, 토닉워터, 다이어트콜라, 다이어트사이다, 채소류(오이, 배추, 상추, 양상추, 버섯 등), 해조류(김, 미역, 다시마, 우무, 한천 등), 기름기 걷어낸 맑은 육수, 맑은 채소국, 곤약, 겨자, 식초, 계피, 후추, 핫소스, 토마토케첩, 레몬, 우스타소스

(2) 나에게 맞는 칼로리는?

칼로리 처방은 좀더 체계적인 체중 감량을 위해서 필요하다. 막연히 적게 먹었겠거니 하는 생각보다 자신에게 필요한 칼로리를 정확히 계산해서 거기에 맞게끔 먹는 것이 과학적인 방법이다. 아래의 칼로리 계산법을 활용해 자신의 칼로리를 알아본다. 남녀별로 칼로리 계산법을 적용해 계산한 후 100단위까지 반올림하여 처방한다.

(3) 어느 식품군을 얼마만큼씩 먹어야 할까?

자신에게 필요한 칼로리가 얼마인지 알았으면 하루 필요한 칼로리만큼을 먹도록 해야 한다. 이를 위해서 식품군별로 처방을 내려 1일 교환 단위까지 미리 써준다. 그 안에서는 마음껏 먹을 수 있게 한다.

또 '영양 신호등(식품 바꿔 먹기)'을 만들어 벽에 붙여두고 아이에게 설명해 준다. 아침, 점심, 저녁, 간식 등에 주어진 교환 단위를 배분하도록 지도한다.

나에게 필요한 칼로리는 얼마나 되는지 계산해 보자

1. 먼저, 5학년 아동의 정상적인 키와 몸무게의 비를 알아보자.

정상적인 키와 몸무게의 비

- 남자 : 36.5 ÷ 141.5 = 0.258

- 여자 : 36.7 ÷ 142.4 = 0.258

2. 나의 키에 대한 바람직한 몸무게를 알아보자.

나의 바람직한 몸무게 = 실제 신장(cm) × 0.258

3. 나에게 필요한 칼로리는 다음과 같다.

1) 내가 남자일 경우

  실제 신장 × 0.258 × 55 = 실제 신장 × 14.2

2) 내가 여자일 경우

  실제 신장 × 0.258 × 50 = 실제 신장 × 12.9

예제)

1) 영수(남자)의 하루 필요한 칼로리를 계산해 보자.

  * 영수의 키는 143.4cm이고 몸무게는 52.4kg이다.

  ① 영수의 바람직한 몸무게 = 143.4 × 0.258 = 37.0kg(15.4kg 초과)

  ② 영수에게 필요한 칼로리

    = 143.4 × 14.2 = 2036 ≒ 2000kcal

2) 은정(여자)이의 하루 필요한 칼로리를 계산해 보자.

  * 은정이의 키는 141.0cm이고 몸무게는 51.1kg이다.

  ① 은정이의 바람직한 몸무게 = 141.0 × 0.258 = 36.4kg(14.7kg 초과)

  ② 은정이에게 필요한 칼로리

    = 141.0 × 12.9 = 1819 ≒ 1800kcal

나는 하루에 ___________kcal를 먹어야 한다.

구분		1일 교환단위	아침	간식	점심	간식	저녁
초록군	채소		마	음	껏	먹	자
	우유						
	과일						
노랑군	어육류						
빨강군	곡류						
	유지류		조	금	만	먹	자

구분	초록군			노랑군	빨강군	
	채소	우유	과일	어육류	곡류	유지류
1400	1	2	1	2	6	2
1600	1	2	1	3	7	2
1800	1	2	1	3	9	2
2000	1	2	2	4	9	2
2100	1	2	2	4	10	2
2200	1	2	2	4	10	3
2300	1	2	2	4	11	3
2400	1	2	2	4	12	3
2600	1	3	3	4	12	3

(4) 운동량을 좀더 늘려보자!

운동량은 탄력적으로 조절해야 한다. 그러나 이젠 강도를 높일 때가 됐다. 이번 주에는 지난주 운동일지를 평가해 본 후 좀더 난이도를 높게, 강도나 횟수를 더할 수 있도록 한다. 운동일지를 보고 운동의 양뿐 아니라 규칙성, 다양성에 대해서도 그 중요성을 강조한다.

평가가 끝나고 나면 다음주의 목표도 설정하도록 한다. 가능하다면 운동량을 지금보다 200~300kcal 정도 더 올리고 힘들다면 최소한 그대로 유지하는 것으로 한다. 그리고 계획일지는 그만하고 운동일지만 작성하게 해도 된다.

(5) 식사, 운동일지를 계속 쓰도록 숙제를 내준다

식사일지의 '하루 처방 열량'과 '실제 먹은 열량'을 기재하는 방법에 대해 설명한다.(식사일지의 '칼로리' 난에는 그냥 칼로리를 쓰든지, 아니면 각 식품군별 교환 단위 수를 색으로 표시하든지 하도록 한다. 단, 교환 단위 수에 따라 식품군을 배분하여 색칠을 시키고자 하는 경우 이에 대한 사전 교육이 필요할 것이다.)

그리고 하루에 먹을 칼로리 양을 정해 목표 수치를 적어서 방에 걸어 두고 자주 볼 수 있게 한다. 운동 역시 하루 몇 칼로리까지 할지 계획을 세워서 눈에 잘 띄는 곳에 둔다.

살이 찌는 데는 다 이유가 있다. J군처럼 먹기를 좋아하는 경우, 6주째의 식이요법을 집중적으로 실시해야 한다. 스스로 양을 조절 못하고 많이 먹다 보면 자기 자신을 조절할 수 있는 힘을 잃게 되므로 강한 의지를 심어주는 것이 관건이었다. 또 비만이 된 식습관을 가족 모두가 바꾸는 것을 목표로 했다.

외식을 좋아하고, 군것질을 좋아하는 이 가족들 중에서 가장 어려움을 겪은 것은 아빠였다. 회식이다 접대다 하면서 술을 한잔하고 들어올 때마다 여전히 치킨과 같은 기름진 음식들을 사왔다. 먹을 것을 절제하는 것은 대단한 의지를 필요로 하는데 특히 눈에 보이지 않게 하는 것이 중요하다. 몇 번의 상담과 엄마의 강한 의지로 서서히 이 문제는 해결되었으니 정말 다행이었다.

자신 스스로 먹을 것을 절제할 수 있다는 자신감을 심어주기 위해 행동요법도 함께 병행하고, 운동은 유산소 운동인 걷기를 주로 했다. J군은 7주가 넘어서야 몸의 변화가 눈에 띄었다. 이전 준비기에 조금씩 들인 습관으로 음식 조절에 성공했고, 앞으로 계속 꾸준하게 운동을 하면 효과가 커질 것이라 기대한다.

식사일지

때	언제	어떤 음식	어떤 재료	얼마나(눈대중)	어디서	칼로리
아침과 오전						
점심						
간식						
오후와 저녁						

좋아하는 음식 : _________________________

싫어하는 음식 : _________________________

실제 먹은 열량 : _________________________kcal

자주 먹는 음식 : _________________________

하루 처방 열량 : _________________________kcal

___년 __월 __일 __요일 ~ __월 __일 __요일

날짜 (요일)	어떤 운동	얼마나 힘들게			얼마 동안 (단위 : 분)	소비 열량
		가볍게(4)	보통(7)	힘들게(10)		

10분 이상 계속한 운동, 활동, 놀이를 모두 기록하세요!

이번 주일에 소비한 총 열량 ______kcal

7주 : 정리기

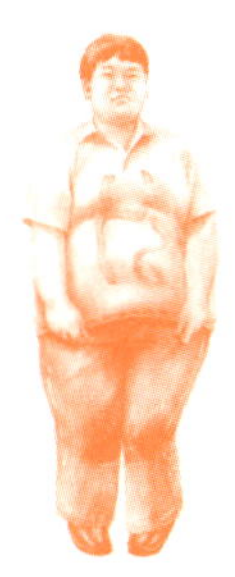

이번 주 과제 :

1. 온 가족이 함께 다이어트에 동참하기
2. 그동안의 프로그램 점검하기
3. 식사 · 운동일지 발표하기
4. 폭식하지 않기
5. 칼로리 퀴즈 맞히기

Point

식사량과 운동이 습관화되도록 해야 한다.

프로그램 막바지에 이르렀다. 조금만 더 참고 견디면 성공적으로 프로그램을 마칠 수 있을 것이다. 조금은 지루하겠지만 이제부터 다시 한번 그동안의 생활을 반성하는 시간을 갖는다.

지난 1주일 동안 일어났던 일들에 대해 이야기해 본다. 일지는 잘 쓰고 있는지, 가족이나 친구들이 잘 돕고 있는지, 칼로리 처방대로 먹으려고 노력했는지, 좋아하고 잘하게 된 운동은 무엇인지 등을 구체적으로 이야기한다.

(1) 일곱째 주의 식이요법

▶ 폭식을 하지 않는다

가장 살이 많이 찌는 습관으로는 밥을 빨리 먹으며 불규칙한 식사로 폭식을 하는 것이다. 실제로 규칙적인 식습관을 갖지 못하고 한번에 왕창 먹는 것은 가장 나쁜 습관이며, 실제로 필요 이상의 칼로리를 섭취하게 되고 이때의 여분 칼로리는 모두 지방으로 전환되어 축적된다. 일례로 병원에서 인턴이나 레지던트를 할 때 불규칙적인 식사를 많이 하게 되는 외과 쪽 의사들은 전문의를 취득할 때쯤이면 7~8kg 체중이 늘어나 있다.

▶ 정해진 자리에서 정해진 시간에 식사하는 습관을 들인다

일을 하면서나 길을 걸어 다니면서 먹는 습관을 가진 아이라면 이를 고치는 데 신경을 써야 한다. 스트레스를 많이 받는 사람은 특히 과자나 사탕 등을 항상 달고 다닌다. 규칙적인 식사 시간을 정하고 심심할 때는 군것질보다는 다른 일로 시간을 보내도록 해야 한다.

▶ 약간 모자란 듯이 먹는 습관을 들인다

비만한 사람의 식습관 중 많은 것 중의 하나가 음식을 버리지 못하는 것이다. 이는 상차림을 잘 조절해서 먹을 만큼만 먹게 하여 음식을 남기지 않도록 하고 밥을 먹을 때는 언제나 약간 모자란 듯이 먹는 습관을 들이도록 한다.

▶ 인스턴트 식품을 제한한다

최근 비만의 원인 중 중요한 식습관으로 인스턴트 식품을 먹는 것이다. 실제로 비만인 중 많은 사람이 컵라면, 포장육, 햄버거 등을 좋아한다. 한데 인스턴트 식품은 동물성 기름으로 만든 것이 많고 설탕이나 조미료가 많이 들어가 있어 굉장히 칼로리가 높다. 또한 방부제도 많이 들어 있어 건강에도 안 좋은 것은 물론이다. 이 외에 비만 환자가 고쳐야 할 습관으로 배고픔을 참지 못하여 아무 때나 먹는 것, 심심하면 먹는 것, 그리고 움직이기 싫어하는 것이 있다.

▶ 붉은 살코기는 가급적 피하는 것이 좋다

붉은 고기는 단백질도 많지만 지방도 많이 함유하고 있다. 따라서 쇠고기에서 쇠갈비, 쇠꼬리 등은 가급적 삼가는 것이 좋고 순 살코기나 기름을 뺀 장조림을 먹는 것이 좋다. 붉은 살코기가 아니라도 돼지고기도 주의해서 먹어야 한다. 삼겹살, 족발, 머리고기에는 지방이 많으므로 제한하고 돼지 살코기를 먹이도록 한다. 닭고기는 흰 살코기이기 때문에 비만인에게 좋은 단백질을 제공하는데 닭껍질은 삼가는 것이 좋다. 생선 역시 흰 살코기여서 지방이 없는 좋은 단백질을 제공하는 식품이다. 단, 뱀장어나 통조림에는 지방이 많기 때문에 절제해야 한다. 등 푸른 생선이나 흰 살 생선은 콜레스테롤을 낮추고 몸에 좋은 오메가-3 지방이 많아 건강에 좋다. 우리나라 사람들이 손쉽게 양질의 단백질을 공급받을 수 있는 식품은 달걀이다. 그러나 계란프라이보다는 계란찜이나 삶은 달걀로 먹는 것이 좋다. 과일을 먹을 때도 사과, 배, 감 등 달콤한 과일은 좀 삼가고 토마토, 오이와 같은 달지 않은 과일을 먹도록 해야 한다. 중요한 것은 육류를 포함한 균형식을 먹는 것이다.

(2) 식사와 운동 습관을 점검한다

15세인 B군은 키는 172cm, 몸무게는 83kg으로 건강한 체격인데 허리가 36인치다. 이젠 보기 좋은 몸매를 갖추는 것도 중요하기 때문에 살을 빼고자 결심하였다. 오후에 축구나 테니스를 2시간 정도 하고 집에 와서는 요즘 선전에 많이 나오는 글라이딩을 사서 20~30분 정도 하거나 역기를 들었다. 그러나 땀이 나도록 운동을 하고 나면 힘이 많이 들고 갈증과 식욕이 자꾸 생겨 콜라 등 음료수를 마시거나 식사 때면 자꾸 먹게 되어 체중 감량 효과가 없는 것 같다고 필자에게 상담을 요청하였다.

위의 사례처럼 아무리 열심히 운동을 한다고 하더라도 운동과 식사를 적절하게 수행하지 않으면 체중 감량 효과는 별로 없게 된다. 빨리 살을 빼겠다고 무리한 방법을 쓰거나 자기 편한 대로 체중 감량에 도전하는 것은 좋지 않다.

그동안 기록해 왔던 식사일지와 운동일지를 보면서, 잘된 점과 부족한 점을 알아보고 이를 수정할 필요가 있다. 잘못된 습관을 고치고, 올바른 방법을 모색하는 것이 중요하다. 이젠 어느 정도 운동이나 식습관을 수정한 상태이므로 더욱 바람직한 방법을 찾아서 효과를 높이는 것이 좋다.

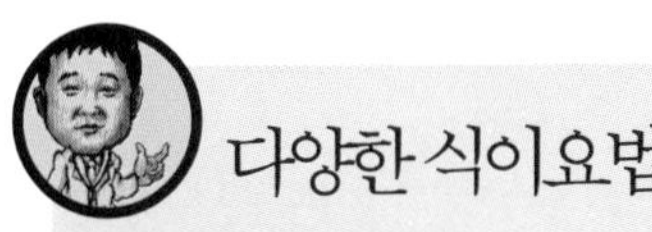

다양한 식이요법

최근 여러 가지 식이요법이 나오고 있는 추세다. 그러나 대부분 영양에 문제가 있는 방법들이다. 가장 좋은 식이요법은 균형 있는 저열량 식사로 운동을 통해 칼로리를 추가로 사용토록 하는 것이다.

▶스즈키식 다이어트

스즈키식 다이어트란 저열량고당질 식사를 통해 다이어트를 하는 것을 말한다. 일본의 스즈키 소노코라는 여성이 개발한 방법으로 유제품이나, 지방이 많은 음식은 전혀 먹지 않는다. 지방 함량을 줄이고 설탕과 감미료도 줄이며, 과일, 채소, 곡식 등과 같이 수분이 많은 고당질 식품을 주로 먹는 방법이다. 이 방법은 섬유소가 풍부하여 포만감을 줄 수 있으며 고단백이 아니기 때문에 전해질 소실을 예방할 수 있고, 이뇨 작용을 줄여서 기립성 저혈압을 예방할 수 있다고 하여 한때 유행하였다. 통상 1일 1000~1100kcal 정도를 섭취하고, 단백질은 40g 정도 섭취하며, 주로 당질을 많이 섭취한다. 그러나 실제로 중도에 포기하는 경우가 많았으며, 단백질 섭취가 부족하기 때문에 아미노산이나 비타민, 무기질 등이 부족해 골다공증, 빈혈 등을 일으킬 수 있다.

▶죽 다이어트

현미죽, 김치죽, 시래기죽, 당근죽, 감자죽, 야채죽 등을 주로 섭취하는 방법이다. 죽은 밥에 비해 수분 함량이 많아 섭취량을 줄일 수 있고, 여기에 섬유질이 많은 채소를 이용하면 변비를 예방하는 효과도 얻는다. 죽 다이어트의 주 원리는 열량섭취의 제한이다. 그러나 장기간 죽 다이어트를 하면 위장의 소화 능력이 감소될 수 있다.

▶순환식 식이요법

최근 나온 순환식 식이요법은 며칠 동안 저열량 식사를 하다가 하루는 평소대로 식사를 하는 방법이다. 그러나 이는 매우 위험한 방법이라 할 수 있다. 저열량 식사를 계속하는 것에 비해 오히려 근육 소실이 많아지는데 이는 열량을 제한할 때 작동하는 단백질 절약 기전이 적용되지 못하기 때문이다. 또한 대부분의 환자는 열량이 제한되지 않는 기간을 늘리기 때문에 음식 섭취 조절이 어려워지며, 심지어 섭식 장애가 초래될 수도 있다.

▶차 다이어트

율무차, 구기자차, 옥수수수염차, 오미자차, 녹차, 결명자차 등을 이용한 다이어트 방법이다. 이들 차는 주로 이뇨 성분을 함유하고 있는 것들이 많다. 일부 차에는 에너지 소비를 증가시키는 제제나 지방 흡수 저해제 등을 갖고 있다고 하지만 대부분 확실치 않다.

▶분유 다이어트

3끼 식사 중 1끼를 분유로 대체하여 열량 섭취를 감소시키는 다이어트다. 분유의 주성분이 유당인데, 성인의 경우 유당의 소화 흡수 능력이 저하되어 있기 때문에 2분의 1 정도만이 흡수되는 효과를 기대하는 것이다. 그러나 모든 성인들이 유당 분해 능력 저하가 있는 것은 아니기 때문에 그 효과는 미지수다.

▶황제 다이어트

지방 축적에 탄수화물이 중요한 역할을 하기 때문에 탄수화물의 섭취량을 줄이고 대신에 단백질 섭취량을 늘려 영양공급 원으로 사용케 하는 다이어트다. 이는 단백질이 연료로 사용되면서 과잉의 단백질 공급은 체내에 저장되지 않고 배설되기 때문에 포만감을 주면서 지방 축적의 우려 없이 버려지기 때문에 장점이 있는 듯하다.

이러한 저당질 고단백 식이요법이 우리나라에서 인기가 있는데, 돈이 많이 들기 때문에 황제 다이어트라고 불려지고, 외국에서는 케토제닉 다이어트(ketogenic diet), 덴마크식 다이어트, 달걀 다이어트 등으로 불려지고 있다. 이 식이요법의 근거는 무조건적으로 먹지 않는 저열량 식이요법의 중요한 실패 요인인 허기가 지는 것을 방지하여 다이어트 실패율을 줄일 수 있다는 것이다. 통상 표준 체중 1kg당 1.5~3g 정도까지 단백질을 많이 섭취하면서 당질의 섭취를 절대적으로 제한하는 것이다.

▶물 다이어트

식사 전이나 공복에 생수를 2~3컵 정도 마시는 물 다이어트는 특별한 효과가 별로 없는 편이다.

(3) 칼로리 퀴즈

그동안 공부해 온 것을 점검해 보는 시간이다. 칼로리를 제대로 숙지했는지 알아보는 퀴즈를 내본다. 아이가 잘 맞춘다면 칭찬을 많이 해 주고 더욱 열심히 공부할 수 있도록 도와준다. 만약 잘 모르는 경우 계속해서 일지를 써나가며 실력을 다지도록 격려해 준다.

칼로리 퀴즈(사례)

다음 중 맞는 것에는 O표, 틀린 것에는 X표를 하세요.

쌀밥 1공기는 100kcal다.	X	포도 30알은 100kcal다.	O
감자(중간 크기) 1개는 100kcal다.	O	배 1개는 100kcal다.	X
식빵 2장은 100kcal다.	X	사과 1개는 100kcal다.	O
고구마 1개는 100kcal다.	X	토마토 2개는 100kcal다.	O
마요네즈 1큰술은 100kcal다.	O	사탕 10개는 100kcal다.	X
땅콩 2큰술은 100kcal다.	O	초콜릿 4쪽은 100kcal다.	O
버터 2큰술은 100kcal다.	X	콜라 1컵은 100kcal다.	O
호두알 2큰술은 100kcal다.	O	잼 2큰술은 100kcal다.	O
돼지고기 탁구공 크기 3개는 100kcal다.	X	25분간 걸으면 100kcal다.	O
닭다리 2개는 100kcal다.	X	30분간 배드민턴을 하면 100kcal다.	X
갈비 2대는 100kcal다.	X	15분간 미용 체조를 하면 200kcal다.	X
햄 1쪽(슬라이스)은 100kcal다.	O	10분간 달리기를 하면 100kcal다.	O
비엔나소시지 10개는 100kcal다.	X	10분간 계단을 오르내리면 100kcal다.	O

치즈 1장은 100kcal다.	X	20분간 등산을 하면 100kcal다.	X
마른오징어 1/2마리는 100kcal다.	O	30분간 농구를 하면 300kcal다.	O
참치통조림 1통은 100kcal다.	X	30분간 탁구를 하면 210kcal다.	O
두부 1모는 100kcal다.	X	30분간 시장을 보면 200kcal다.	X
오이 1개는 100kcal다.	X	60분간 스키를 타면 300kcal다.	X
김치 3점은 100kcal다.	X	30분간 청소를 하면 200kcal다.	X
보통우유 1컵은 100kcal다.	X	10분간 빨리 수영하면 100kcal다.	O
요플레 1개는 100kcal다.	O	30분간 스케이트를 타면 100kcal다.	X
요구르트(작은 것) 2개는 100kcal다.	O	10분간 윗몸 일으키기를 하면 200kcal다.	X

_____년 __월 __일

때	언제	어떤 음식	어떤 재료	얼마나(눈대중)	어디서	칼로리
아침과 오전						
점심						
간식						
오후와 저녁						

좋아하는 음식 : ___________________

싫어하는 음식 : ___________________

실제 먹은 열량 : ___________________kcal

자주 먹는 음식 : ___________________

하루 처방 열량 : ___________________kcal

___년 __월 __일 __요일 ~ __월 __일 __요일

날짜 (요일)	어떤 운동	얼마나 힘들게			얼마 동안 (단위 : 분)	소비 열량
		가볍게(4)	보통(7)	힘들게(10)		

10분 이상 계속한 운동, 활동, 놀이를 모두 기록하세요!

이번 주일에 소비한 총 열량 ______kcal

8주 : 완성기

자신감을 갖고 일상생활로 돌아갈 준비를 한다

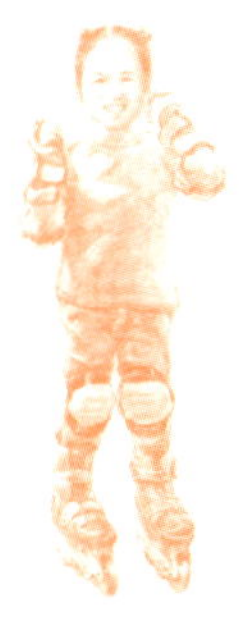

Point

이제는 자신감을 갖고 생활하자.

프로그램이 끝나는 시기가 됐다. 그동안 꾸준히 프로그램을 열심히 따라왔다면 몸이 건강해지고, 덤으로 체중도 줄어들었을 것이다. 프로그램이 끝나더라도 아이가 계속해서 생활 습관을 지속할 수 있도록 긴장을 늦추지 말고 끝까지 성실하게 해낼 수 있도록 도와준다. 그렇다고 계속 강도 높은 운동을 요구할 필요는 없다. 소아비만을 치료하는 것은 많이 움직이며 노는 아이로 만드는 것, 그것이 포인트다.

(1) 먹을 때는 미식가처럼

미식가들은 맛있는 것을 즐기는 사람들이다. 맛있는 것을 많이 먹는 것이 아니라 음식 고유의 맛을 느끼기 위해 소량을 오랫동안 씹어가며 음미한다. 폭식이나 과식을 하는 사람들은 급하게 먹게 마련이다. 마치 미식가라도 된 듯이 아이의 식사 태도를 바꿔주는 것이 필요하다.

▶ 특별한 분위기, 특별한 음식

항상 정해진 자리에서 식사하는 습관을 들이기 위해서라도 아이가 앉는 식탁은 신경 써서 꾸며준다. 예쁜 방석이나 식탁보로 특별한 분위기를 연출하여 적은 양이라도 즐겁게 먹을 수 있도록 도와준다. 또 아이만의 그릇을 따로 장만하는 것도 좋다. 예쁜 그릇에 담아 예쁜 옷을 입고 먹으면 음식 먹기가 조심스러워지고, 급하게 먹는 습관을 줄일 수 있을 것이다. 종종 친구들을 초대해서 아이가 먹는 음식을 함께 먹도록 하는 것도 의욕을 돋울 수 있는 방법이다. 살을 빼기 위해서 혼자서만 먹는 것이 아니라 친구들도 먹을 수 있는 것이라는 생각은 음식에 대한 스트레스를 줄여준다.

(2) 음식을 거절할 줄 아는 사람이 되자

보통 어른들이나 다른 사람이 음식을 권할 때는 지나치게 거절하지 않는 것이 예의인 것으로 인식된다. 또 맛있게 잘 먹는 아이를 장군감이라고 칭찬하기도 한다. 그러나 체중을 조절하는 입장으로서는 그런 상식을 따르기 힘들다. 누구도 도와주지 않는 다이어트에 대해 당당하게 밝히며 주위의 도움을 구하는 것이 좋다.

처음 음식을 권할 때 현재 체중을 조절하고 있다고 말해야 한다. 이때 미안한 표정이 아니라 당당하고 자신감 있게 의사를 표시할 수 있도록 지도한다. 아이에게 직접 부모가 시범을 보이는 것도 한 방법이다. 아이들은 대체로 자신이 어떻게 해야 할지를 몰라서 거절을 못하는 경우도 있기 때문이다.

　다른 사람의 집에 초대를 받아 갔을 때도 오늘 하루만, 또는 딱 한번만이라는 생각을 하지 않아야 한다. 만약 계속 상대가 권해서 먹어야만 할 경우는 살찌는 음식 대신에 칼로리가 적은 음식을 선택한다. 그동안 칼로리 공부를 열심히 해온 아이라면 충분히 대처할 수 있을 것이다.

(3) 여덟째 주의 식이요법

▶ 단백질을 충분히 섭취한다

　우리 몸의 세포는 물을 제외하면 대부분 단백질로 되어 있다. 이처럼 단백질은 매우 중요한 영양소로 팔 다리의 근육, 위장, 심장, 간장과 혈액, 각종 효소, 호르몬, 항체, 체액과 산·염기 균형 유지 등 중요한 기능을 담당하고 있다. 우리 몸을 구성하는 단백질은 그대로 정체되어 있는 것이 아니라 항상 일정한 속도로 분해되어 소실되고 동시에 이를 보완하기 위한 합성 작용도 계속 일어나고 있다. 체내에서 분해되는 단백질은 대변, 소변 또는 땀을 통하여 체외로 배설되며, 그 외에도 피부 표면의 소실, 손톱, 발톱 및 모발 등에 의한 손실도 일어난다. 또한 식도에서 항문에 이르는 9m의 소화관 내막(점막)도 하루에 4분의 1씩 탈락과 재생을 반복하는데 이 과정에서도 단백질이 필수적인 구성 성분이기 때문에 매일 단백질을 충분히 섭취하지 않으면 위벽이 손상되어 식전 속 쓰림 등이 나타난다. 따라서 식사로 단백질을 적절하게 보충해 줘야 한다. 적어도 1끼는 양질의 단백질(고기, 생선, 콩 등)을 일정량 섭취하는 것이 좋다. 지나치게 탄수화물 위주로 식사를 하면 단백질 섭취가 부족하여 외식으로 가끔 육식을 한다 해도 저장이 되지 않는다. 결과적으로 단백질의 균형 공급이 안 되고 운동마저 부족하면 체중이 늘어서 심한 피로를 느끼게 된다.

(4) 운동에 선수가 되어보자

아이가 좋아하는 운동을 주로 했다면 그 분야의 전문가가 되었을 것이다. 그동안 경험해 본 여러 가지 운동 중에서 나에게 가장 잘 맞는 운동을 찾아보자.

그동안의 운동일지를 살펴보고 지난주 운동일지에 대한 평가를 하면서 무엇이 어떻게 변화되었는지 알아본다. 그중에서 가장 효과가 높았고, 그 운동을 하는 동안 즐거웠다면 그것이 바로 나에게 가장 잘 맞는 운동이 될 것이다. 계절이나 날씨에 맞는 운동도 생각해 보면서 평소에 꾸준히 운동할 수 있는 방법을 알아볼 시간이 필요하다.

앞으로 얼마만큼 운동을 더할 수 있을지 목표를 정하는 것도 빼놓을 수 없는 일이다. 목표만큼 이루기 위해 노력해야 함을 이미 알고 있는 아이로서는 목표를 정한 것만으로도 반은 성공한 셈이기 때문이다. 운동을 할 때는 가능한 한 식전에 강도는 낮게, 시간은 길게, 일상생활과 밀접한 상황에서 여럿이 함께 하는 것이 가장 효과적이다.

(5) 가벼운 운동을 꾸준히 해준다

　사람은 동물이기 때문에 움직여야 한다. 따라서 적당한 운동은 인간에게 필수적이지만 정도가 지나치면 신체적, 생리적 스트레스가 된다. 즉, 몸에 좋은 운동과 몸에 나쁜 운동이 있다. 이는 자신의 건강 상태와 체력 수준 그리고 체질에 맞는 알맞은 강도의 운동은 유익한 운동이지만, 장시간 고강도 운동은 해로운 운동이다. 체력을 유지하고 과잉의 체지방을 줄이려 한다면 자신에 맞는 알맞은 운동을 해야 한다. 조깅이나 마라톤을 할 때에도 이를 명심하여 자신에 맞는 운동량과 거리를 정해야 한다. 초보자가 처음부터 몇 년간 달리기를 해서 단련된 근육과 폐활량을 가진 사람처럼 운동을 해봐야 몸만 상하게 된다. 특히 살을 빼고자 운동을 하는 사람은 체지방을 연소시킬 수 있는 60분 내외의 저강도 장시간 운동이 좋은 운동이다. 당원이 분해되어 에너지원으로 작용하는 갑작스러운 심한 운동 또는 단시간 고강도의 격심한 운동은 관절염증, 심장 장애와 돌연사의 원인을 초래할 수도 있다. 또한 운동을 너무 심하게 하면 오히려 폐기능이 손상될 수도 있다. 공기가 좋지 않거나 꽃가루나 먼지가 많은 곳은 특히 주의해야 한다. 마라톤 선수들이 일반인들에 비해 천식에 걸릴 가능성이 3배 높다는 보고도 있는데 이는 호흡이 빨라지면서 많은 알레르기 분자들이 기도를 따라 내려가기 때문이다.

　훈련 강도가 높을수록 면역 체계의 기능이 억압돼 감염 위험이 커질 수도 있다. 즉, 무리한 운동은 오히려 건강을 해치기 때문에 땀이 조금 날 정도의 적당한 운동이 건강을 위해 좋다. 특히 달리기에 적응이 안

된 사람이 무리하게 달리기를 하면 가쁜 숨을 장기간 쉬게 되어 이산화
탄소 배출이 안 되고 산소를 충분히 흡입하지 못하여 숨이 많이 차게
되는데 이때 이산화탄소가 증가되면 이산화탄소의 뇌혈관 확장 작용
으로 두통을 일으키게 된다. 이때 고혈압이 있는 환자나 뇌혈관이 좁
아져 있는 사람은 뇌출혈을 일으킬 수도 있다. 따라서 달리기를 할 때
는 코와 입을 통해 심호흡을 하여 이산화탄소 배출과 산소 흡입을 충분
히 할 수 있도록 해야 한다.

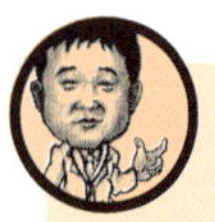

실패에 대한 생각이나 유혹이 생기면……

식사 조절, 운동 등의 노력을 하는 데 대한 근본적 또는 순간적 회의가 생길 경우에는 긍정적인 생각을 갖기 위해 노력해야 한다. 예를 들어 '헛수고일 뿐이다', '~때문에 못한다', '나는 별수 없다', '역부족이다', '오늘만은 맘대로 하자', '이것만 먹고 안 먹는다' 라는 생각이 들면 '잘하고 있다', '이만큼이나 했다', '~때문에 한다', '하는 것이 즐겁다', '딱 한번도 하지 말자' 라는 생각을 한다. 체중 조절은 자기와의 싸움이므로 마음가짐이 매우 중요하다.

(6) 날씬이로 가는 길

지금까지 배운 것들을 종합해서 아이 수준에 맞는 게임으로 복습해
본다.

⑺ 성공과 실패의 나선 구조

횡이론적 모형(Transtheoretical Model)은 인간의 행동 변화를 설명하는 적절한 틀을 제공하기는 하지만 현실을 완전하게 설명하기에는 몇 가지 문제점이 있다. 즉, 사람의 행동이 계획 이전기 · 계획기 · 준비기 · 실행기 · 유지기 등의 5단계를 거쳐 변화한다 하더라도 각각의 시기에서 다음 시기로 성공적으로 이행하는 경우보다는 실패해 다음 시기로 전진하지 못하는 경우가 더 많을 수 있다. 심지어는 그 이전 시기로 후퇴하는 경우도 있다. 무리한 체중 조절 시도로 고생만 하고 정작 원하는 결과를 얻지 못하였거나 체중 유지에 실패할 경우, 체중 조절 시도 이전보다 더한층 체중이 증가하는 요요현상이 나타날 수도 있다는 것을 생각해 보면 잘 이해가 될 것이다.

특히 체중 조절을 위해 비만클리닉을 방문하는 아이들 대부분은 준비기를 거쳐 실행기까지는 도달하게 되지만, 그 이후 유지기에서 체중이 다시 증가(재발)하여 다시 준비기나 계획기의 상태로 후퇴한다. 심하게 좌절감을 겪는 경우에는 심지어 계획 이전기로 돌아가서 다시는 다이어트를 시도할 엄두도 못 내곤 한다. 이와 같이 시간에 따른 각 행동 단계의 변화는 앞으로만 전진하는 일직선 모형이 아니라, 다음과 같은 나선 구조를 갖는다.

나선 구조에서 보듯이 성공과 실패는 결코 흑백처럼 서로 나뉘어 있는 별개의 것이 아니라 하나의 연속선상에 놓여 상호 연결된 과정이다. 또한 궁극적인 성공이란 여러 가지 단계의 작고 사소한 실패와 재

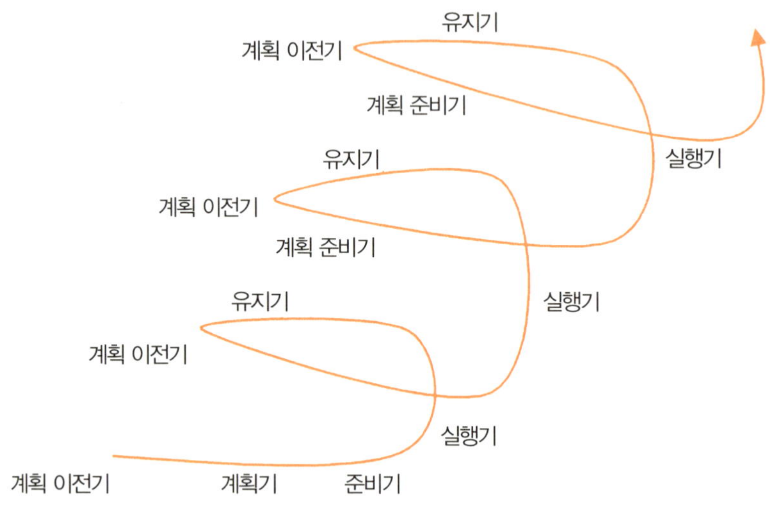

도전과 성공들이 모이고 모여 점차로 향하게 되는 현재 진행형이기 때문에 영원한 성공도 없듯이 영원한 실패도 없다. 단지 시행착오를 통해 더 많은 것을 몸소 깨닫는 한편 주변의 유용한 정보와 적절한 지원을 받아들여 더 효과적으로 신속하게 위의 나선 구조를 앞으로 전진시켜 나갈 수 있다면, 그것이 바로 성공인 것이다.

(8) 체중 감량을 도와주는 약도 있다

현재 살을 빼준다는 약들이 많지만, 실제 시중에 광고되고 있는 체중 조절 제품은 대부분 철저한 임상 결과 없이 과대 포장된 것들로 의약품이 아닌 건강 보조 식품들이다. 이러한 제품들은 대부분 앞서 언급한 이뇨제나 설사약 또는 대체 식품들로, 함부로 사용할 경우 오히려 건강을 해치게 된다.

우리나라에서 공식적으로 비만 치료제로 승인받은 제품은 지방의 흡수를 억제해 체중을 감량해 주는 제니칼과 뇌에 작용하여 식욕을 억제해 주는 리덕틸, 2가지뿐이다. 제니칼은 금년 2월 한국에 상륙한 비만 치료제로 비만을 질병으로 인식시켜, 병원에서 제대로 된 체중 조절을 받도록 하는 데 기여한 것으로 인정받고 있다. 이 약은 음식물에 들어 있는 지방의 흡수를 억제하여 체중을 감량해 주는 세계 최초의 비만 치료제다.

지방이 소화 흡수되기 위해서는 리파아제라는 효소에 의해 작은 조각으로 분해되어야 하는데 제니칼은 지방이 작은 조각으로 분해될 때 필요한 효소인 리파아제의 작용을 억제한다. 즉, 지방의 분해를 억제해 체내로 흡수하지 않고 대변으로 배설하기 때문에 제니칼을 복용할 경우, 결과적으로 칼로리가 감소해 체중이 감량 또는 유지된다.

임상 시험에서 칼로리 섭취를 약간 줄이면서 제니칼을 복용한 사람이, 제니칼을 복용하지 않으면서 칼로리 섭취만을 줄인 사람에 비해 약 2배의 체중 감량 효과가 있는 것으로 나타났다. 또한 최근 캐나다 퀘벡에서 개최된 북미비만학회에서 보고된 바에 따르면, 제니칼을 복용하면서 식사량을 약간 줄일 때, 처음 4주 동안 체중이 4kg 감소하다가 점차 체중 감량 속도가 감소해 12주 후 평균 8kg, 허리둘레는 6.3cm 감소하는 것으로 나타났다. 12주 동안 초기 체중의 5% 이상을 감량한 사람은 시험 대상자의 83%이었다.

또한 제니칼은 비만한 당뇨병 환자의 혈당을 낮춰주고, 기타 콜레스테롤과 혈압을 낮춰주는 등, 비만과 관련된 질환을 개선해 주는 효과가 있는 것으로 보고되고 있다. 제니칼은 기존의 비만 치료제들과는 달리 우리 몸에 흡수되지 않기 때문에 부작용이 거의 없다는 것이 장점이다. 그러나 이 약은 지방의 흡수를 억제해 배설해 주는 약이므로, 복용 초기에 기름 변을 보며 방귀나 배변이 잦고, 일부에서는 약간의 복통 등이 일시적으로 나타나기도 한다. 그러나 대개 시간이 지나면서 사라지므로 크게 걱정할 필요는 없다. 이러한 증상은 특히 고지방식을 많이 섭취하는 사람일수록 두드러지기 때문에, 환자들이 오히려 자신이 섭취한 지방을 눈으로 확인하고는 지방 섭취를 스스로 조절하게 되므로 식습관 개선에 도움이 되는 경우가 있다.

제니칼은 지방의 흡수를 억제하는 약이므로, 지방 섭취가 많은 사람에게 더 효과적이다. 대체로 한국 사람들은 탄수화물의 섭취가 많은 편으로, 제니칼이 과연 한국 사람에게 효과가 있을지에 대해서는 의문시되기도 했었다. 그러나 2003년도에 제니칼이 한국인에게도 효과가 있는 것으로 보고되었는데, 그 전부터 이미 의사들이나 비만 환자들에게서 제니칼이 선풍적인 인기를 끌고 있었던 것은 확실한 듯하다. 그러나 제니칼도 완벽한 비만 치료제는 아니다. 제니칼을 복용한다고 안심하여 평소보다 더 많이 먹는다면, 오히려 살이 찌는 것은 당연한 사실이다. 체중 조절의 왕도는 의사의 체계적인 관리하에 식사 조절이나 운동이 수반되어야 한다는 사실을 명심하자.

▶약을 복용할지는 신중하게 생각해야 한다

제니칼을 제외하고 지금까지 개발해 사용한 비만 치료제는 모두 식욕 억제제다. 식욕 억제제는 우리 뇌에 작용하여 식욕을 억제하거나 포만감을 주어 덜 먹게 함으로써 체중을 조절해 주는 약물을 말한다. 그러나 이들 약물은 3~6개월 사용하면 효과가 없어지는 경향이 있으며, 적지 않은 부작용 때문에 사용에 한계가 있었다. 우리나라에서는 페닐프로파놀아민이 식욕 억제 효과가 있어 약국에서 판매된 바 있으나, 뇌출혈의 위험을 높이는 부작용이 발견되어 판매가 금지된 상태다. 그 외 식욕 억제제로 리덕틸이라는 약물이 최근 출시된 바 있다. 리덕틸은 우울증 치료제로 개발되다가 식욕을 억제하는 작용이 발견되어 비만 치료제로 개발된 약이다. 다른 식욕 억제제에 비해 부작용이 많이 줄었으나, 불면, 목마름, 변비 등의 부작용이 있으며, 혈압과 맥박이 상승할 수 있으므로 전문의의 조언이 필요하다.

이 중에서 제니칼과 리덕틸을 최근 소아 및 청소년이 사용하는 데 안전하며 효과가 있었다는 논문이 외국에서 발표되고 있다. 따라서 비만 치료가 실패한 경우 약제의 사용도 고려해 볼 수 있겠다.

_____년 ___월 ___일

때	언제	어떤 음식	어떤 재료	얼마나(눈대중)	어디서	칼로리
아침과 오전						
점심						
간식						
오후와 저녁						

좋아하는 음식 : ______________________   자주 먹는 음식 : ______________________

싫어하는 음식 : ______________________   하루 처방 열량 : ______________________kcal

실제 먹은 열량 : ______________________kcal

_____년 __월 __일 __요일 ~ __월 __일 __요일

날짜 (요일)	어떤 운동	얼마나 힘들게			얼마 동안 (단위 : 분)	소비 열량
		가볍게(4)	보통(7)	힘들게(10)		

10분 이상 계속한 운동, 활동, 놀이를 모두 기록하세요!

이번 주일에 소비한 총 열량 ______kcal

8주 이후 : 유지기

프로그램은 끝나도 다이어트는 계속되어야 한다

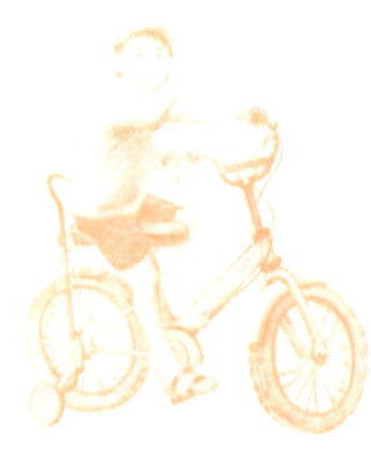

Point

유지하기

그동안 누군가 음식을 권할 때 거절하는 방법을 배웠고, 본인에게 잘 맞고 스스로 잘할 수 있는 다양한 운동에 대해 배웠다. 또한 앞으로 마음이 느슨해지거나 포기하고 싶을 때 또는 실패한 것 같을 때에는 어떻게 해야 하는지에 대해서도 알아보았다. 지금부터는 '변한 습관을 유지하는' 기간이다. 습관이 변하는 것도 중요하지만 그 변화가 유지되어야만 비만 관리에 성공할 수 있다.

(1) 첫째 주와 비교해 본다

그동안 두 달 가까이 노력한 아이를 먼저 칭찬해 준다. 그리고 구체적으로 항목별로 살펴가며 무엇을 고쳐야 할지, 무엇을 잘해왔는지 등을 이야기한다. 어려운 점은 없었는지, 일지는 잘 쓸 수 있었는지, 마음이 느슨해지지는 않았는지, 앞으로도 잘할 수 있을지 등을 솔직하게 얘기한다.

아이가 털어놓는 고민이나 어려웠던 점 등을 바탕으로 이후의 생활 계획을 다시 짜볼 수 있을 것이다. 8주 프로그램이 끝난 것이 아니라 이제부터 시작인 셈이다. 8주 동안 들였던 습관을 평생 해야만 건강하고 가벼운 몸으로 살아갈 수 있을 것이기 때문이다.

그동안을 마무리하고 새로운 시작을 준비하는 의미에서 신체 계측을 한다. 첫째 주와 동일한 방법으로 한다. 가능하다면 체력 검사를 함께 해서 근력이나 체력이 얼마나 늘었는지 확인하는 것도 좋다.

(2) 습관이 변했는지 체크해 본다

그동안 얼마나 변했는지 체크리스트를 만들어 알아본다. 만약 X가 많다면 실패한 것이다. 그러나 O가 많다면 분명 프로그램에 성공한 것이다. (　)안에 O, X로 표시하는데 그렇다는 O, 아니다는 X를 쓴다. 기록이 끝나면 O인 경우 잘된 점은 무엇이었는지, 실패인 경우는 왜 그랬는지 서로 이야기 나누는 시간을 갖는다.

① 하루에 간식 한 번하기 (　　)

② 1끼에 1그릇만 먹기 (　　)

③ 정해진 자리에서만 먹기 (　　)

④ 천천히 먹기 (　　)

⑤ 음식 거절하기 (　　)

⑥ 주변 사람들에게 도움 청하기 (   )

⑦ 매일 운동하기 (   )

⑧ 식사일지 쓰기 (   )

⑨ 운동일지 쓰기 (   )

⑩ 기타 : 군것질 안 하기, 편식하지 않기, 라면 등 인스턴트 식품 안 먹기, 단 음식 안 먹기 (   )